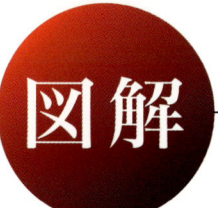
これでわかった！
ラリンジアルマスク

［監修］安本和正　［著］浅井 隆

Laryngeal Mask Airway

克誠堂出版

Foreword

The laryngeal mask airway has now become a standard tool for maintenance of the airway in the unconscious patient. Its world-wide acceptance has encouraged the development of a large number of similar devices which differ in details, but which all have in common the aim of exploiting the pharyngeal and hypo-pharyngeal space to form a seal with the anatomical airway outside the larynx. Meanwhile, the inventor of the original device has continued to develop new forms to address specific requirements such as disposability, use in head and neck surgery, intubatability, the use of higher seals permitting positive pressure ventilation and access to the gastro-intestinal tract. Each of these devices requires to be used in a specific way and therefore requires teaching. The scientific and anecdotal literature on the family of laryngeal mask airways is considerable, running into several thousand articles, which are well summarized by the only existing English-language text-book on the subject[1]. However, there still remains a serious unfilled need, a need which is growing greater as the practice of "masking the larynx" becomes more widely adopted: there is insufficient knowledge of the techniques which were developed to use these airway management tools. It is of course our responsibility as clinicians to gain the necessary expertise with any new device to avoid causing unnecessary harm to our patients. What is needed is a visual atlas describing those devices which have achieved a solid scientific basis, the aim being to illustrate in a clear and simple way the techniques recommended for their use.

As the inventor of the laryngeal mask airway, I therefore wholeheartedly endorse the present work by Dr Asai (edited by Professor Yasumoto), which offers this essential information in a largely visual way. It will be found invaluable for the practitioner and instructor alike.

Dr A.I.J. Brain
January, 2009

---

1. Brimacombe JR. Laryngeal Mask Anesthesia : Principles and Practice. 2nd edn. London: WB. Saunders, 2005.

まえがき
（邦　訳）

ラリンジアルマスクは、今では意識のない患者さんの気道確保のためのスタンダードな器具となっています。ラリンジアルマスクが世界中に普及したことにより、類似の器具が数多く作られるようになりました。これらの器具はそれぞれ違いがあるものの、基本的にはどれもが口腔・咽頭および下咽頭を用いて喉頭周囲の換気ガスが漏れるのを防ぐ構造になっています。これらの器具が開発されている間に、オリジナルを作った発明者として、さまざまな事象に対応すべく、シングルユースや頭頸部手術用器具を開発し、気管挿管補助具としての役割を持たせ、調節換気時のガス漏れをより減らし、そして胃腸管へのアクセスを可能にするなど、さまざまな改良を加えてきました。これらの器具の使用方法はそれぞれ異なっているため、それらをしっかり教育する必要があります。ラリンジアルマスクファミリーについての研究論文、症例報告は多数あり、数千枚にも達しています。これらの論文を適切にまとめた本は、英語で書かれたものとしては一冊のみが存在しています[1]。しかしながら今なお、これらの器具を適切に使用するのに必要な技術が十分に把握されていないのが実態です。声門上器具がより幅広く使用されてきているため、これらの適切な使用法をマスターする必要性がさらに大きくなってきています。無論、臨床医である我々は、患者さんに危害を加えないように、どの新しい器具に関しても各自が適切に使用できるようになっておくことは当然です。その際必要とされるのは、科学的根拠に基づいて開発されたこれらの器具についての適切な使用方法を、画像を用いて単純明快に解説した本です。

ラリンジアルマスクの発明者として、安本教授監修下で書かれた浅井先生の本は、これらの必須な情報を視覚的に訴えるかたちで示しているため、心から歓迎し、推薦します。この本は臨床医やインストラクターにとってなくてはならないものとなることでしょう。

Dr A.I.J. Brain
2009年1月

---

1. Brimacombe JR. Laryngeal Mask Anesthesia : Principles and Practice. 2nd edn. London: WB. Saunders, 2005.

序　文

　我が国でLMA™の市販が開始されたのは英国に一年遅れた1989年であった。発売当初は物珍しさからか、随分と話題にはなったものの、ヨーロッパに比べると普及率は低かった。しかし、1994年には最初の解説書が出版されている。その後、より安全で確実な使用を目指してLMA™は大きく進化し、Fastrach™、ProSeal™、C-Trach™（日本では未発売）と多彩な種類が開発されただけでなく、サイズも増えた。その上、LMA™についての研究成果が世界中の雑誌に多数発表され、諸外国ではその使用が急激に広がった。このように市販開始後十余年でLMA™が多彩に進化したにかかわらず、それらを網羅した解説書が当時なかったため、2005年に「最新ラリンジアルマスク」（編集：安本）を出版した。

　しかし、この本はあくまでも基本的な解説が中心であり、初心者用の域を出なかったためLMA™の使用に習熟している方には物足りなかった。一方、LMA™に取り憑かれた、一部のマニアと称される人たちはLMA™を何処まで安全に使用できるかに夢中になり、気管挿管に取って代われる領域を模索し、その結果過激と思われる使用法が幾つか報告された。この現象は極めて危険であり、浅井先生と相談してLMA™の適応を含め理論的に妥当とされる使用法をまとめ、2007年に出版した。「どこまでできるかラリンジアルマスク」（編集：安本・浅井）と題した本はLMA™に造詣の深い先生方に執筆していただいたため、その内容に私は満足していた。

　ところが、書籍の販売数が減るという社会的風潮があり、その理由は文章を読む事を嫌い、写真など視覚にうったえるものを好むためという。LMA™の挿入法の詳細を文章だけで説明したのでは到底理解されないし、写真や図を数点添えてもさしたる効果は期待できない。従って、写真を主体にした書籍を作らなければLMA™の本質を広める事は出来ないと思うようになり、この点に関しては浅井先生と私の意見は完全に一致した。ただ写真を多用すると作製費が嵩むという大きな問題があり、実現が危ぶまれたが克誠堂のご努力により本書の作製が実現した。

　最初は、私も一部執筆する予定でいたが、編集会議を重ねる内、今回は水道の栓を捻る役に徹しようと思うようになった。何故なら、浅井先生のLMA™に対する熱い想いが溢れ出てきたからである。超オタクの浅井先生らしい発想で、言葉使いなどに最初は多少の戸惑いを覚えたものの、これも現在風と思えるようになり、きっと若い読者にはうけるに違いない、と今では考えている。

　何れにせよ、写真を見るだけでも容易に理解が出来るよう配慮すると共に、重要な文献を随所に紹介してあるためLMA™の使用経験や知識が乏しい方にとって、これ以上解りやすい本は他には無い、と内心ほくそ笑んでいる。その上、LMA™の発案者であるDr. Brainの序文も頂き、願ったり叶ったりである。本書は、文字通り寝食を忘れた浅井先生の精進とそれに絆された栖原さん（克誠堂出版）の努力の結晶であり、本書を紐解いた方には必ずや満足して頂けるものと、確信している。

　個人的な想いではあるが、LMA™を通じてDr. Brain、Dr. Alexanderさらに Dr. Brimacombeらに接する機会を得、その上日本での市販が開始されて丁度20年という節目の年に本書を出版できるのは、極めて幸せな事と感謝している。

平成21年節分　安本和正

これでわかった！ 図解 ラリンジアルマスク

目 次

Foreword　iii
序文　v

I. LMA™ を知る　1

1. LMA™ はこうして誕生した　2

なにが発明をもたらしたのか？　2
斬新な概念　3
初めての臨床使用！　4
製品化までの長い道のり　4
企業との共同開発　5
オックスフォードのナン教授との劇的な出会い　5
ついに製品化　7
'オタク' が歴史的人物に！　7

2. ここまで研究は進んでいる！　9

3. LMA™ ファミリー　12

4. LMA™ はこんな構造だ　14

Classic™ で基本構造を理解する　14
ProSeal™ は Classic™ の進化型　15
Flexible™ はまさにフレキシブル　17
Fastrach™ は気管挿管専用　17
C-Trach™ は画像つきの気管挿管具だ　18
シングルユースの器具たち　19
　リユーサブルとシングルユースの違い　19
LMA Supreme™ の基本構造　19

  マスクサイズ 20
  エアウェイチューブ規格 20
  素材のことも知っておこう 21

5. 解剖学的位置を理解する 22

まずは関連する解剖を把握しよう 22
  口腔 22
  咽頭 22
  喉頭 23

LMA™ の解剖学的位置 23
  マスクの位置 23

6. LMA™ の原理を理解する 25

LMA™ はどう上気道閉塞を阻止しているのか 25
  意識を失うとなぜ気道は閉塞するのか 25
  LMA™ はすべての上気道閉塞を解消 26

7. LMA™ の利点と欠点を知る 27

LMA™ の利点 27
  1. フェイスマスクとの比較 27
  2. 気管挿管との比較 27

LMA™ の欠点 28
  1. 誤嚥を防ぎ得ない 28
  2. 気道内圧が高いと、器具周囲から吸気ガスが漏れる 29
  3. 声門あるいはそれ以遠の閉塞を阻止し得ない 29
  4. 挿入経路に障害物がある 29

8. 適切な症例で用いてこそプロの技 31

LMA™ 適応の原則 31
  原則1：禁忌の症例では使わない 31
  原則2：フェイスマスクが適応となる症例はよい適応 31
  原則3：気管挿管の補助具としての適応 32

危険因子の確認 32
  1. 誤嚥の危険性 32
  2. 気道確保が困難となる危険性 33

LMA™ が有用なジャンル 33
  フェイスマスク適応症例 33

小児麻酔　33
　　　口腔内、鼻腔、歯科手術　34
　　　心肺蘇生　35
　　　新生児蘇生での使用　36
　　LMA™ の使用に注意を要する状況　36
　　　腹腔鏡手術など　36
　　　MRI 検査中の使用　37
　　　レーザー手術　37
　　　プリオン感染の疑いがある症例での使用　37

II. LMA™ を使いこなす　39

9. 使用前チェックは必須だ　40

性能試験　40
　性能試験 1：滅菌済みおよび有効期限の確認　40
　性能試験 2：目視検査　41
　性能試験 3：カフ脱気試験　43
　性能試験 4：カフ膨らませ試験　44
　性能試験 5：エアウェイチューブ性能試験　45

10. 正しい準備で成功率アップ　46

カフの準備　46
　LMA Classic™, Flexible™, Fastrach™ の準備　46
　LMA ProSeal™ の準備　47
　LMA Supreme™ の準備　47

潤滑剤の塗布　49
　潤滑剤の塗布　49

11. サイズの選択に奥義あり！　51

サイズ選択はエビデンスに基づいて行おう　51
　製造元の示すサイズ選択　51
　エビデンスに基づくサイズ選択　51

12. 麻酔導入も完璧に　54

トラブルフリーの LMA™ 挿入　54
　静脈麻酔薬ならプロポフォール　54

下顎挙上によるプロポフォール必要量の決定法　55
　　　吸入麻酔薬ならセボフルレン　56

13. これが正しい挿入法だ　57

LMA™の挿入は本当に簡単か？　57
LMA Classic™、Unique™の挿入　57
　　LMA Classic™, Unique™ —第二指を使った挿入　57
　　LMA Classic™, Unique™ —第一指を使った挿入　58

LMA Flexible™の挿入　59

LMA Fastrach™の挿入　59
　　LMA Fastrach™の挿入　59

LMA ProSeal™の挿入　60
　　LMA ProSeal™の挿入—第二指を使った挿入　60
　　LMA ProSeal™の挿入—イントロデューサを使った挿入　61
　　LMA ProSeal™の挿入—ブジーを使った挿入　62

LMA Supreme™の挿入　63
　　LMA Supreme™の挿入　63

14. カフ注入にもお作法がある　64

カフ注入量を誤るな　64
　　条件1．カフを膨らませ、マスク周囲からのガス漏れを有効に防ぐこと　64
　　条件2．カフを過剰に膨らませて、周辺組織に過剰な圧を加えてしまわないこと　65

カフを膨らませるときはチューブを保持しない　67

15. 位置異常の問題点を把握する　69

どんな位置異常が起こりえるのか？　69
　　マスクがその中央部で反転して口腔内に留まっている　69
　　LMA™全体がねじれている　69
　　マスクが浅すぎる　70
　　マスクが深すぎる　70
　　マスクの先端が背側に折れ曲がっている　70
　　喉頭蓋が押し倒されている　71
　　披裂軟骨が押し倒されている　71
　　マスク先端が喉頭に迷入している　71

16. 正しく挿入されているかを確認する　73

換気と位置の確認　73
- 換気の確認　73
- 位置の確認　73
- LMA ProSeal™ の位置確認　74

17. なぜ換気が困難となる？　76

LMA™ の挿入が困難　76
- 開口障害　76
- 口腔・咽頭軸角度が狭い　76
- 扁桃肥大　77
- 輪状軟骨部の圧迫　77

LMA™ が挿入できても換気が困難　77
- 息ごらえ　77
- マスクが浅すぎる　78
- 舌根扁桃肥大　78
- 輪状軟骨部の圧迫　78

18. 固定法にもコツがある　80

バイトブロック　80
- バイトブロックの挿入　80

固定法　81
- LMA Classic™, Unique™ の固定　81
- LMA Flexible™, ProSeal™ の固定　82
- LMA Supreme™ の固定　82

19. 胃管も挿入できるぞ　83

胃管を使うなら LMA ProSeal™ か Supreme™　83
- LMA ProSeal™, Supreme™ を介した胃管の挿入　83
- LMA ProSeal™ 以外の LMA™ を介した胃管挿入　84

20. 適切な麻酔維持で"安全飛行"　85

適切な麻酔深度を維持する　85
- 換気法：自発呼吸か調節換気か？　85

カフ内圧をモニターする　86
- カフ内圧の確認　86

LMA™ 使用中の合併症を減らす　87
- 気道閉塞　87
- 吸気ガス漏れによる換気不全　88
- 胃内容物逆流と誤嚥　89
- 胃膨満　90

21. スムーズな着地感覚で抜去する　91

実は抜去時に一番注意が必要！　91
- 何が起こりえるか？　91
- LMA™ の抜去のタイミング　92
- 覚醒時の合併症を減らす　93
- トラブルフリーの麻酔からの覚醒とLMA™ の抜去　94

22. 術後の合併症を知る　96

術後合併症の種類と頻度　96

23. 使い終わったら、洗浄、滅菌　97

リユーサブルLMA™ を安全に使うために　97
- リユーサブルのLMA™ の洗浄　97
- シングルユースのLMA™　98

LMA™ の滅菌　99
- オートクレーブ滅菌の準備　99
- オートクレーブ滅菌の施行　100

III. 気管挿管のためのLMA™　103

24. LMA Classic™ を用いた気管挿管　104

経LMA™ 挿管の何が有用？　104
- 気管支ファイバースコープ挿管はむずかしい　104
- LMA™ でファイバースコープ挿管の問題解決　104
- 気管支ファイバースコープを用いた経LMA Classic™ 挿管　106
- 気管挿管後のLMA Classic™ の抜去　106

25. 気管挿管にはLMA Fastrach™　108

Fastrach™ のどこが優れてる？　108

LMA Classic™ を介した挿管の問題点　108
LMA Fastrach™ で問題解決　109
LMA Fastrach™ 用気管チューブ　111

LMA Fastrach™ を介した気管挿管　112
気管支ファイバースコープガイド下の気管挿管　112
盲目的気管挿管　113

LMA Fastrach™ を介した気管挿管の秘訣　114
秘訣 1：LMA Fastrach™ 開口部を声門に向ける　114
秘訣 2：気管チューブを食道に迷入させない　115
秘訣 3：気管チューブを進めているときに抵抗を感じる位置で問題を把握する秘訣　115

気管挿管後には LMA Fastrach™ を抜去する　117
気管挿管後の LMA Fastrach™ 抜去法　117

26. C-Trach™ は究極の挿管器具!?　119

C-Trach™ は理論的には完璧な器具だ！　119
LMA C-Trach™ を用いた気管挿管　119

27. LMA™ の気管挿管への応用　121

気管チューブ抜去後の LMA™　121
経口挿管から LMA™ への交換　121

気管チューブ交換への LMA™　123
LMA™ を用いた気管チューブ交換　123

気管切開術への LMA™　124
気管切開中の LMA™　124

気道確保が困難な症例での LMA™　124
気道確保困難が予測される場合　125
麻酔の導入後に気道確保困難であることが判明した場合　126

IV. トラブル解消の秘訣　127

28. こういうトラブルに遭遇したら…　128
例 1：カフ変形による気道閉塞　128
例 2：LMA™ 挿入後の換気ガス漏れ　129
例 3：LMA™ 挿入時の咳き反射、喉頭痙攣　130
例 4：麻酔中の気道閉塞　131
例 5：覚醒時の嘔吐、誤嚥　132

例6：手術終了後の肺水腫 133
例7：術後の舌麻痺 134

29. 本当は教えたくない挿入の秘訣　135

LMA™挿入の秘訣　135
秘訣1　LMA™挿入への'道路整備'　136
秘訣2　LMA™'車'を上手く乗りこなす　136
秘訣3　LMA™'車'の整備　140
秘訣4　障害物を避けて通り抜ける　141
秘訣5　目的地に到達したのを実感する　143
秘訣6　拒否反応を抑制する　143
秘訣7　LMA Fastrach™, ProSeal™挿入の頭頸位を確認する　144

LMA™挿入の上達ドリル　145
初級　145
中級　146
上級　147
番外編　148

付録　LMA™取扱説明書　149
2005年改訂版　151
2006年改訂版　171

索引　183

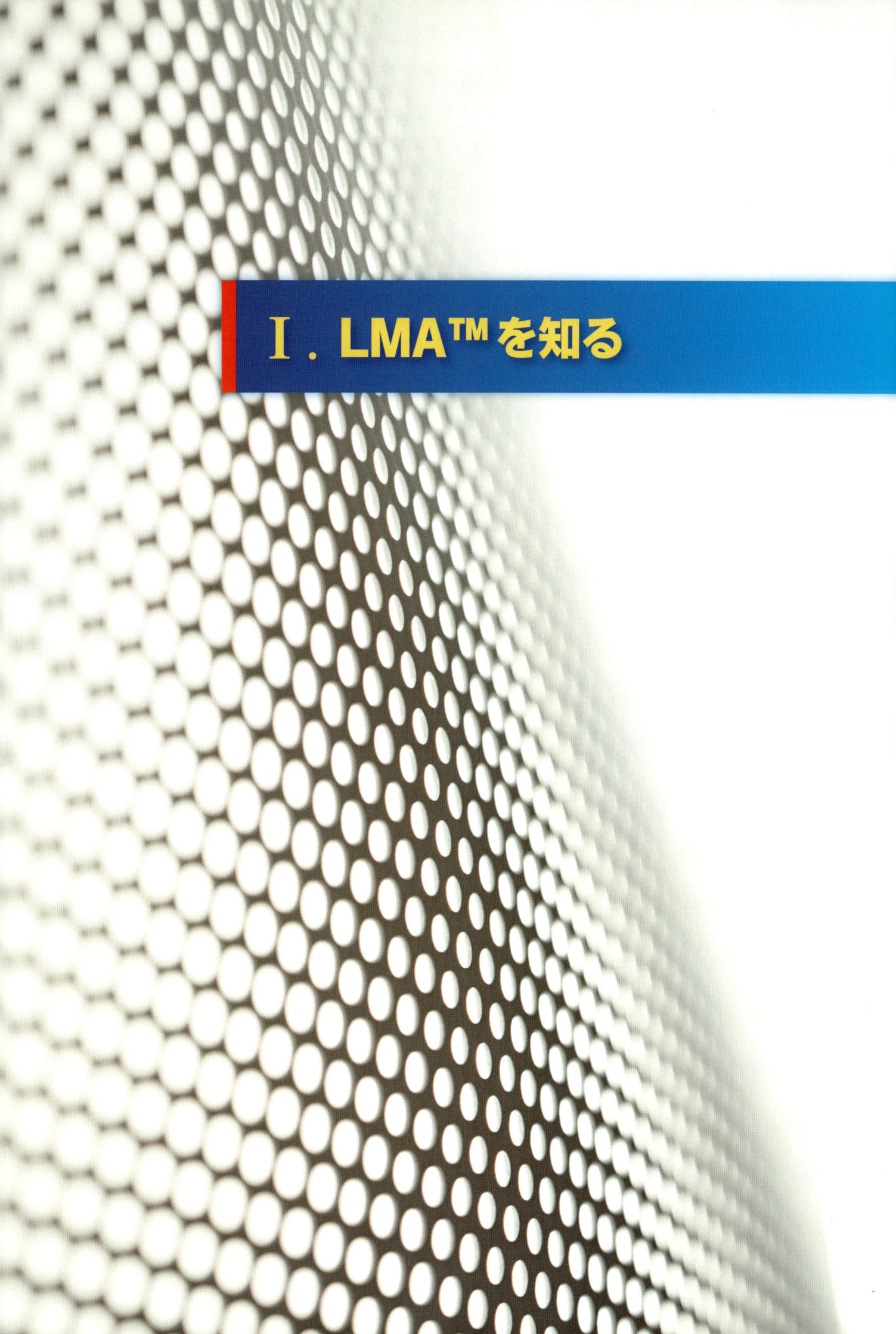

Ⅰ. LMA™ を知る

1. LMA™はこうして誕生した

1981年、イギリスの若い麻酔科医が気道確保のための新しい器具をつくった。しかし、回りの者は彼をただのオタク扱いにし、長い間製品化されなかった。ところが製品化されてからは、気道確保のみならず麻酔法までもが、もう過去に戻れないぐらい大きく変化してしまったのだ。

なにが発明をもたらしたのか？

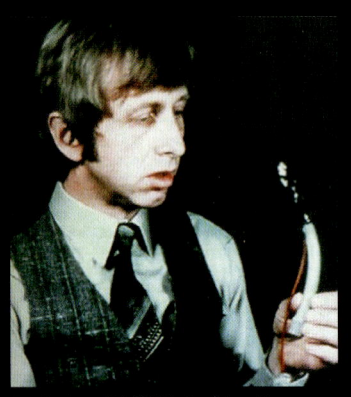

図1-1：40歳代のブレイン

ラリンジアルマスク（以下LMA™）は1981年に英国のブレイン医師（Dr. Archie Ian Jeremy Brain）（図1-1）によって発明された気道確保器具である。まだ40歳にもならないこの麻酔科医の発明が、世界の気道確保の概念を根底から変えてしまうとは、発明者の本人も予見していなかったようだ。

ブレインは、日々の麻酔業務において従来の気道確保法は不完全と思っていた。

'フェイスマスクを使用した場合、上気道閉塞がしばしば起きてしまう。一方、気管挿管により上気道閉塞を防ぐことができるが、チューブという異物が気管に挿入されるため満足な方法とは思えない。'

いろいろと考えをめぐらせているうちに、1981年にあるアイデアが浮かんだ。

'換気用チューブが声門に直接向き合う構造に作製すれば、気管に異物を挿入せずに上気道閉塞を防げるはずだ！'

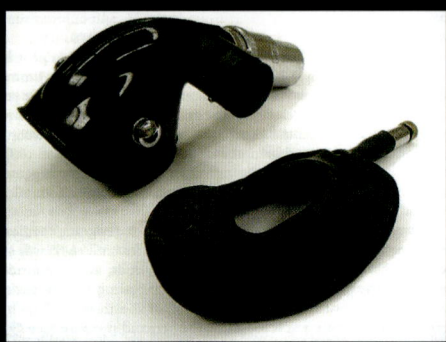

図1-2：ゴールドマンマスク。
Brimacombe JR. Laryngeal mask anesthesia: Principles and practice, 2nd edn. London: WB. Saunders, 2005 より引用

この考えに基づき、当時彼が日々の臨床で使っていた歯科用のゴールドマンマスク（図1-2）を改造し、ゴムボートのようなマスクを作り、それに気管チューブを連結させた器具を開発した（図1-3）。マスクが喉頭（英語でラリンクスと呼ばれる）を包み込む構造なので、ラリンジアルマスクと命名した。現在発売されているLMA™はこの原型に基づいて完成された器具である。

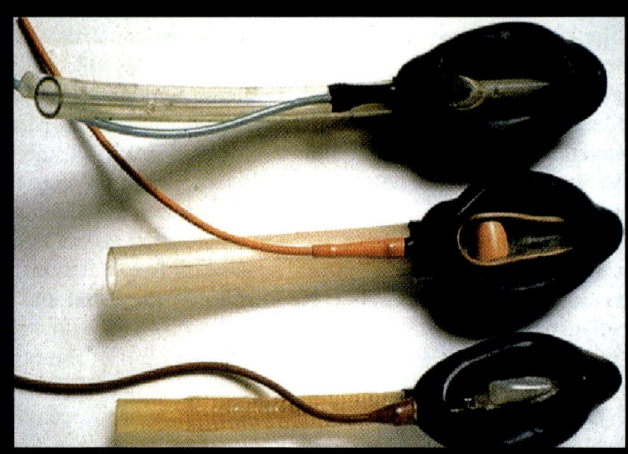

図1-3：ラリンジアルマスク試作品

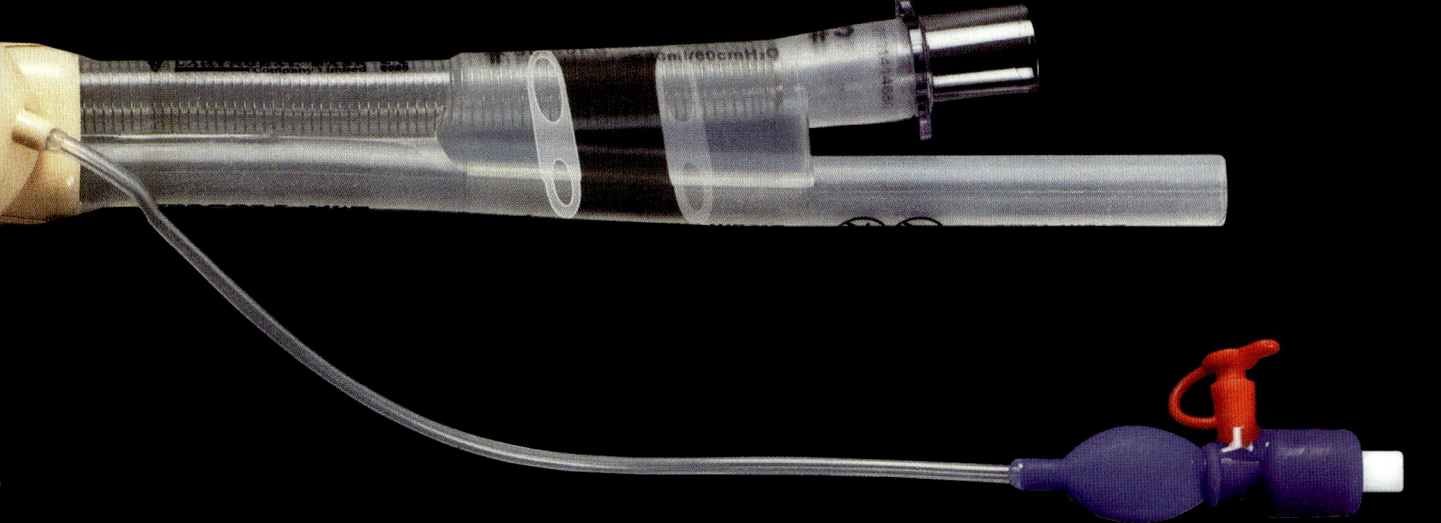

　ブレインが器具を発明した1980年ごろの英国では、気管挿管が必要な場合は、不整脈や心停止発生の危険性のある筋弛緩薬であるサクシニルコリンを投与したのちに、太くて硬いガスホースのようなゴム製チューブを気管に挿入していた（図1-4）。そのため麻酔科医はできるだけフェイスマスクを用いていた。したがって、気道の閉塞を阻止するには口腔・鼻腔エアウェイを挿入し、下顎挙上を保持するという難点があった。

　日本でも1990年代初頭まで、鼠径ヘルニア根治術などの1時間程度の手術に対しては、'フェイスマスク麻酔'がよく行われていた。当時は自動血圧計、パルスオキシメータ、カプノメータ、人工呼吸器、微量輸液ポンプなどがないことが多かった。そのような状況下では、一方の手で下顎挙上を維持しながらフェイスマスクを保持し、もう一方の手で麻酔バックによる補助換気、数分ごとの血圧測定、薬物の投与、点滴ボトルの交換、麻酔チャートの記載などを行わなければならなかった。しかし、いくら努力しても当時の吸入麻酔薬のハロタンやエンフルランなどがフェイスマスク周囲から漏れ、担当麻酔医は常に頭が重く、気分が悪くなったりした。つまり麻酔科医も全身麻酔薬で酔っていたのだ。このような時代に、ブレインは一人、副作用の多い筋弛緩薬を投与することもなく、手製の発明器具を挿入し、下顎挙上も行わず、漏れた吸入麻酔薬を自らが吸入することもなく麻酔を行っていた！

　のちにLMA™が発売され、英国の麻酔科医がそのよさを論文などで評価したが、LMA™の挿入によって両手が離せるようになり、用手換気を行いながら投薬や麻酔チャートの記載が可能、という報告が目立った。今からみれば、当時はいかにアクロバット的な麻酔をしていたかが推測できるであろう。

　現代においては、すべての麻酔科医、救急部の医師、看護師、救急救命士らは、全身麻酔中あるいは心肺蘇生中の気道確保の重要性について十分に認識している。しかし、1980年ごろには、気道確保法に関わる合併症が重篤となる頻度が高いとは認識されないどころか、研究の対象にもなっていなかった。そのような時代に気道確保の概念を変えてしまう器具を生み出したのであるから、発明家はわれわれの随分先を歩んでいる。

斬新な概念

　LMA™が開発される以前にも気管に挿入せずに気道を確保する器具は存在していた。1930年代の咽頭部ガスエアウェイ（Pharyngeal bulb gasway）や1960年代からの食道閉鎖式エアウェイ各種などがそうだ。またLMA™のあとに1990年代にはコパ（Cuffed oropharyngeal airway：現在製造中止）やラリンジアル

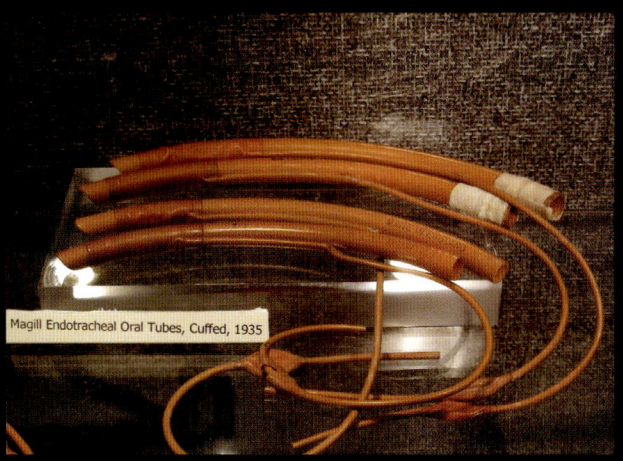

図1-4：初期の気管チューブ。太くて硬いゴム製のチューブで、1980年代まで使用されてきた。

チューブなどが開発された。これらは声門より頭側に換気口があるので、声門上器具（supraglotticあるいはextraglottic airway）に区分されている。

LMA™はこれらの器具とは概念がまったく違っている。従来の器具は口腔・咽頭内でカフを膨らませて送気ガスが漏れるのを防ごうとするが、ブレインは喉頭をすっぽりと包み込んでガス漏れを防ごうとした。彼はこれを可能にするには喉頭背部の下咽頭を使うのが決め手、と考えた。この考えに基づき、成人遺体の喉頭部咽頭（下咽頭）の石膏型を取り、その形状に合わしてマスクの形を決めた（図1-5）。ブレインはマスクの長径が喉頭（喉頭蓋上端から輪状軟骨下端まで）より常に長くなる大きさを何体かの遺体で確認し、正しく挿入した場合にはマスクが喉頭を包み込み換気が可能になるように設計した。またマスク周囲のカフが喉頭周囲の組織に密着し、送気されたガスが隙間から漏れにくいように配慮した（図1-6）。

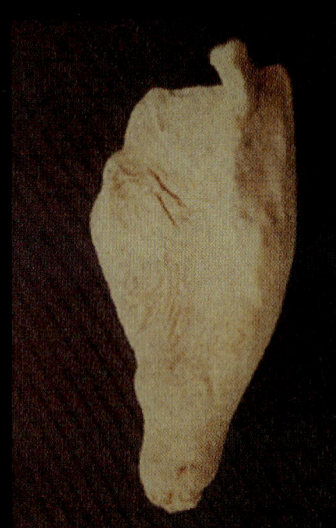

図1-5：ラリンジアルマスク開発のためにブレインが採った下咽頭の石膏モデル。

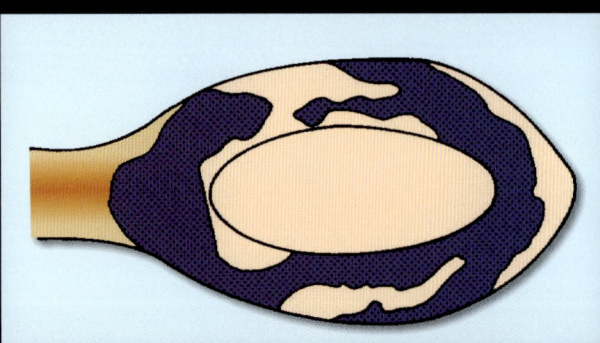

図1-6：遺体の咽頭にインクを流し込み、LMA™を挿入して、マスクが咽頭に密着していることを確認した図。European Journal of Anaesthesiology 1991; Supple 4: 1-17に着色。

初めての臨床使用！

ブレインはゴールドマンマスクに気管チューブを接続した手製のラリンジアルマスクを、全身麻酔下に鼠径ヘルニア手術を受ける40歳の男性に初めて使用した。それは1981年の夏のことであった。

当時主流であった吸入麻酔薬のハロタンを用いて麻酔を導入したのち、ブレインは自分の作った器具の挿入を試みた。すると上気道閉塞はたちまち解消し、スムーズな呼吸が得られた。この時のブレインは天にも昇る心地であったであろう。恐る恐る換気の補助を試みたところ、マスク周囲からのガス漏れもなく胸は順調に膨らんだ。この時点で、調節換気も可能であることを実感したという。術中に気道閉塞を起こすことなく手術は無事に終了し、術後の咽頭痛もなかった。まさに順調な滑り出しであった。

製品化までの長い道のり

初めての臨床使用が順調であったため、ブレインはさらに3つのラリンジアルマスクを自ら作製し、さまざまな症例で応用した。そして1983年にこの発明に関する論文をイギリスの雑誌、British Journal of Anaesthesia誌に発表した（図1-7）。

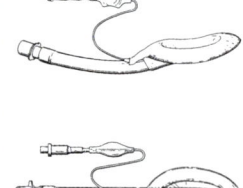

図1-7：LMA™に関する初めての論文の第1頁。British Journal of Anaesthesia 1983; 55: 801

この報告よりこの新しい器具が世界中に広がったかというと、そうではなかった。1983年に発表されたLMA™についての最初の論文は、実はまったくといっていいほど関心が得られなかった！　実際、あの論文はイギリスのもう一つの麻酔科学の雑誌に投稿したところ、掲載を断られたという事実からも注目度の低さがうかがわれよう。当時の麻酔科医にとって気管挿管が最も信頼できる気道確保法で、口腔・咽頭内に挿入する器具は過去の遺物ぐらいにしか認識されていなかった。食道閉鎖式器具が心肺蘇生時における気管挿管の代用品としか考えられていなかった時代では、製品化されていない新たな口腔内器具など見向きもされなかった。またオタクが変なものを作りだしたものだ、ぐらいの扱いであった。

　ブレインはそれでもくじけることなく黙々と一人で器具の改良を続けた。日々の臨床が終わったあと、自分で購入したミシンでマスクを縫い合わせたり、遺体で咽頭の形状を研究するなど、地道で孤独な努力を続けた（図1-8）。まさにオタクの生活をしていた。しかし、その数年間に多数の症例に使用し、さまざまな発見をしている。例えば、気管挿管が困難であった症例においても、彼の器具が容易に挿入できることが多いことに気がついた。そしてこの経験をもとに、これを介して気管挿管を行うことを思いついた。試行錯誤の後にたどり着いたのが、エアウェイチューブをマスクに対して30℃の角度で接合することにより、高い確率で経ラリンジアルマスク挿管が可能になる製品であった。現在でもLMA™のエアウェイチューブはマスクにこの角度で接合されている。

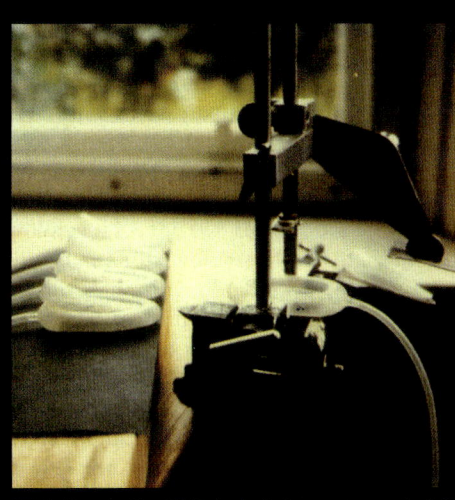

図1-8：自分で購入したミシンでマスクを縫い合わせて作ったLMA™試作品。European Journal of Anaesthesiology 1991; Supple 4: 1-17より引用

企業との共同開発

　ブレインは一人で地道な改良を加えながら、数年間にそれらの試作品を数千症例で使用し、数稿の論文を発表した。ここにきてようやく製品化に興味を示す企業が出現した。タイヤ製作などで有名なダンロップ社である。企業の参入で改良は飛躍的に進み、60もの試作品が作られた。しかし、素材がゴムでなくシリコンということもあり、結局ダンロップ社との共同開発は終了し、シリコンの扱いが得意な他の企業と開発を続行することになった。しかし、その後も反響はほとんどなく、製品化へのめどは全くついていなかった。

オックスフォードのナン教授との劇的な出会い

　そのころ、今では信じられないことであるが、ブレインは新しい職を求めていくつかの病院の面接を受けていた。その一つがオックスフォードにある病院で、そこで呼吸生理学の世界的権威のナン教授（John Nunn）と出会った。それは1986年のことである。

　ナン教授は当時麻酔科学会の権威者で、英国の麻酔科学会において最も重要な学者の一人であった。彼は学問のみならず臨床にも非常に興味を持っており、例え「主婦のキッチンアイデア」的な内容であっても、良い製品であれば高く評価する人物であった。そのナン教授にブレインは職探しという理由で、手術室で出会うことになった。ブレインは有名なナン教授に手術室で直接会えたのは光栄であるが、この病院で職を得ることはおそらくないと思いこみ、帰ることにしたという。ところが、これが運命の出会いで、彼の長年の努力にやっと女神が微笑んだ！

　そのときの出会いについて、ナン教授はのちに以下のように語っている。

　　'面接に来た一人の麻酔科医と就職について話し合ったが、話はまとまらず、その医師は帰ることになった。名前はブレインという。もしかしたら以前に新しい気道確保器具をつくった、と論文に発表していた人物ではないかと思い、尋ねてみた。そうすると彼はうなずいて、実はいまその器具を持っていると言い、おもむろにポケットから取り出した。そ

して何とその器具を私がフェイスマスクを用いて麻酔を行っていた患者の口に差し込んだ。そのとき私は気道閉塞を起こさないようにとても苦労していたが、この青年が何か不明な物を差し込んだ途端、気道閉塞はうそのように解消された。私は感激のあまり「おぉ、すばらしい！」、とつい声を出してしまった。

私が目を丸くして驚いていると、彼は「ではそろそろ失礼させていただきます」、と言って帰ろうとした。私が「君の器具は持って帰らなくていいのかね？」と聞くと、「そうですね」と答えて、今度は気管チューブを取り出し、それをさっきの器具の中を通して差し込むと、彼の器具を抜き取った。唖然としている私と気管チューブだけを患者に残して、彼は部屋を出て行った。この出来事は今でも鮮明に覚えている。この器具の効能には、私は声を出すこともできない程驚いてしまった。'

発明者、ブレイン

LMA™の発明者であるブレイン医師（Archie Ian Jeremy Brain）は1942年7月に、なんと日本で出生している。イギリス人の父Henry Norman Brainが外交関係の仕事で日本に駐在していたときに、神戸で生まれた。しかし、出生後間もなく第2次世界大戦が勃発し、生後1ヵ月にして、赤十字の救援船で英国に帰国した。戦争がなければ彼の生涯がどうなっていたかを考えると興味深い。

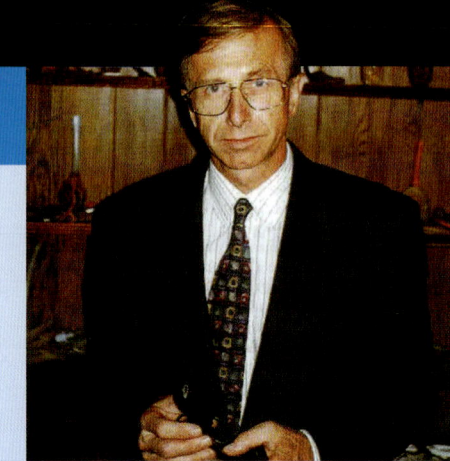

Archie Brain医師。

彼の少年時代はおよそ理系とはいえず、非常に有能なスポーツマンだったという。また外交官であった父の影響もあり、語学は堪能で数ヵ国語を自由に話すことができた。この才能が認められ、言語学を学ぶべくオックスフォード大学へ推薦入学した。ただブレインにとって大学の言語学は物足りなく、結局オックスフォード大学の医学部に専攻を変えた。

医学部を順調に終え、1971年にRoyal East Sussex病院で研修医として臨床を開始した。1973年にはオランダの新病院の麻酔科部長に就任した。それは臨床2年目、弱冠31歳にしての快挙だった。1978年からはセイシェル諸島で、設備の不十分な病院において麻酔を続けた。

1980年に英国に戻ってきたが、そのころより、医学の研究に興味を持つようになり、1982年に初めてのレターを医学雑誌に投稿している（表1-1）。まさにこの時期にラリンジアルマスクが発明されたのだ。彼のたぐいまれな能力が垣間見られるのはラリンジアルマスクの発明に対する特許を、1982年に取得しているが、それまでになんと12件もの特許を申請しており、ラリンジアルマスクは第13番目だった。

なお、現在は以前に働いていたセイシェル諸島に住んでいるという。

表1-1：LMA™発明者、Brain AIJの経歴

年号	
1942	神戸で出生
1942	両親とともに英国に渡る
1970	Oxford大学卒業
1971	英国Royal East Sussex病院で研修開始
1973	オランダの病院で麻酔科部長に就任
1980	英国に帰国
1982	初めての医学論文（letter）発表[*1]
1982	LMA™の特許取得[*2]
1992	英国Pask Certificate of Honour受賞
1995	英国Sir Ivan Magill金賞受賞

*1：この論文はLMA™とまったく関係のない、たった半頁のレターである（帝王切開術を受ける妊婦における麻酔の迅速導入について．Anaesthesia 1982; 37: 345.）
*2：Brainはそれまでに他に12件もの特許を申請している。

ついに製品化

ブレインとの衝撃的な出会いをしたナン教授は、ブレインに試作品を送るように指示した。数ヵ月後に届いた数個の試作品を用いて第三者による初めての臨床研究が行われ、翌年にその成果が発表された。ナン教授は世界の著名人にブレインを紹介し、それも大きな契機となり、1988年についに念願の製品が実現し、販売に至った。

'オタク'が歴史的人物に！

1988年にLMA™の市販が開始されて、最初に購入したのはブレインが研修を始めたRoyal East Sussex病院（現、Conquest病院）の旧友アレキサンダー医師だった（表1-2）。彼はこの画期的な器具にたちまち魅了された。のちに彼はブレインとともに、世界でいち早く訪問した日本からの使節団と会って、この新しい器具のよさを熱く語った。このときの日本使節団は天羽敬祐、安本和正らであった（図1-9）。この時からのブレイン医師との交友は今でも続いている（図1-10）。日本では英国での発売が開始された翌年の1989年に市販が始まり（表1-3）、発表直後より天羽や安田らにより論文で紹介された（図1-11）。

現在、臨床に導入されてから20年が経ったが、海外、特に英国圏ではLMA™の普及率は高く、全身麻酔を受ける症例の半数以上で用いられている施設もまれでない。推定すると現在まで250,000,000人以上で使用されたと考えられている。この数字がアメリカの人口、あるいは日本の人口の2倍以上、というと、そのスケール

表1-2：LMA™開発年代譜

年号	
1981	ラリンジアルマスクの開発開始
1981	初めての臨床使用（40歳の男性）
1983	ラリンジアルマスクに関する最初の論文報告（Br J Anaesth 1983; 55: 801-5）
1986	Oxford大学 John Nunn教授に提示
1988	LMA™製品化
1988	英国Royal East Sussex病院が初めて製品購入
1989	日本での発売開始
1990	英国すべての病院に導入
2002	LMA™の基本構造に対する特許切れ（英国）[*1]

*1：LMA™の基本構造に対する特許（master patent）は切れたが、開口部バーやLMA Fastrach™のハンドル部などの特許は有効で、最終的に特許が終了するのは2020～2025年と言われている。

表1-3：LMA™発売年

LMA™タイプ	英国	米国	日本
リユーサブル			
Classic™	1988	1992	1989
Flexible™	1992	1996	1994
Fastrach™	1997	1998	1998
ProSeal™	2000	2000	2001
C-Trach™	2004	2005	未発売[*1]
ディスポーザブル			
Unique™	1998	1997	2004
Fastrach™	2005	2006	未発売[*1]
Supreme™	2007	2007	未発売[*1]

*1：2009年1月現在

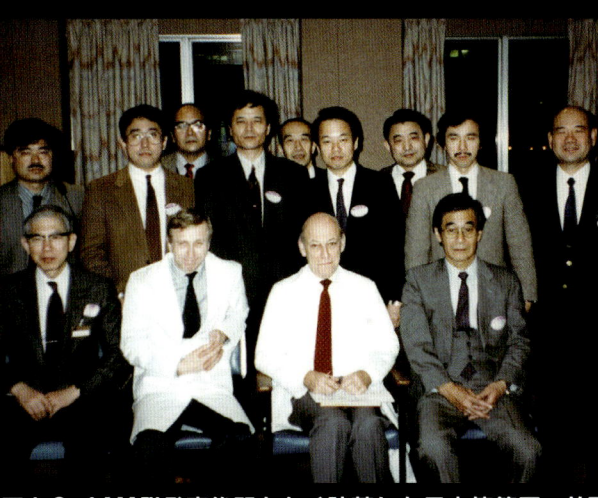

図1-9：LMA™発売後間もなく訪英した日本使節団。前列左より、福留武朗、ブレイン、ナン（Nunn）教授、天羽敬祐。後列左より青柳光生、間渕則文、近藤陽一、前川信博、川添太郎、安本和正、滝口守、岩崎寛、安田勇。

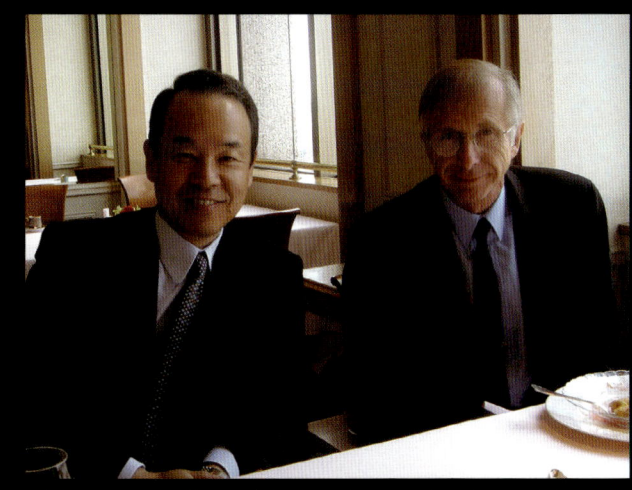

図1-10：LMA™が本邦に導入されてからブレインは何度も訪日し、日本の麻酔科医とさまざまな交流がなされてきている。ブレインと安本和正（2004年第51回日本麻酔科学会での訪日講演を機に）。

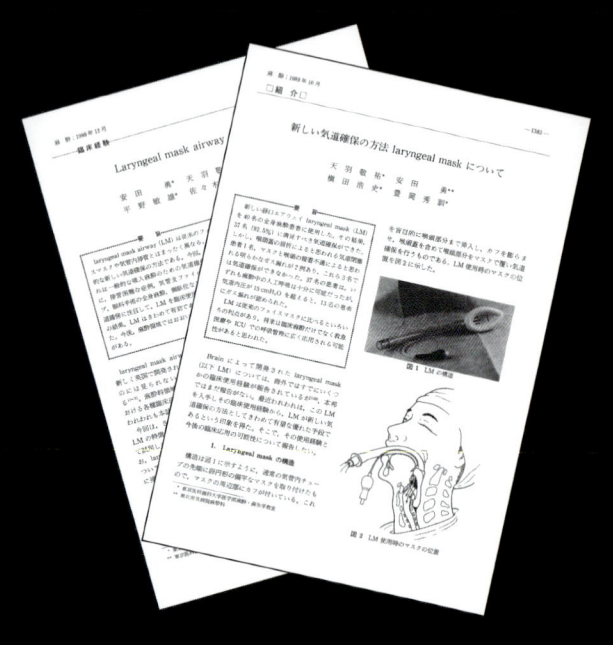

図1-11：天羽敬祐らによるLMA™の本邦への紹介（麻酔 1989；38：1383-6）と安田勇らによる本邦でのはじめての臨床使用報告（麻酔1989；38：1641-6）

の大きさに驚くであろう。

　歴史は変化する。医療も例外ではない。全身麻酔が行われるようになった19世紀中旬から、気道確保の主流はフェイスマスクであった。気管挿管が主流になったのは第二次世界大戦からで、当時、連合軍が大々的に気管挿管の訓練を行ったのが大きな契機となったとされている。ミラー喉頭鏡（1941年）やマッキントッシュ喉頭鏡（1943年）が開発されたのもこの時期である。この流れがいままで続いてきたといえる。

　では第二次大戦以前は、なぜ気管挿管は行われなかったのだろうか？実はすでに1920年代に、マギールチューブやマギール鉗子などでおなじみのマギール（Magill）は気管挿管の有用性を強調していた。ところが他の麻酔科医は、麻酔中はマスクを使って、下顎挙上をするなどにより、常に患者のそばにいて気道が閉塞しないように苦労するのが美徳で、気管挿管で対処するのは怠け者のすることだ、と考えていたという。

　この状況は何かと似ていないだろうか？1980年代初頭に、ブレインは気管挿管に代わる新しい気道確保法を提案した。しかし、当時誰が伝統ある気管挿管を止めてブレインの作った器具を使おうと考えただろうか？

　ブレインは1995年にマギール記念金賞（Magill gold medal）を受賞した。今までに本賞を受賞したのはたった5人であり、イギリス麻酔科医のノーベル賞に匹敵する賞である。栄誉ある賞を受賞したことから、'オタク'ブレインの作った器具が、60余年に渡って崩れなかった気管挿管絶対主義をすでに過去のものにしたと言えよう。

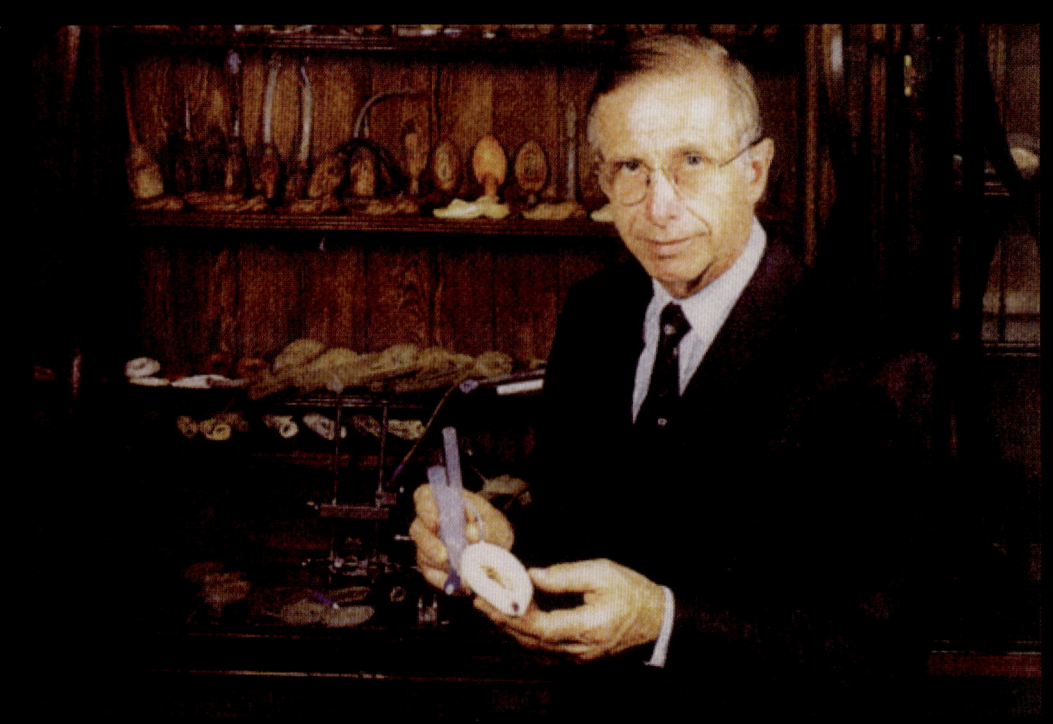

Archie Brain医師、LMA™博物館の前で。初期のころからのさまざまなLMA™を見ることができる。

2. ここまで研究は進んでいる！

　LMA™の爆発的な人気は臨床使用の実績だけでなく、膨大な数の論文が発表されたことからも明らかである（**図2-1**）。1988年に臨床使用が開始されてから毎年LMA™に関する論文の数は増え続け、今なおその勢いは衰えることがない。またLMA™が巻頭言（エディトリアル）（**表2-1**）や総説（レビュー）（**表2-2**）で何度も取り上げられていることからも、関心の高いトピックスであることは明らかである。またLMA™に関する著書も複数出版されている（**表2-3**）。とくに2005年に出版されたブリマコム医師による著書は699頁もの大著で、当時のLMA™に関する知見を集計するとこのように多くの量になることを端的に示している。

　LMA™に関する論文の特徴は、一部の学者だけによって書かれたのではないことである。実際、LMA™の研究を多数執筆した著者は少なく（**表2-4**）、その他は数千人もの研究者により報告されている。また何度も引用される論文も認められるし（**表2-5**）、LMA™に関する論文が今も続けて報告されていることからしても、一般の臨床医の関心が非常に高いことが明らかである。今後も多方面より、その適応やより安全な使用法が検討されていくと思われる。

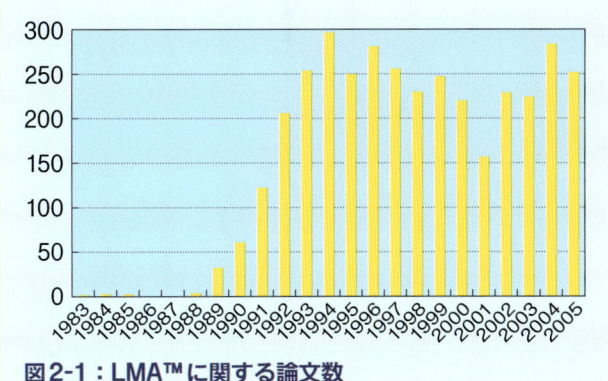

図2-1：LMA™に関する論文数

文献：Brimacombe JR, Brain AIJ, Berry AM. The laryngeal mask airway : A review and practical guide. London : WB. Saunders, 1997にデータを追加して引用

表2-1：主要英語麻酔雑誌によるLMA™に関する巻頭言（年代順）

筆者	題名	出典
Fisher JA, et al	Role of the laryngeal mask in airway management.	*Can J Anaesth* 1992; 39: 1-3
Benumof JL	Laryngeal mask airway. Indications and contraindications.	*Anesthesiology* 1992; 77: 843-6
Wilson IG	The laryngeal mask airway in paediatric practice.	*Br J Anaesth* 1993; 70: 124-5
Asai T, Vaughan RS	Misuse of the laryngeal mask airway.	*Anaesthesia* 1994; 49: 467-9
Maltby JR	The laryngeal mask airway in anaesthesia.	*Can J Anaesth* 1994; 41: 888-93
Beriault MT, Maltby JR	The laryngeal mask airway in anticipated difficult airways.	*Can J Anaesth* 1997; 44: 1227-31
Sidaras G, Hunter JM	Is it safe to artificially ventilate a paralysed patient through the laryngeal mask ?	*Br J Anaesth* 2001; 86: 749-53
Preston R	The evolving role of the laryngeal mask airway in obstetrics.	*Can J Anaesth* 2001; 48: 1061-5
Cooper RM	The LMA, laparoscopic surgery and the obese patient - can vs should.	*Can J Anaesth* 2003; 50: 5-10
Asai T	Who is at increased risk of pulmonary aspiration ?	*Br J Anaesth* 2004; 93: 497-500
Cook T	The classic laryngeal mask airway: a tried and tested airway. What now ?	*Br J Anaesth* 2006; 96: 149-52

表2-2：主要英語麻酔雑誌によるLMA™に関する総説（年代順）

筆者	題名	出典
Pennant JH, White PF	The laryngeal mask airway. Its uses in anesthesiology.	*Anesthesiology* 1993; 79: 144-63
Asai T, Morris S	The laryngeal mask airway : its features, effects and role.	*Can J Anaesth* 1994; 41: 930-60
Brimacombe JR, Berry A	The laryngeal mask airway anatomical and physiological implications.	*Acta Anaesthesiol Scand* 1996; 40: 201-9
Benumof JL	Laryngeal mask airway and the ASA difficult airway algorithm.	*Anesthesiology* 1996; 84: 686-99
Asai T, Brimacombe JR	Cuff volume and size selection with the laryngeal mask.	*Anaesthesia* 2000; 55: 1179-84
Capnos G	Intubating laryngeal mask airway.	*Anaesth Intens Care* 2002; 30: 551-69
Cook T, Lee G, Noan P	The ProSeal laryngeal mask airway : a review of the literature.	*Can J Anaesth* 2005; 52: 739-760

表2-3：LMA™に関する著書（年代順）

筆者、編集者、訳者	題名	出版社	出版年
天羽敬祐（編）	ラリンジアルマスク	克誠堂	1994
Brimacombe JR, Brain AIJ	The laryngeal mask airway : A review and practical guide	WB. Saunders	1997
天羽敬祐（監訳）	ラリンジアルマスクのすべて―文献的考察による実践的ガイドブック[*1]	診断と治療社	1997
Fersonら（編）	The laryngeal mask airway[*2]	Lippincott-Raven	1998
Brimacombe JR	Laryngeal mask anesthesia : Principles and practice.	WB. Saunders	2005
安本和正（編）	最新ラリンジアルマスク	克誠堂	2005
安本和正、浅井 隆（編）	どこまでできるかラリンジアルマスク	克誠堂	2007
安本和正（監修）、浅井 隆	これでわかった！ 図解ラリンジアルマスク	克誠堂	2009

[*1]：Brimacombe JR, Brain AIJ. The laryngeal mask airway: A review and practical guide（1997）の邦訳
[*2]：International Anesthesiology Clinicsハードカバー誌の36巻2号

表2-4：LMA™に関する論文を多く執筆した著者[*1]

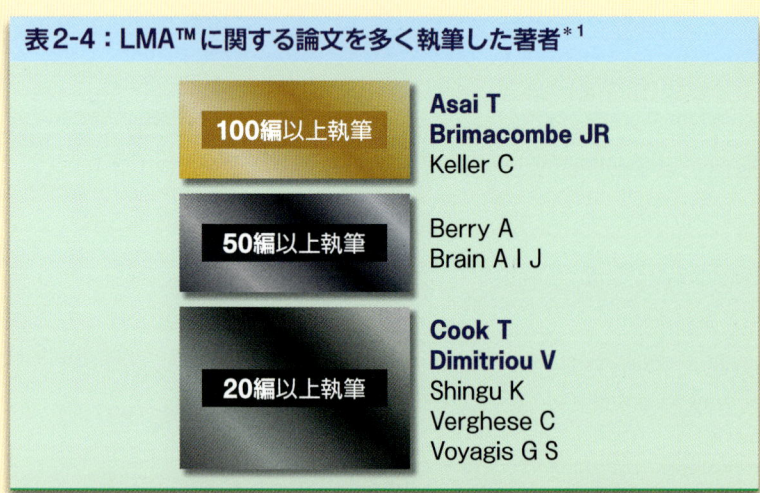

[*1]：Medline, Scopusに掲載されている論文を対象。レターも含む
青文字：半分以上の論文において第一著者

表2-5：引用が100回以上なされたLMA™に関する論文（年代順）

筆者	題名	出典
Brain et al.	The laryngeal mask : A new concept in airway management.	*Br J Anaesth* 1983; 55: 801-5
Pennant et al.	Comparison of the endotracheal tube and laryngeal mask in airway management by paramedical personnel.	*Anesth Analg* 1992; 74: 531-4
Pennant et al.	The laryngeal mask airway : Its uses in anesthesiology.	*Anesthesiology* 1993; 79: 144-63
Asai et al.	The laryngeal mask airway : Its features, effects and role.	*Can J Anaesth* 1994; 41: 930-60
Devitt et al.	The laryngeal mask airway and positive-pressure ventilation.	*Anesthesiology* 1994; 80: 550-5
Brimacombe et al.	The advantages of the LMA over the tracheal tube or facemask : A meta-analysis.	*Can J Anaesth* 1995; 42: 1017-23
Brimacombe et al.	The incidence of aspiration associated with the laryngeal mask airway : A meta-analysis of published literature.	*J Clin Anesth* 1995; 7: 297-305
Verghese et al.	Survey of laryngeal mask airway usage in 11,910 patients.	*Anesth Analg* 1996; 82: 129-33
Rumball et al.	The PTL, Combitube, laryngeal mask, and oral airway : a randomized prehospital comparative study of ventilatory device effectiveness and cost-effectiveness in 470 cases of cardiorespiratory arrest.	*Prehosp Emerg Care* 1997; 1: 1-10
Brain et al.	The intubating laryngeal mask. II : A preliminary clinical report of a new means of intubating the trachea.	*Br J Anaesth* 1997; 79: 704-9
Brain et al.	The intubating laryngeal mask. I : Development of a new device for intubation of the trachea.	*Br J Anaesth* 1997; 79: 699-703
Baskett et al.	The intubating laryngeal mask : Results of a multicentre trial with experience of 500 cases.	*Anaesthesia* 1998; 53: 1174-9
Brimacombe et al.	The ProSeal laryngeal mask airway : A randomized, crossover study with the standard laryngeal mask airway in paralyzed, anesthetized patients.	*Anesthesiology* 2000; 93: 104-9

（2007年末の時点でScopusによる検索結果を基に作成。ただしレターは除外）

3. LMA™ ファミリー

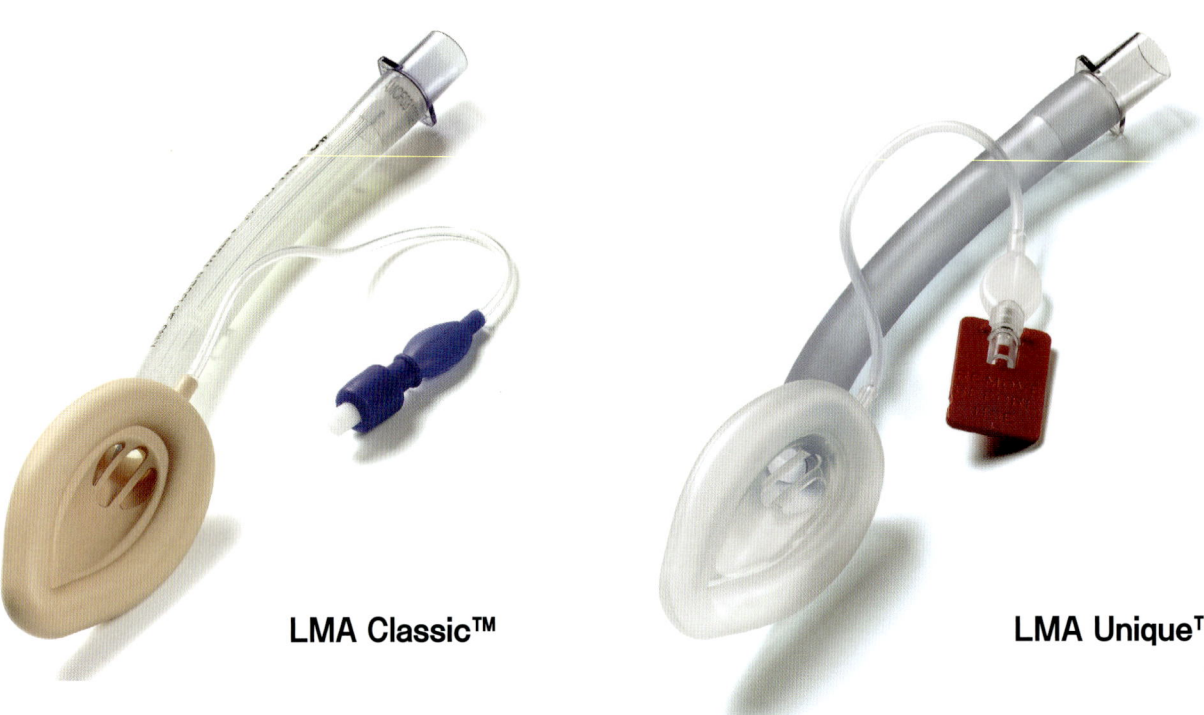

LMA Classic™

LMA Unique™

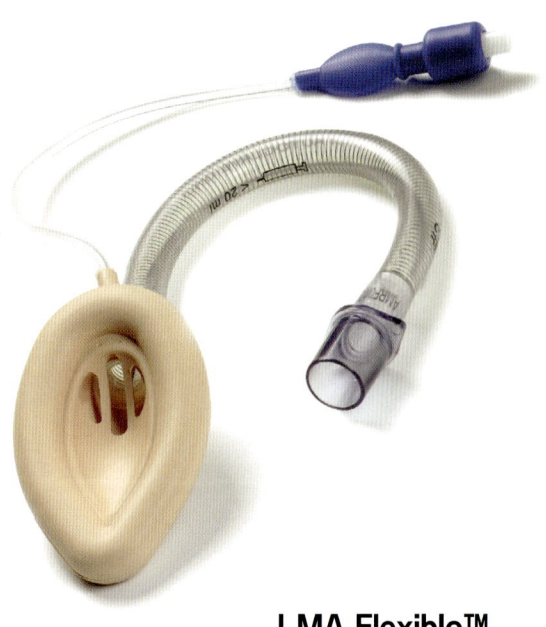

LMA Flexible™

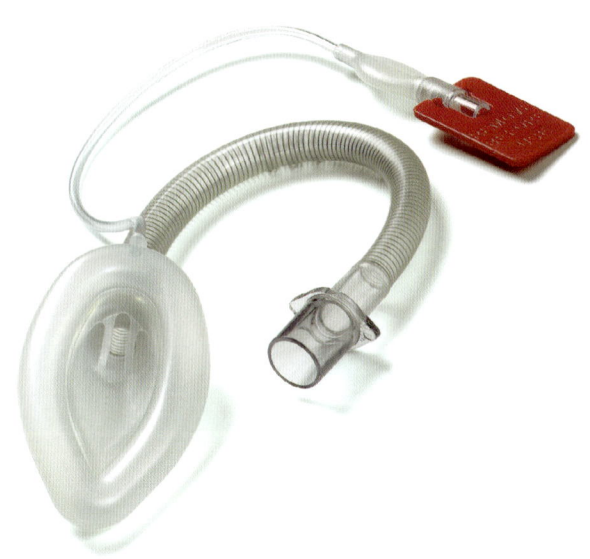

LMA Flexible™ シングルユース

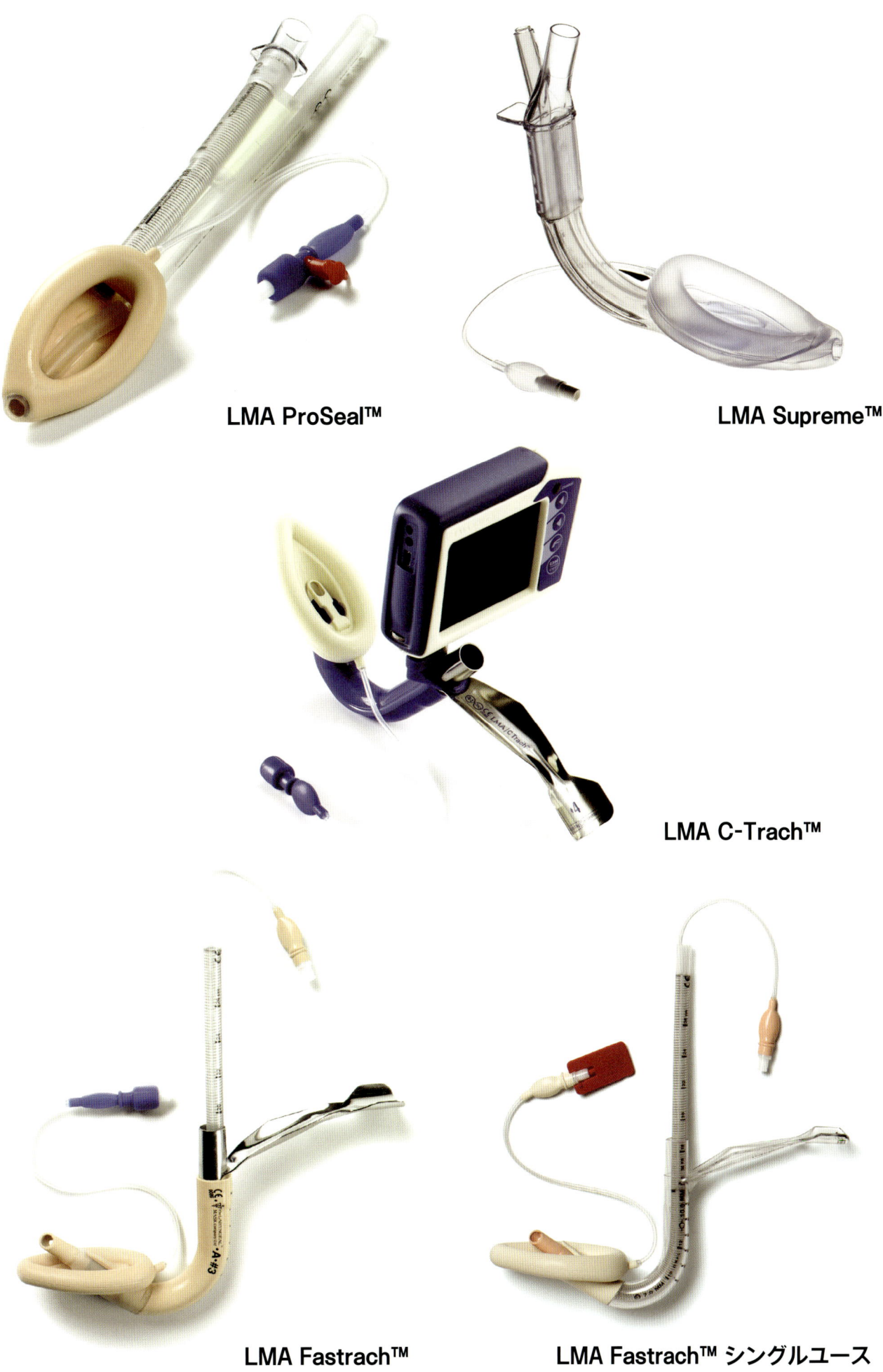

LMA ProSeal™

LMA Supreme™

LMA C-Trach™

LMA Fastrach™

LMA Fastrach™ シングルユース

I. LMA™を知る　13

4. LMA™ はこんな構造だ

Classic™で基本構造を理解する

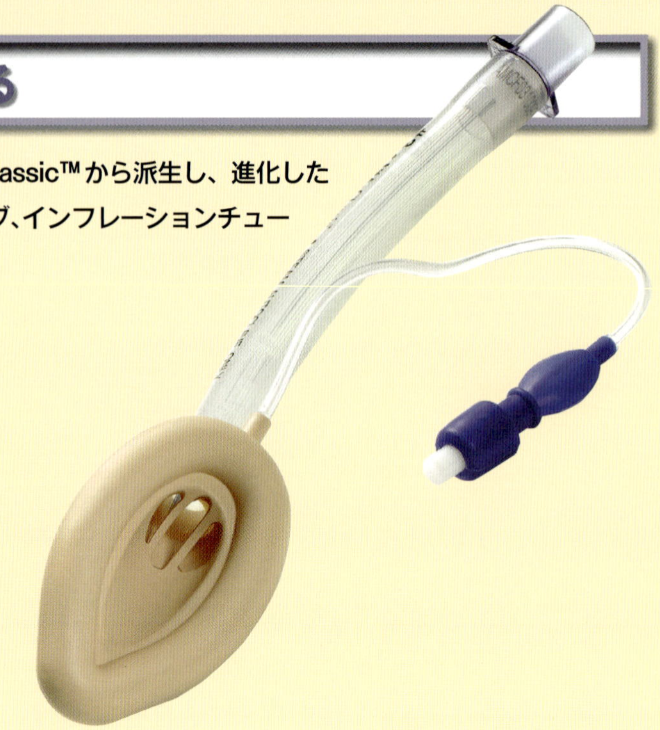

現在LMA™には多彩な種類があるが、すべてはLMA Classic™から派生し、進化したものである。すべてのLMA™は、マスク、エアウェイチューブ、インフレーションチューブの3主要パーツで構成されている。

マスク

マスクは喉頭全体を包み込み、その遠位部は下咽頭にすっぽりと挿入されるようにデザインされている。フェイスマスクのようにカフが周囲についている（**図4-1a**）。

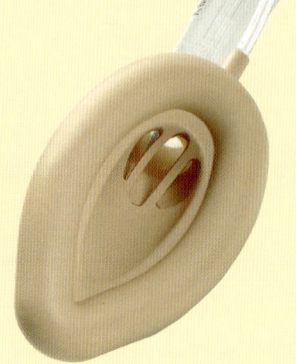

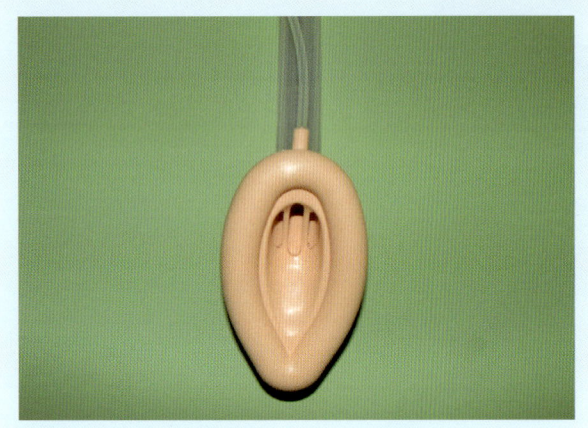

図4-1a：マスクとカフ

エアウェイチューブ

エアウェイチューブはシリコン製の透明チューブで、内部の状態を確認できるようになっている。チューブは軽く彎曲しており、マスクに30°の角度で接合している（**図4-1b**）。エアウェイチューブ遠位端には2本の開口部バーがある。これらは喉頭蓋がエアウェイチューブ内に嵌入して気道を閉塞するのを防ぐためにつけられている。

エアウェイチューブの近位端には外径15mmのコネクタがついており、呼吸回路側の外径22mmの雌コネクタに接続できる。チューブ上に黒の縦線が走っている（**図4-1c**）。これにより器具が正しい向きに挿入されているかどうかを判定できる（**第16章参照**）。

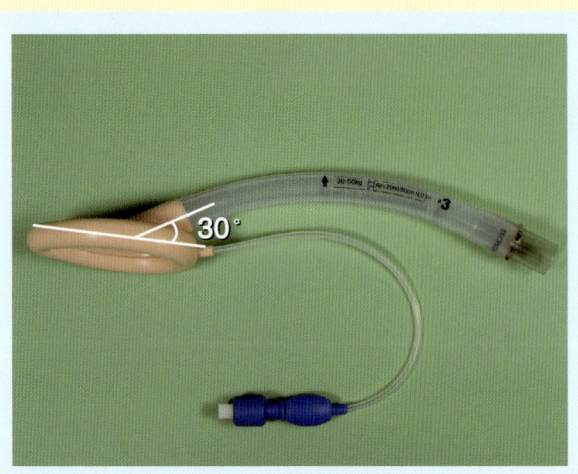

図4-1b：マスクとチューブの接合角度

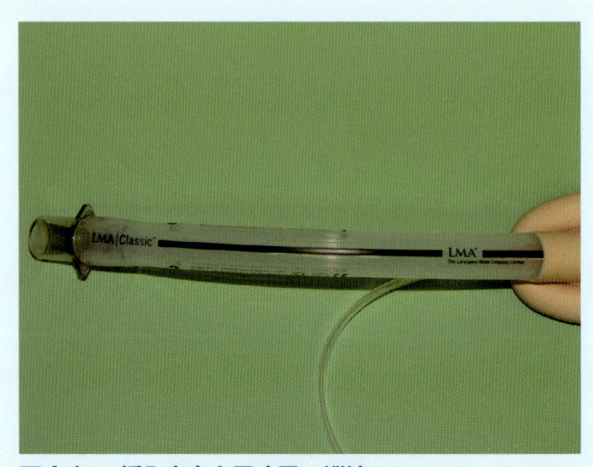

図4-1c：挿入方向を示す黒い縦線

インフレーションチューブ

マスクの近位端にはインフレーションチューブがついており、その先端のバルブポートに注射器を接続し、カフ内に空気を注入したり、あるいは脱気することができる（**図4-1d**）。バルブポート内には一方向弁があり、カフの空気が勝手に移動しないようになっている。またバルブポート近くにはパイロットバルーンがあり、この膨らみ具合によりカフ内圧が推定できる。

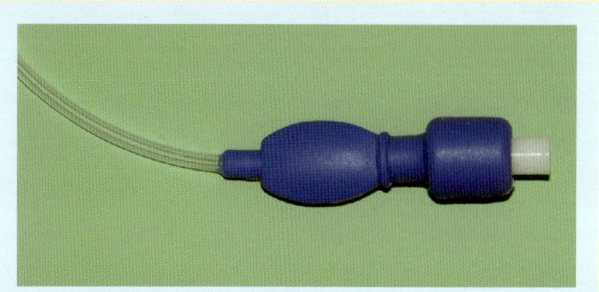

図4-1d：インフレーションチューブ

ProSeal™はClassic™の進化型

LMA ProSeal™はLMA Classic™の進化型であり、LMA Classic™に比していくつかの改善がなされ、さらに有効な換気が行えるような構造になっている。またカフもチューブもダブル構造のため、器具の位置が安定しやすく、外部からの圧力でチューブやマスクのねじれが防止される。

マスク

気道との気密性を高めるためバックカフつきのダブルカフ構造になっている（**図4-2a**）。LMA Classic™に比べてカフが柔らかく、マスクは大きく、その開口部は深く設計されている（**図4-2b**）。

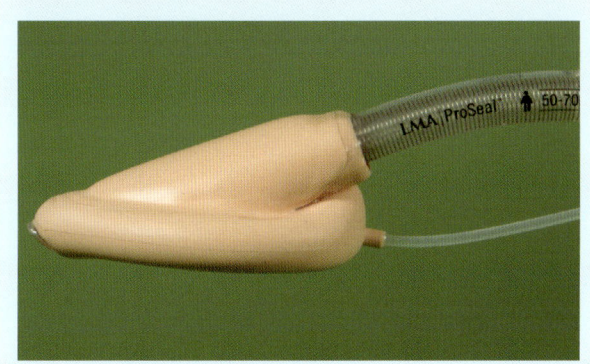

図4-2a：バックカフつきマスク

エアウェイチューブとドレーンチューブ

エアウェイチューブは金属ワイヤーで強化されており、LMA Classic™に比べて柔軟であるが、チューブには彎曲はない（**図4-2c**）。

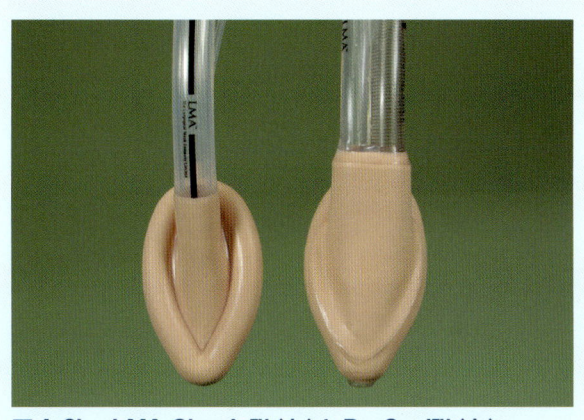

図4-2b：LMA Classic™（左）とProSeal™（右）

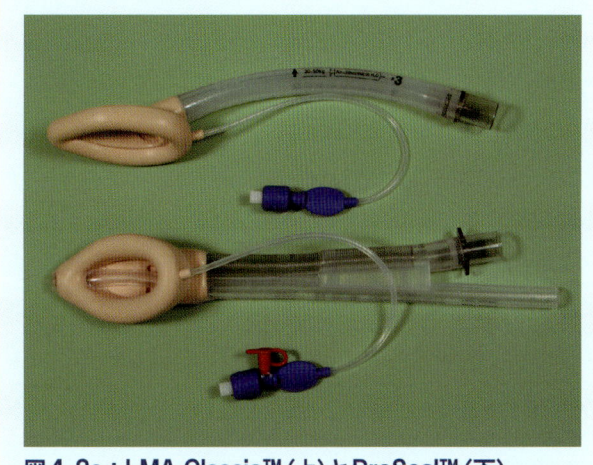

図4-2c：LMA Classic™（上）とProSeal™（下）

エアウェイチューブの横にドレーンチューブが伴走する。ドレーンチューブはマスク内を縦断し、マスク先端に開口している。このドレーンチューブを介して胃管を挿入する(図4-2d)。エアウェイチューブとドレーンチューブの接触面は固定されている。エアウェイチューブのコネクタ付近から数センチに渡って、チューブは補強され、例え歯で噛まれてもチューブが閉塞したり、破損することがないようにバイトブロック機能を持たせている(図4-2e)。

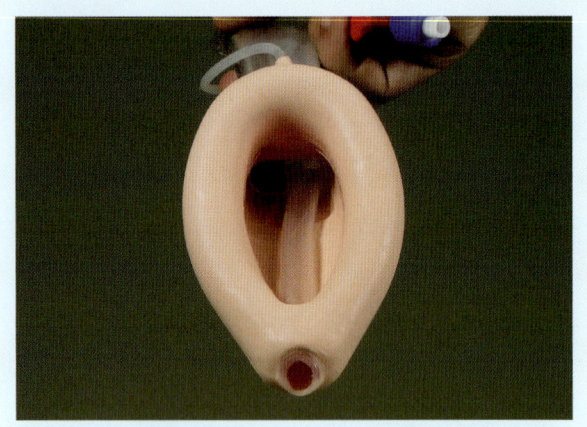

図4-2d：マスク内のドレインチューブ

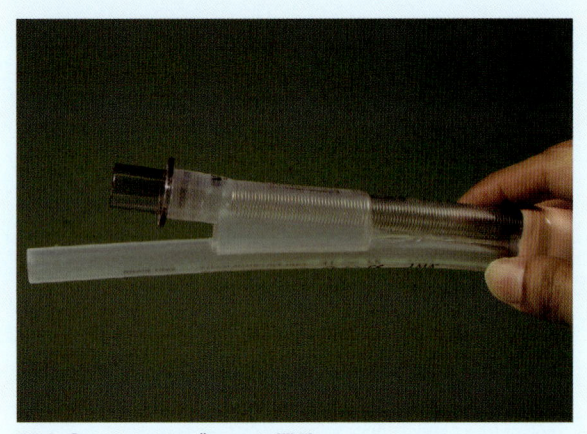

図4-2e：バイトブロック機能

開口部にはLMA Classic™のような2本の開口部バーはないが、マスク内を縦断しているドレーンチューブによって喉頭蓋のエアウェイチューブ内への迷入を防止すると言われている。

エアウェイチューブ遠位部にはポケットがあり(図4-2f)、そこに第二指、あるいは着脱可能な挿入補助具(LMA ProSeal™イントロデューサ)を差し込んで、マスクを挿入することができる。

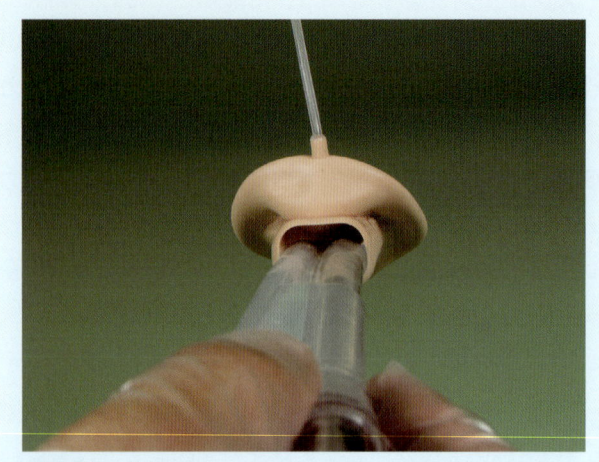

図4-2f：ポケット

インフレーションチューブ

インフレーションチューブには赤色プラグが装着されている(図4-2g)。これはオートクレーブ滅菌時にこのプラグを開け、カフの膨張を防ぐためである。2003年以前の製品には赤色プラグがつけられていないが、これらはすでに製品保障期限が切れており、破棄すべきである。

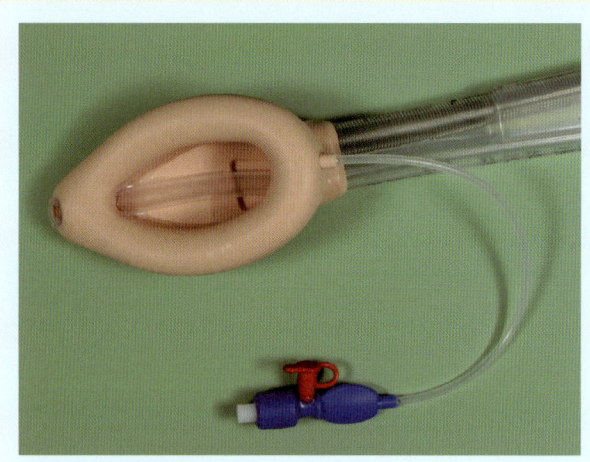

図4-2g：赤色プラグ

Flexible™はまさにフレキシブル

LMA Flexible™はLMA Classic™と同規格のマスクや、インフレーションチューブを用いているが、エアウェイチューブには柔軟なワイヤー強化タイプが採用されている。

エアウェイチューブ

柔軟なエアウェイチューブを用いたため、チューブを360度、どの方法に向けてもマスクの位置は影響されないのが最大の特徴である。またエアウェイチューブは曲げても内腔が閉塞しにくい（図4-3a）。また他のLMA™よりも内径は短いが、エアウェイチューブは長いという特徴がある（図4-3b）。
そのため口腔内の手術などではその特徴が発揮される（第8章参照）。ただし、噛まれると閉塞する危険性があるので、筋弛緩が得られない時はバイトブロックが必要なことに注意しよう。

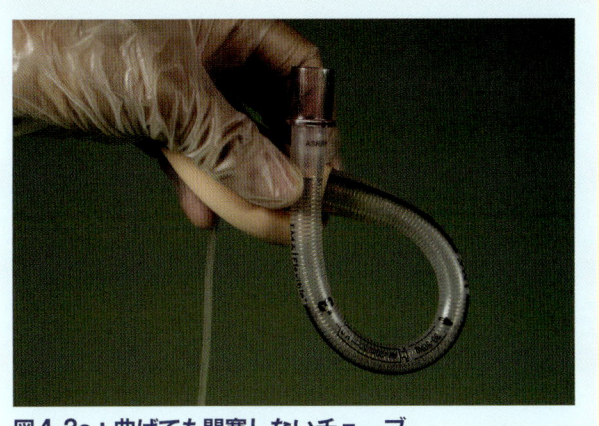

図4-3a：曲げても閉塞しないチューブ

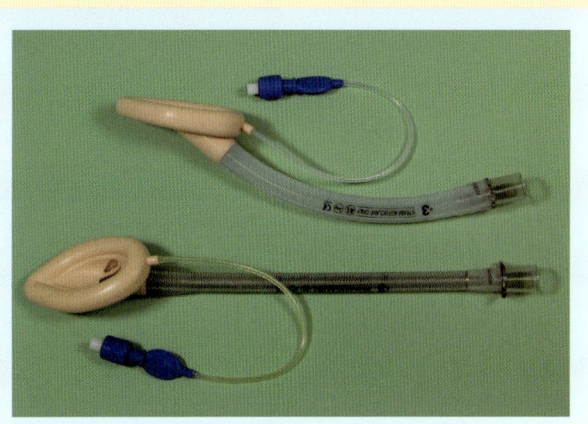

図4-3b：LMA Classic™（上）とFlexible™（下）

Fastrach™は気管挿管専用

LMA Fastrach™の最大の特徴は、エアウェイチューブが金属製で、しかもハンドルが付いていることである。またいくつかの工夫が凝らされており、これらによってLMA™を介した気管挿管の成功率を上昇させることができる。

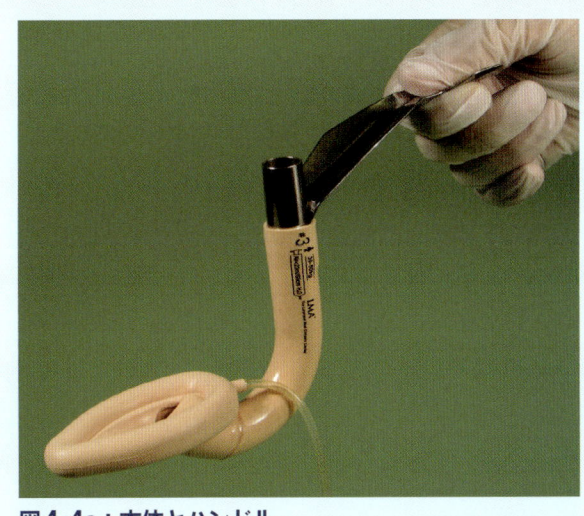

図4-4a：本体とハンドル

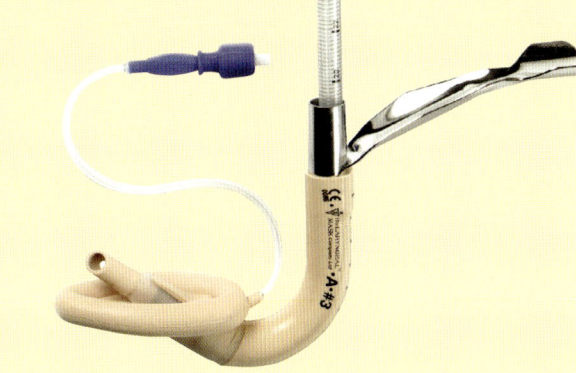

エアウェイチューブ

エアウェイチューブは金属製でこの端にハンドルが付いている（図4-4a）。チューブは彎曲形で固定されており、その彎曲を変えることはできない。この彎曲は口蓋と咽頭後壁の形成する彎曲にあわせてある。

I. LMA™を知る　17

マスク開口部

マスク開口部にはLMA Classic™のような2本のバーはなく、かわりに三角形の「喉頭蓋持ち上げ弁」がついている（**図4-4b**）。気管チューブを進めると、この持ち上げ弁が押し上げられ、それにより声門に倒れかかっている喉頭蓋が持ち上がり、気管挿管の成功率を上げるように工夫されている（**図4-4c**）。

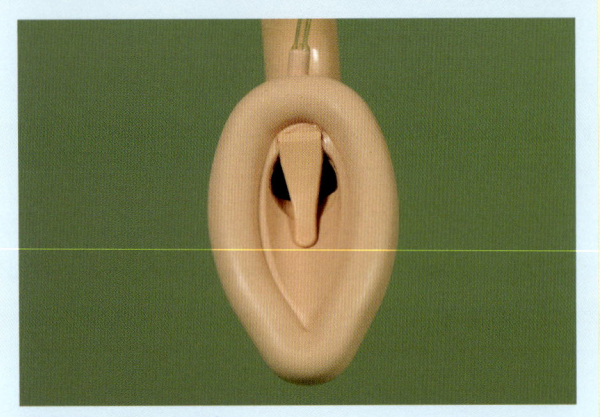

図4-4b：持ち上げ弁

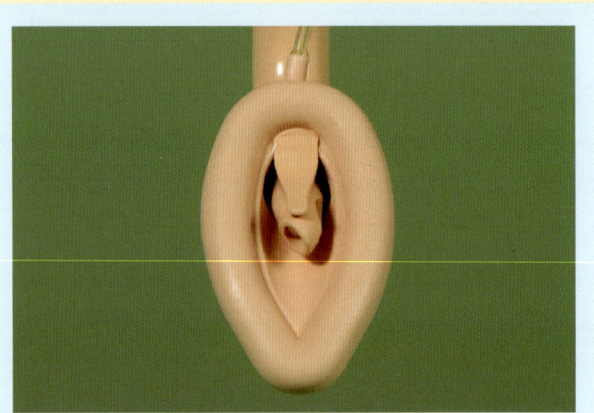

図4-4c：持ち上げ弁の動き

C-Trach™は画像つきの気管挿管具だ

LMA C-Trach™はLMA Fastrach™の進化型で、着脱可能なビデオ画像器が付いている。これによりさらに安全で確実な気管挿管が実施される。

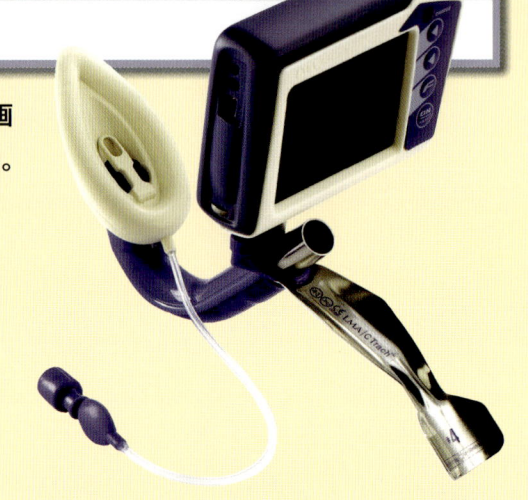

ファイバースコープ機能

エアウェイチューブにファイバースコープ構造が内蔵されており、喉頭蓋持ち上げ弁に開いた小さな穴を通して喉頭および気管挿管の様子を確認することができる（**図4-5a**）。チューブが正しく気管に挿入されていく状況を確認する（**図4-5b**）。ファイバースコープの先端位置はビデオ画像器上で微調整できる。

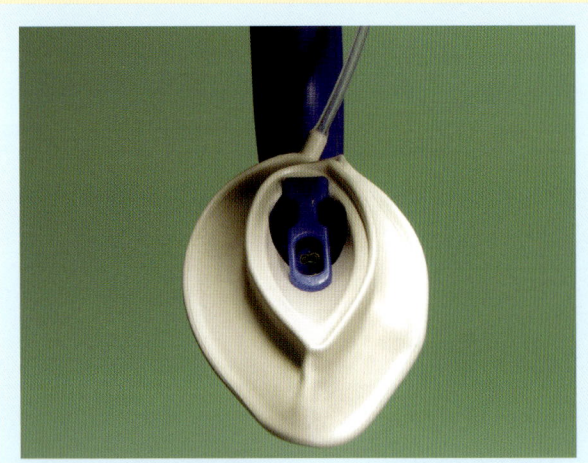

図4-5a：視野を得る部位

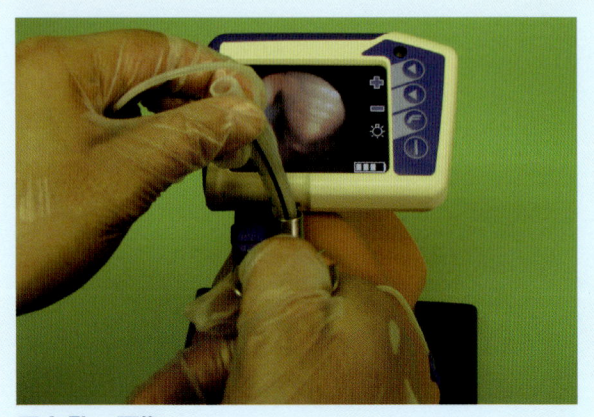

図4-5b：画像

ビデオ画面

ファイバースコープで捉えた画像はカラービデオ画像として描写される。この画面上で声門を確認し、気管

シングルユースの器具たち

LMA™は長年にわたり、再使用可能（リユーサブル）な器具だけを製造してきた。しかし、オートクレーブによる滅菌処置によっても感染を防ぎ得ない物質（プリオンは英国では特に問題とされている）の存在が認識されてから、使い捨て（シングルユース）も開発された。

リユーサブルとシングルユースの違い

基本構造はリユーサブルとシングルユースLMA™は同じだが、リユーサブルは主にシリコン製で、シングルユースは主にポリビニルクロライド（PVC）製という違いがある。またシングルユース器具の一部はLMA Unique™、LMA Supreme™（2009年中に本邦発売予定）と、リユーサブル器具と名前が異なる（表4-1）。

表4-1：リユーサブルとシングルユースLMA™名称対応

リユーサブル	シングルユース
Classic™	Unique™
Flexible™	Flexible™シングルユース[*1]
Fastrach™	Fastrach™シングルユース[*1]
ProSeal™	Supreme™[*1]

[*1]: 2009年1月現在、本邦未発売

LMA Supreme™の基本構造

LMA Supreme™の基本構造はLMA ProSeal™と同じであるが（図4-6a）、2つの特徴がある。第1は、エアウェイチューブとドレーンチューブは口腔・咽頭壁の形状に合わせて彎曲しており、ある程度の硬度を持っている。そのため、挿入はLMA Fastrach™と同じで、口腔内に人差し指を挿入したり、挿入器具を使う必要はない。第2の特徴は、コネクタ付近に突起物があること（図4-6b）で、これは器具を固定するためであり、LMA Supreme™だけに存在する（第18章参照）。

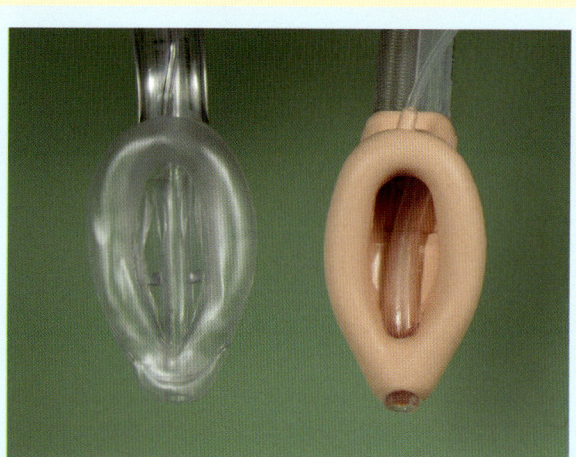

図4-6a：LMA Supreme™（左）とProSeal™（右）

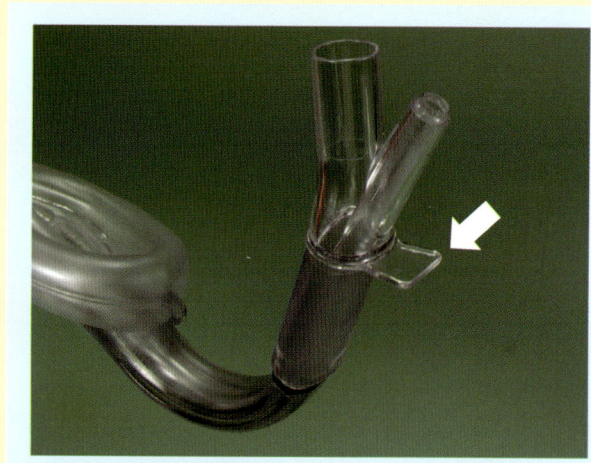

図4-6b：固定用突起物

マスクサイズ

LMA™には8つのサイズがある（**表4-2**）。当初は2、3、4と比較的大きな小児および成人用サイズだけであったが、のちにサイズ1、5、6が加わり、新生児から大きな成人まで、年齢と体型を問わず使用できるようになった。また小児では身長や体重などに個人差が大きいため、その後1.5と2.5も追加された。

表4-2：各LMA™サイズ

サイズ	1	1.5	2	2.5	3	4	5	6
リユーザブル								
Classic™	○	○	○	○	○	○	○	○
Flexible™			○	○	○	○	○	○
ProSeal™		○	○	○	○	○	○	
Fastrach™					○	○	○	
C-Trach™					○	○	○	
シングルユース								
Unique™	○	○	○	○	○	○	○	
Flexible™			○	○	○	○	○	
Fastrach™					○	○	○	
Supreme™					○	○	○	

○：本邦入手可能
○：2009年1月現在、本邦未発売

エアウェイチューブ規格

エアウェイチューブの長さ（**表4-3**）やチューブ内径（**表4-4**）は、器具の種類およびサイズの違いによって異なっており、それぞれの器具の特徴を生かすように設計されている。

表4-3：各LMA™のエアウェイチューブの長さ（cm）

サイズ	1	1.5	2	2.5	3	4	5	6
リユーザブル								
Classic™	11.5	13.5	15.5	17.5	22.0	22.0	23.5	23.5
Flexible™			21.5	23.0	25.5	25.5	28.5	28.5
ProSeal™		13.5	13.5	16.0	17.0	17.0	17.0	
Fastrach™					15.5*	15.5*	15.5*	
C-Trach™					15.5*	15.5*	15.5*	
シングルユース								
Unique™	11.5	13.5	15.5	17.5	22.0	22.0	23.5	
Flexible™			21.5	23.0	25.5	25.5	28.5	
Fastrach™					15.5*	15.5*	15.5*	
Supreme™					7.7**	8.7**	8.7**	

*エアウェイチューブの遠位開口部から喉頭蓋挙上バーまでの長さ
構造上、長さではなく、高さとして表記（図4-7**）

表4-4：各LMA™のエアウェイチューブ内径（mm）

サイズ	1	1.5	2	2.5	3	4	5	6
リユーサブル								
Classic™	5.3	6.1	7.0	8.4	10.0	10.0	11.5	11.5
Flexible™			5.1	6.1	7.6	7.6	8.7	8.7
ProSeal™		6.4	6.4	8.0	9.0	9.0	10.0	
Fastrach™					13.2	13.2	13.2	
C-Trach™					13.2	13.2	13.2	
シングルユース								
Unique™	5.3	6.1	7.0	8.4	10.0	10.0	11.5	
Flexible™			5.1	6.1	7.6	7.6	8.7	
Fastrach™					13.2	13.2	13.2	
Supreme™					20.8*	23.5*	23.5*	

*構造上、内径ではなく、幅として表記（図4-7）

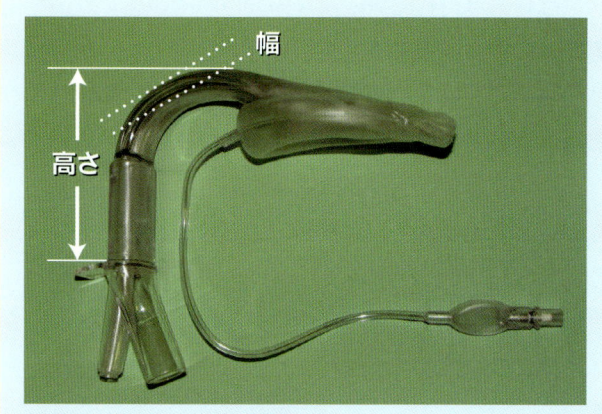

図4-7：Supreme™の構造

素材のことも知っておこう

　LMA™は、全製品においてラテックスフリーである。従って、ラテックスアレルギーのある人にも安心して使用できる。リユーサブル器具は主にシリコン、一方シングルユースは主としてポリビニルクロライド（PVC）を原材料としている。コネクタはポリスルフォン，バルブはポリプロピレンで作られており、バルブポート内には金属製のスプリングが入っている。またLMA ProSeal™およびFlexible™のエアウェイチューブにも金属螺旋を内蔵している。

ここがポイント！

- LMA™はマスク、エアウェイチューブとインフレーションチューブで構成されている
- 人工呼吸用にはClassic™，ProSeal™，Unique™，Flexible™，Supreme™を用い、Fastrach™，C-Trach™は気管挿管用に用いる
- LMA™にはリユーサブルとシングルユースがある

5. 解剖学的位置を理解する

まずは関連する解剖を把握しよう

　安全にしかも確実に車を運転するには、車の使い方のみならず、走る道路の状態や特徴、さらに車の性能および機能について知っておく必要がある。LMA™を使うときも同じであり、どこに挿入され、どのように機能するのかを知っておくことが重要である。

口腔

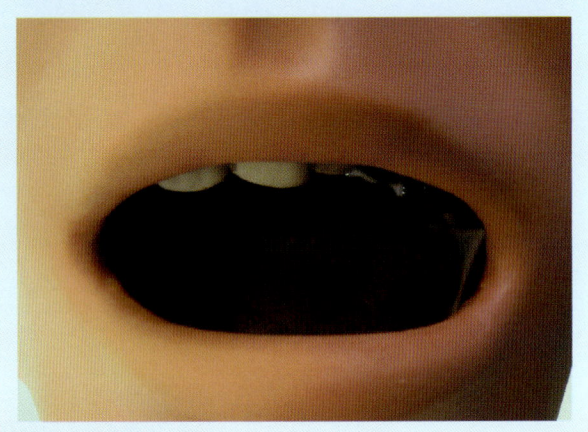

図5-1：口腔

　口腔（**図5-1**）は、口を開けたときに見える空間（腔）で、その天井はドーム状になっており、口蓋と呼ばれる。口蓋の手前2/3は骨性で硬口蓋、奥の1/3は骨のない軟口蓋により構成されている。軟口蓋の一番奥は中央で垂れ下がり、口蓋垂と称される。軟口蓋のさらに向こうには狭い隙間があり、鼻からの空間（鼻腔）につながっている。

　口腔内には主に舌がある。舌の基部は下顎に付着し、口から出したり戻したりできるようになっている。

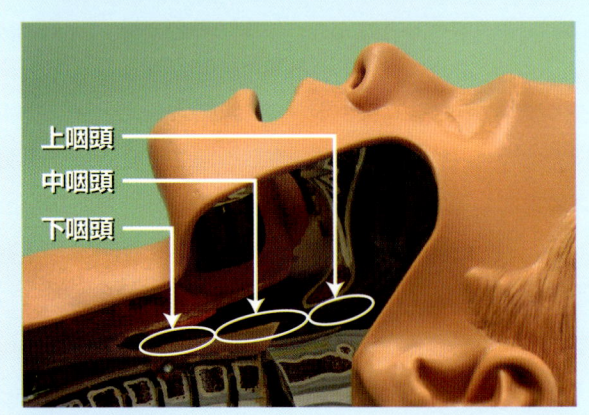

咽頭

図5-2：咽頭

上咽頭
中咽頭
下咽頭

　咽頭（**図5-2**）は鼻腔・口腔の奥（背側）に存在する管腔臓器で、後頭骨底部の下面から食道開口部に移行するまでの部位をいう。咽頭は上、中、下咽頭に区分される。上咽頭は鼻部咽頭とも呼ばれ、鼻腔からの息の出入りを可能にしている。中咽頭は口部咽頭とも呼ばれ、口蓋垂から喉頭上端レベルまでをいう。下咽頭は喉頭部咽頭あるいは食道開口部とも呼ばれ、喉頭の背側にあり、披裂軟骨の上端から輪状軟骨の下端レベルまでの3～4cmの部位をいう。下咽頭は輪状軟骨の下端から食道に移行する。この下咽頭あたりに上部食道括約筋がある。

　下咽頭は尾側に向かって漏斗状に狭くなっている。ブレインはこの空間の形状からLMA™をデザインした（**第Ⅰ-1章、図1-5参照**）。下咽頭は食道と同様に食物摂取時以外は虚脱しており、腹側と背側粘膜には隙間はない。

喉頭

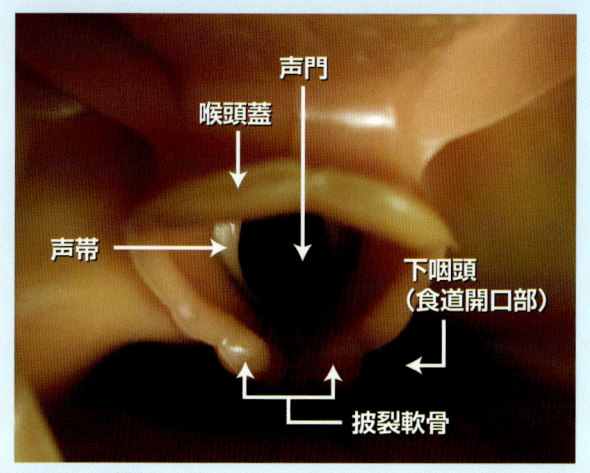

図5-3：喉頭

喉頭（**図5-3**）は気管の手前にある呼吸器官で、声門を取り巻き、喉頭蓋、甲状軟骨、輪状軟骨、披裂軟骨および多様な筋肉で構成されている。声門は甲状軟骨の背面中央から輪状軟骨上端に存在し、第5～6頸椎の高さに位置する。輪状軟骨の上には一対の披裂軟骨が左右対称に乗っている。この披裂軟骨が腹側や背側に傾くことにより、声門の張り具合を調節している。声門は発声に関与するだけでなく、食物などが気管・肺などに流入しないように閉鎖できるようになっている。また声門の上方（頭側）には喉頭蓋があり、物を食べるときにこれが倒れ込み、声門の上でまさに蓋をして誤嚥を防止する。

LMA™の解剖学的位置

ブレインは下咽頭の形に基づいてマスクの形を設計したため、正しく挿入されるとマスクの遠位部は下咽頭に入り、喉頭をすっぽりと包み込むことになる。まさにラリンジアルマスクと呼ぶべき器具である。

マスクの位置

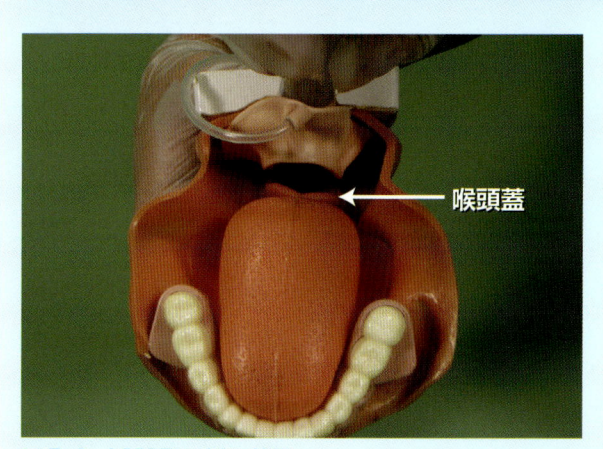

図5-4：LMA™の挿入状況

マスクの遠位部は下咽頭に挿入されるはずで、マスクの近位端は喉頭蓋より頭側に位置するように設計されている（**図5-4**）。実際には、喉頭蓋はマスクの近位部のカフで舌根部に圧迫されていることが多いが、マスク内に位置していることもある。後者の場合、LMA Classic™およびUnique™ではエアウェイチューブ開口部バー、ProSeal™はドレーンチューブ、そしてFastrach™では喉頭蓋持ち上げ弁により、喉頭蓋の先端がチューブ中にのめり込むのを防ぐ。

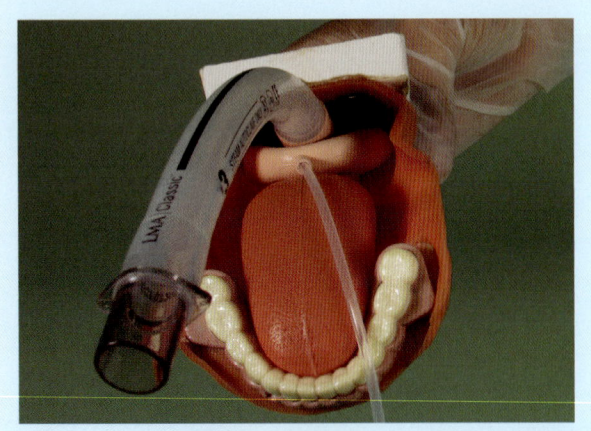

図5-5：マスク遠位部1/3の位置

マスクの先端部分のみが食道開口部に挿入されるため麻酔中に抜け出しやすい、と考える者もいるがこれは誤りである。実際はマスク遠位部の約1/3が4cmほどある下咽頭に挿入されている（**図5-5**）。そのためマスクが食道開口部から容易に抜け出すことはない。

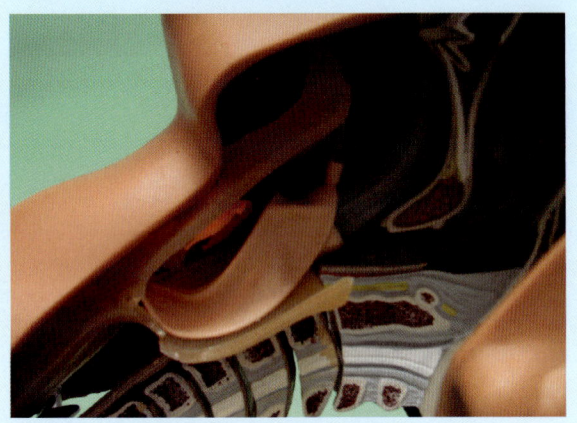

図5-6：マスク開口部と声門との位置

マスクの開口部は3〜4cmの距離をおいて声門に向きあうため、換気が可能となる（**図5-6**）。マスクの側方は梨状陥凹に面しており、それによりマスク周囲からの呼吸ガスの漏れ、口腔内の唾液、さらに血液のマスク内への流入に対し有効に作用する。

マスクの背面は咽頭後壁に密着し、エアウェイチューブは上門歯の裏側から硬口蓋と軟口蓋に沿って正中に走る（**図5-7**）。マスクの近位端は第1〜2頸椎の高さに、一方遠位端は第4頸椎〜第1胸椎に位置する。

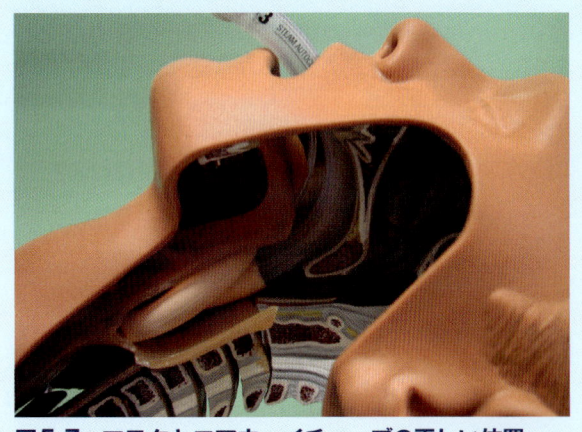

図5-7：マスクとエアウェイチューブの正しい位置

マスクの近位端は舌根や扁桃より尾側に位置するため、開口させても挿入されたマスクは見えないはずであり、外科医はマスクの存在に気づくことなくアデノイド切除や扁桃摘出術を行っている（**第8章参照**）。

👉 ここがポイント！

- LMA™のマスクは下咽頭の形状に基づいて設計されている
- 正しく挿入されると、マスクの開口部は声門に向き合う

6. LMA™ の原理を理解する

LMA™はどう上気道閉塞を阻止しているのか

LMA™はフェイスマスクに比べて、上気道閉塞を起こす確率が低いのが特徴である。ではどのようにLMA™が気道閉塞を阻止しているのかを検証してみよう。

意識を失うとなぜ気道は閉塞するのか

人は仰向けで意識を失うと、気道閉塞を起こしてしまう。その結果、いびきや無呼吸を生じる。とくに麻酔を導入して筋弛緩薬を投与した場合や心肺停止状態では筋の緊張が低下し、重力に従って上気道が虚脱するため気道閉塞を起こしやすくなる。いわゆる上気道閉塞の原因は主に3つある。

第1の原因：舌根沈下による閉塞

仰向きになると舌が落ち込み、中咽頭を閉塞する（図6-1）。これを解消するには下顎挙上が有効で、この操作により舌が天井に向かって引き上げられ、気道が開通する。また口腔内エアウェイの挿入によって、舌根沈下を物理的にバイパスできる。

以前には上気道閉塞のほとんどは舌根沈下と考えられてきたが、その後の研究によりこれが原因となるのは約1/3にすぎないことが判明した。下顎挙上や口腔内エアウェイを挿入してもしばしば上気道閉塞が解消しないことがあるのはそのためである。

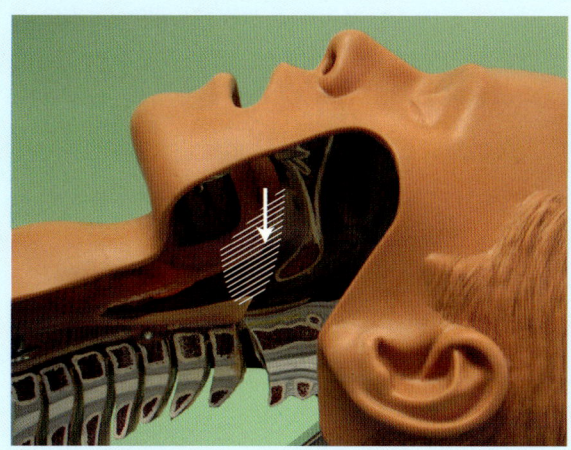

図6-1：舌根沈下

第2の原因：軟口蓋による閉塞

口蓋垂を含む軟口蓋が咽頭後壁に垂れ下がって、上咽頭から中咽頭への通行を遮断し、鼻呼吸を閉塞させる（図6-2）。軟口蓋によって気道が閉塞するのか、と疑問に思うかもしれないが、鼻腔エアウェイの挿入により上気道閉塞の軽減を経験するのは、鼻からの呼吸が閉塞していたからに他ならない。また無呼吸症候群の成人で、いびきの強い場合、口蓋垂を含む軟口蓋を切除する手術がある。これにより上気道閉塞による無呼吸が軽減することが多いのも、軟口蓋が原因であったという証拠になる。

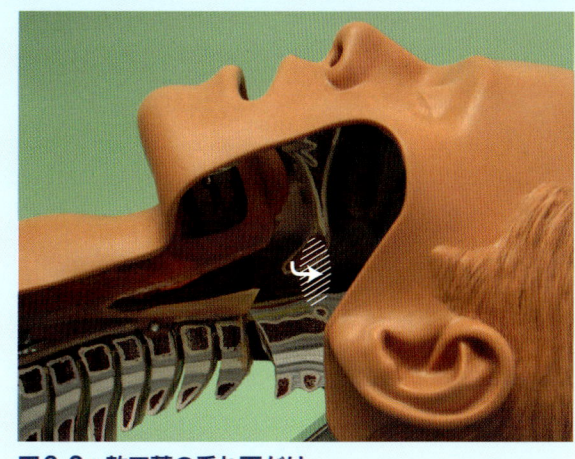

図6-2：軟口蓋の垂れ下がり

第3の原因：喉頭蓋による閉塞

日常生活で物を食べるとき、誤嚥しないように喉頭蓋は喉頭開口部に倒れ込む。そして飲み込みが終わると自然に開いて息ができるようになる。まさに喉頭の蓋だ。しかし意識がなくなり筋の緊張が低下すると、喉頭蓋が倒れっぱなしになり、気道を閉塞することがある（図6-3）。

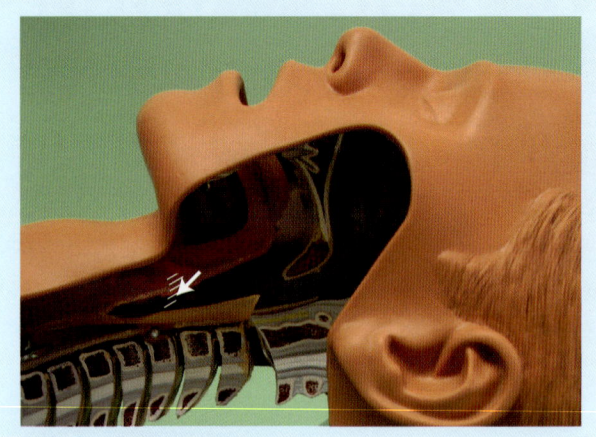

図6-3：喉頭蓋の倒れ込み

LMA™はすべての上気道閉塞を解消

LMA™が挿入されていると、軟口蓋や舌根部による気道閉塞をバイパスする。またマスクは喉頭の後部の下咽頭に挿入されるため、喉頭は前方に移動し、喉頭蓋による気道閉塞の可能性が低くなる。このようにLMA™は上気道閉塞の3大原因をすべて解除することによって気道を開通させ、換気を可能とさせる（図6-4）。

1. 舌根による閉塞
2. 軟口蓋による閉塞
3. 喉頭蓋による閉塞

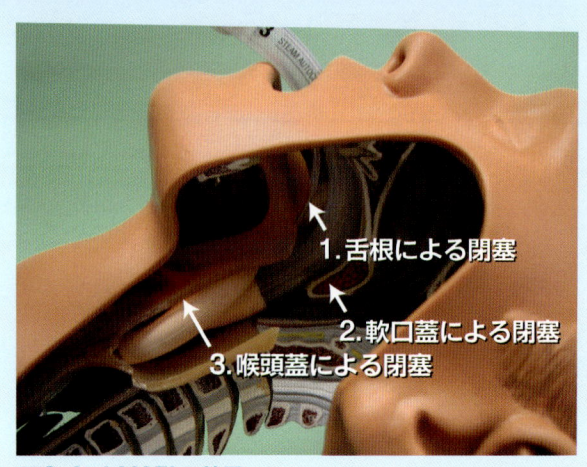

図6-4：LMA™の効果

👉 ここがポイント！

- 上気道閉塞の原因部位は3つ：舌根、軟口蓋、喉頭蓋
- LMA™は上気道閉塞部位のすべてをバイパスして上気道閉塞を防ぐ

7. LMA™ の利点と欠点を知る

LMA™の利点

LMA™の利点は多彩である。それらの利点を把握し、その特徴を活かした使い方をしよう。

1. フェイスマスクとの比較

　LMA™は上気道閉塞をより有効に防ぐため、下顎挙上や頭部伸展を維持する必要がなくなる。また吸気ガスが器具周囲から漏れ出すことは少なく、調節換気も十分に行うことができる。とくに低流量麻酔の実施はフェイスマスクを用いては困難だが、LMA™では比較的容易である（**表7-1**）。

表7-1：LMA™のフェイスマスク換気に対する利点

上気道閉塞が起こりにくい
→ 下顎挙上が不要
吸気ガスが漏れにくい
→ 調節換気がより有効
→ 低流量麻酔が可能
→ 手術室の麻酔ガス汚染が少ない

2. 気管挿管との比較

　LMA™の利点は、なんと言っても気管に異物を挿入しなくて済む、ということだろう（**表7-2**）。普段の生活でたとえ一滴の水でも誤って気管に入ったら、激しく咳き込んで、強いストレス反応を引き起こしてしまう。気管挿管によるストレス反応を全身麻酔や筋弛緩薬で完全に押さえ込むのはなかなかむずかしい。一方、LMA™の挿入によるストレス反応は気管挿管に比べてずいぶんと小さいことがわかっている（**エビデンス研究1、2**）。また喉頭や気管内腔にLMA™のマスクは直接接触しないため、気管支痙攣なども誘発しにくい。

　気管挿管では、チューブが誤って食道に挿入された場合、それに気がつかないと致死的になる。LMA™を用いる際にはこの状況は起こりえない。

表7-2：LMA™の気管挿管に対する利点

ストレス反応を誘発しにくい
血圧・心拍数の上昇が小さい
脳圧・眼圧の上昇が小さい
気管支痙攣を起こしにくい
気管・気管支損傷の率が低い
食道挿管、気管支挿管がありえない

エビデンス研究

研究1

比較：41人の小児において1MACのハロタンと66％亜酸化窒素で麻酔を導入したのち2群に分け、気管チューブあるいはLMA™を挿入し、血圧、心拍数、眼圧の変化を比較。

I. LMA™を知る　27

結果：気管挿管により、血圧、心拍数、眼圧などは著明に上昇したが、LMA™を挿入しても上昇しなかった（図7-1）。

出典：Watcha ら．Anesth Analg 1992; 75: 355-360.

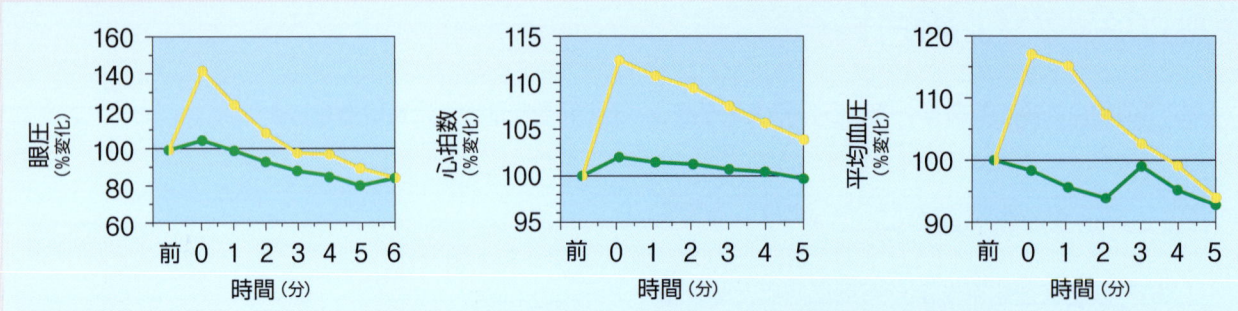

図7-1：気管挿管（黄）あるいはLMA™挿入（緑）による眼圧、心拍数、血圧の変動（挿入前値と挿入0～6分後のパーセント変化）

研究2

比較：緑内障を有する20症例において、気管挿管あるいはLMA™を挿入し、血圧、心拍数、眼圧の変化を比較した。

結果：麻酔導入後に気管挿管を行うと、血圧と心拍数は著明に上昇した。また約3割の症例では眼圧が導入前より有意に上昇した。一方LMA™を挿入してもそれらが導入前値を越える症例は1例もなかった。またLMA™の抜去による血圧、心拍数、眼圧に対する刺激は気管チューブの抜管時に比して著明に小さかった。

出典：Barclay ら．Anaesthesia 1994; 49: 159-62.

LMA™の欠点

多くの利点が認められているLMA™にも欠点がある。主な欠点は4つあり、日々の臨床ではこれらの欠点が前面に出ないようにしよう。

1. 誤嚥を防ぎ得ない

LMA™挿入時には喉頭や気管は開放され、食道も密閉されていないため、胃内容物が逆流すると誤嚥を起こす危険性がある（図7-2）。マスクが逆流をある程度防止すると報告されている（**エビデンス研究3**）が、発売当初からLMA™使用中に胃内容物を誤嚥したという報告が相次いだ。2004年には死亡例も報告された。なお誤嚥はClassic™使用中だけでなく、ProSeal™使用中にも起こったと報告されている。

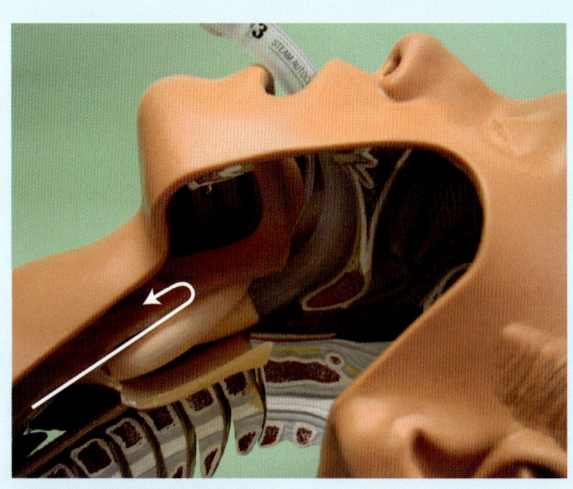

図7-2：逆流と誤嚥発生

2. 気道内圧が高いと、器具周囲から吸気ガスが漏れる

LMA™はフェイスマスクに比べて調節換気時に器具周囲から吸気ガスが漏れる危険性は低い。しかし、Classic™使用時は、気道内圧が17-20 cmH$_2$O、ProSeal™の場合には、25-30cmH$_2$Oを超えるとガス漏れが発生する（**図7-3**）。そのため肺コンプライアンスが低い症例や胸腔内手術などで調節換気により気道内圧が高くなる場合には、換気量が減少する可能性がある。

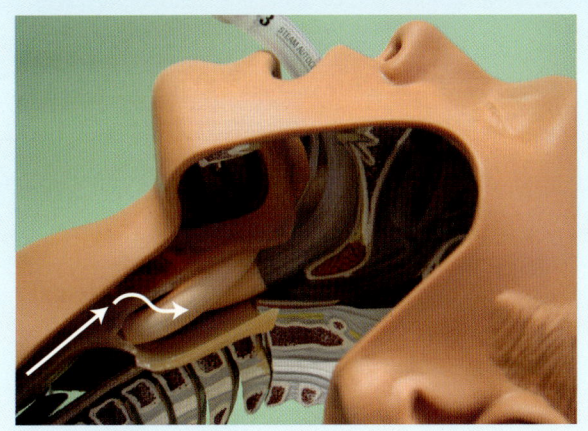

図7-3：吸気ガスの漏れ

3. 声門あるいはそれ以遠の閉塞を阻止し得ない

LMA™は上気道閉塞を阻止できるが、声門あるいはそれ以遠の気道閉塞は解除できない。そのため、例えば喉頭痙攣により声門が閉鎖すると換気ができなくなる危険性がある（**図7-4**）。また縦隔腫瘍などにより喉頭・気管が外部から圧迫あるいは閉塞された場合も、有効に換気ができなくなる。

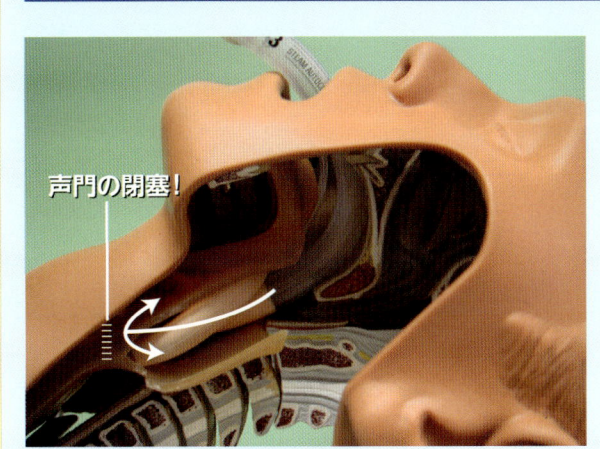

声門の閉塞！

図7-4：阻止できない気道閉塞

4. 挿入経路に障害物がある

フェイスマスクと異なりLMA™では、挿入経路に障害物があれば挿入が不可能であったり、無理に挿入を試みると、障害物が損傷したりすることがある（**図7-5**）。例として開口障害、口蓋部腫瘍などである。

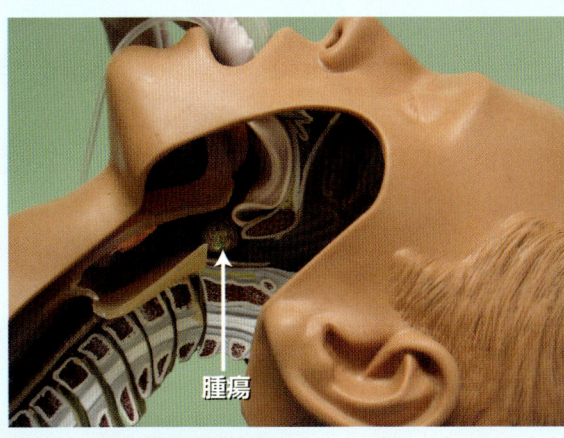

腫瘍

図7-5：挿入経路の障害物

I. LMA™を知る

エビデンス研究

研究3

比較：10遺体においてLMA Classic™あるいはLMA ProSeal™挿入時とLMA™が挿入されていない状態で、食道内に液体を注入し、さまざまな圧で口腔内への逆流を調べた。

結果：LMA™が挿入されていない場合、食道内圧が約10cmH$_2$Oになると口腔内まで逆流したが、LMA Classic™が挿入されていると食道内圧が45〜60cmH$_2$O、LMA ProSeal™では60〜70cmH$_2$Oになるまで口腔内への逆流がなかった。またLMA ProSeal™のドレーンチューブを開放した場合、胃内容物はすべてドレーンチューブで排除されるため、口腔内へ逆流することはなかった。

出典：Watchaら. Anesth Analg 1992; 75: 355-360.

ここがポイント！

- LMA™は、フェイスマスクに比べ、換気が確実である
- LMA™は気管挿管に比べ、ストレス反応を誘発しにくい
- LMA™では致死的な食道挿管は起こりえない
- LMA™には誤嚥、調節換気時の換気ガス漏れ、声門およびそれ以遠の気道閉塞を阻止できない危険性がある

8. 適切な症例で用いてこそプロの技

LMA™適応の原則

　LMA™の適応を決めるのは簡単なようで実はむずかしい。その理由はさまざまであるが、エビデンスが足らないことが一番問題である。今まで数千におよぶ論文が発表されているが、それでもまだ足らない！　またLMA™自体もProSeal™やSupreme™などへと進化し続けているため、Classic™で議論された適応をそのまま使うわけにはいかない。その上、使う人の経験の度合いによってもLMA™の安全性がずいぶん変わるため、ある担当者では適応だが、他の担当者では使わないほうがよい、という状況になることがある。

　適応について議論しだすと、この本一冊では収まりきらないであろう。適応の考え方については前書「どこまでできるかラリンジアルマスク」（克誠堂出版）を参照してもらいたい。では実際にはどうしたら良いだろうか？　まずはLMA™が安全な適応、と認識されている領域で使ってみるとよい。LMA™の利点・欠点を把握し、十分に適応と考えられている症例で使いこなせるようになってから、いわゆるグレーゾーンの症例で使うかどうかを慎重に判断するのがよいだろう。

　適応があるかどうかは下記の3原則に基づいて決める。

原則1：禁忌の症例では使わない

　LMA™には4つの欠点がある（**第7章参照**）。これらの欠点が出やすい症例ではLMA™の使用は原則的に禁忌とすべきだろう（**表8-1**）。

表8-1：LMA™の禁忌
1. 誤嚥の危険性が高い
2. 声門、それ以遠の閉塞の危険性が高い
3. 気道内圧が異常に上昇する危険性が高い
4. 口腔・咽頭に病変がある

原則2：フェイスマスクが適応となる症例はよい適応

　フェイスマスクで気道確保ができると考えられる症例はLMA™のよい適応である（**表8-2**）。ただし、例外として原則1の通り、LMA™の挿入が困難であったり、挿入により口腔・咽頭の損傷を起こす可能性が高いときは使わないほうがよい。

表8-2：フェイスマスクの適応例

体表面付近の手術
体表面付近の腫瘍切除
鼠径ヘルニア手術など
四肢への手術
大腿骨骨頭置換術
膝関節手術
上腕骨手術など

原則3：気管挿管の補助具としての適応

　気管挿管を予定している症例においてLMA™が適応となることがある（**表8-3**）。1つは、気管挿管を行うための補助具として用いる場合、もう1つは、気管挿管およびフェイスマスクでの換気が困難となったときのレスキューとしての使用だ。

表8-3：気管挿管補助具としてのLMA™
1. LMA™を用いて気管挿管
2. 挿管失敗時のレスキューとしての使用

危険因子の確認

LMA™適応の3原則に基づき、各症例で危険因子があるかどうかを判断する。

1. 誤嚥の危険性

　LMA™には胃内容物の逆流および誤嚥などに対する有効な防止策がないため、これらの危険性のある症例ではProSeal™も含めて禁忌である。誤嚥の危険性が高い症例であるかの判定は、各症例の病態による危険度だけではなく、手術、麻酔、器具の要因（**表8-4**）も考えて判断する必要がある。

　しかし、臨床の現場では、各々の危険性の程度を判定するのは困難なことが多く、LMA™を使用してよいかどうかについて大きく意見が分かれることがある。例えば、すべての肥満症例、砕石位で手術を受ける症例、あるいは腹腔鏡手術施行例などにおいて誤嚥の危険性が同レベルであるか、また麻酔時間がどのぐらい長引くと誤嚥の危険性が増すのか、などの判断は難しい。また絶飲食が行われている症例でも誤嚥の危険性がないとはいえない。

表8-4：誤嚥の危険性の高い要因

患者要因	手術要因
フルストマック（緊急手術時など）	上部消化器手術
胃排泄停滞状態	砕石位あるいは頭部低下状態
糖尿病	腹腔鏡手術
頭蓋内圧上昇	**麻酔要因**
横隔膜ヘルニア	不十分な麻酔
イレウス	調節換気（特に気道内圧の高いとき）
胃食道逆流症	長時間の麻酔
食道アカラシア、食道憩室	浅麻酔時のLMA™の抜去
上部消化器手術の既往	**器具要因**
妊婦	不適切に挿入されたLMA™
高度肥満	LMA™からガス漏れが多い場合
外傷	
オピオイドなど胃排泄を遷延させる薬物投与	

2. 気道確保が困難となる危険性

使用時に気道閉塞が発生したり気道内圧が高くなる危険性がある（表8-5）、と判定された場合、LMA™は不適である。しかし、気管挿管により気道内圧がさらに上昇する危険性をも考慮して、適応の可否を決めるべきだろう。例えば、喘息発作の既往が最近あり、手術が比較的長時間かかると予測され、かつ気管挿管が非常に困難と考えられる場合には、術中に喘息発作などの気道閉塞が起こると気道確保が困難となりえるので、手術開始前に気管挿管を行った方が安全である。一方、挿管がおそらく困難と予測されるが、侵襲の小さい手術を短時間で終了し得る場合は、LMA™による換気でよいかもしれない。これらは絶対適応ではなく、各症例の状態や手術時間、そして各麻酔科医の技量などにより決定すべきである。

表8-5：LMA™で気道確保が困難となる原因

気道閉塞
喉頭浮腫
縦隔腫瘍
腫瘍や異物による気道閉塞
喉頭痙攣
過度の気道内圧
極度の肥満
重症喘息発作
多量の痰
溺水状態
手術による気道圧迫（前頸部、胸腔内手術）
分離肺換気
事故抜去

LMA™が有用なジャンル

前頁の適応の原則に基づき、LMA™が有用と考えられる状況で用いよう。

フェイスマスク適応症例

フェイスマスクで気道確保が可能と考えられる症例ではLMA™はよい適応である（表8-2参照）。またフェイスマスクの保持が比較的困難な乳房切断術や鎖骨部の手術などもLMA™の実力が発揮されるよい適応と考えられる。

小児麻酔

小児では、鼠径ヘルニア手術や母斑切除術など比較的短時間の手術が多いため、LMA™がよい適応となる。
小児の喉頭はその構造の比率や位置関係が成人のそれらと異なるため、小児ではマスクの形状が理想的ではない、という意見がある。しかし、LMA™の形状は喉頭ではなく下咽頭の構造に基づいて作られているため、この考えは誤っている。実際ブレインは小児の遺体を用いて、小児でもマスクの遠位端が下咽頭に位置し、有効に喉頭を包み込むことを確認している。だから小児でも自信を持ってLMA™を使おう。

口腔内、鼻腔、歯科手術

扁桃摘出術などの口腔内手術における気管挿管とLMA™の有用性を比較した研究（**エビデンス研究4**）により、LMA™が気管挿管に比して合併症が少ないことが示された。そのため、扁桃摘出術やアデノイド切除術、歯科手術などはLMA™のよい適応になり得る（**図8-1、図8-2**）。これらの症例で気管挿管が必須と考えられてきたが、実は数十年前には本邦でも扁桃摘出術は局所麻酔下で行っていた。また鼻腔手術や歯科手術は現在でも局所麻酔下に行われることが多い。そのため、気管挿管が絶対適応ではない。出血の誤嚥が最大の問題となり得るが、研究（**エビデンス研究4**）によると、LMA™挿入時は気管挿管に比して誤嚥が少ないことが判明している。

また扁桃摘出術ではLMA™が術野を妨げる、と危惧するかもしれないが、正しく挿入されるとマスク近位部は扁桃より尾側になるため、影響することはない（**図8-1、図8-2**）。実際、術者も気管挿管かLMA™が挿入されているかを鑑別できないことが多い。口腔内手術でLMA™を使用する場合、Flexible™を用いるとエアウェイチューブをさまざまな方向に向けられるので便利である（**図8-3**）。

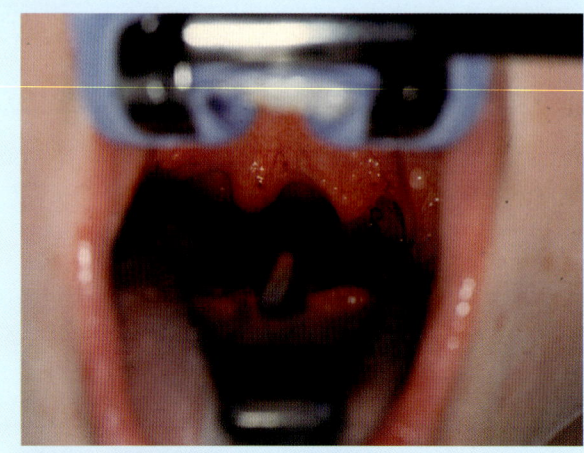

図8-1：口腔内手術におけるLMA™

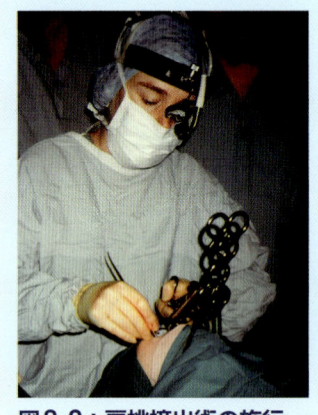

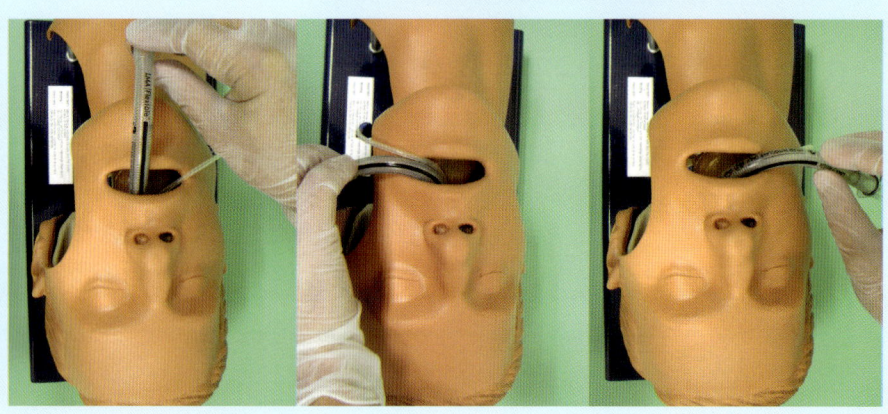

図8-2：扁桃摘出術の施行　　図8-3：Flexible™の利点

エビデンス研究

研究4

比較：100症例で、LMA Flexible™あるいはRAE型気管チューブで気道を確保し、アデノイド切除術が安全に施行できるかを比較した。

結果：LMA™を用いた48例中2例で、開口器の装着により気道閉塞を起こした。その他の症例では手術が可能で、LMA™が術野を妨げることはなかった。その上、気管内への血液の流入は、LMA™群のほうが、気管挿管群に比して有意に少なかった。

出典：Williamsら. Br J Anaesth 1993; 70: 30-35.

心肺蘇生

　LMA™の適応および禁忌項目（第8章参照）に照らし合わせて考察すると、理論的には、心肺蘇生例にはほとんど適応とならない。すなわち、絶飲食状態でないため誤嚥の危険性が高く、事実心肺蘇生中の胃内容物の逆流が多く報告されている。また溺水、窒息、喘息重積発作など、気道閉塞が原因の心停止も多く、その場合にはLMA™によって有効な換気が得られるとは限らない。

　しかし、LMA™が心肺蘇生時の気道確保として有用と考えられているのは間違いではない。その一つの重要な理由は、従来のバッグ・バルブ・マスク換気ではしばしば換気が困難な例に遭遇するのに対し、LMA™を用いるとより有効な換気が可能と考えられているからである。特に、心肺蘇生中はバッグ・バルブ・マスク換気で十分な換気を得るのが困難なことが多い。一方、LMA™は、不慣れなスタッフでも高い確率で挿入ができると報告され、心肺蘇生時の使用として注目を浴びている（**エビデンス研究5～7**）。

　救急救命士による気管挿管が認可されてからは、気道確保が必要な場合には気管挿管の実施が望ましい、と考えられるようになった。しかし、胸骨圧迫心臓マッサージを中断できる約30秒の間に気管挿管を実施するのが困難な症例もあり、他の換気法を選択せざるを得ないことがある。また現場での挿管は常に容易とは限らない。例えば、車に閉じ込められた症例には、頭側からの気管挿管が行いにくいことがある。このような場合、LMA™の挿入のほうがより容易である。LMA™は第二指のかわりに第一指を用いて挿入する方法もある（第13章参照）ので知っておくと便利だ。

　1990年代には日本の救急救命士による気管挿管が認可されていなかったためか、日本（厚生労働省）が、心肺蘇生時におけるLMA™の使用を世界で最も早く認可した。その後、欧米諸国でも認可された（**表8-6**）。

表8-6：心肺蘇生での使用認可年

地域	認可年	認可組織
日本	1992	厚生労働省
ヨーロッパ	1996	ERC (European Resuscitation Council)
アメリカ	2000	AHA (American Heart Association)

エビデンス研究

研究5

検討：病院内で心肺蘇生を必要とした164症例において、医師により気管挿管がなされるまでに看護師がLMA Classic™を挿入し、人工呼吸を試みた。

結果：164症例のすべてにおいて1～3回の試技でLMA™が挿入され、そのうち144例（88％）で換気が可能であった。LMA™の使用中に3例で胃内容物の逆流が確認されたが、誤嚥は起こらなかった。

出典：多施設研究. Anaesthesia 1994; 49: 3-7.

研究6

比較：470人の心肺蘇生中において、各器具を用いての換気状況を、挿入者と救急センターの担当医が判定した。

結果：挿入者によると、コンビチューブで86％、Pharyngeal tracheal lumenエアウェイ（PTLA）で82％、LMA Classic™で73％の成功率であった。一方、救急センターの担当医による換気状況の判断では、LMA Classic™で93％、PTLAで80％、コンビチューブで77％、の順であった。

出典：Rumballら. Prehos Emerg Care 1997; 1: 1-10.

研究7
比較：救急救命士による心肺蘇生中の気道確保12,020例の集計。
結果：換気が可能であったのは、コンビチューブで79％、LMA Classic™では72％であった。
出典：Tanigawaら．Prehos Emerg Care 1998; 2: 96-100.

新生児蘇生での使用

帝王切開などによる出生時に新生児の呼吸が不十分な場合、フェイスマスクによる調節換気あるいは口腔内吸引などが行われるが、換気が困難なこともしばしばある。そのような場合には気管挿管が行われていたが、挿管が困難あるいは数分で抜去する可能性が高い症例には気管挿管に比べて侵襲が小さいLMA™を挿入し、人工呼吸を施行することが増えている（**エビデンス研究8**）。

エビデンス研究

研究8
比較：出生時に調節換気を必要とした新生児（体重＞2.5kg）21症例において、サイズ1のLMA Classic™を挿入し、換気の成功率を調査した。
結果：21症例全例で1回目にLMA™を挿入でき、換気も可能であった。20症例は蘇生に成功した。残りの1例ではエピネフリンの気管内投与が必要となり、気管挿管に変更した。
出典：Patersonら．Anesthesiology 1994; 80: 1248-1253.

LMA™の使用に注意を要する状況

手術内容や患者の状態により各LMA™の使用制限があり、そのような状況下では適切なLMA™を選択する。

腹腔鏡手術など

腹腔鏡下手術や肥満例では誤嚥やマスク周囲から吸気ガスが漏れる危険性が高くなるため、LMA™の使用には注意を要する（**第7章参照**）。これらの危険性があるものの、LMA™の使用を断念するほどではない、と判断した場合には、慎重にLMA™を使用してもよいが、その場合はProSeal™を用い、胃管を挿入するほうが賢明と言えよう。

MRI検査中の使用

磁気共鳴映像法（MRI）施行中におけるLMA™の安全性については、大きく2つの項目を考慮する必要がある。1つは、磁場によってLMA™が変性し、副作用が発生する危険性がないかであり、2つめは、LMA™によってMRI画像が影響を受けないか、である。基本的には、エアウェイチューブに金属を含まないClassic™、Unique™を用いるのが賢明だ（詳細については巻末の製造元の取り扱い説明書を参照）。

MRIのLMA™への影響

製造元によると、LMA™をMRI撮影中に使用しても、器具に加熱や変性などが発生する危険性はないという。ただしProSeal™およびFlexible™を使用している場合、1.5 Teslaのシールド型MRシステム（最大空間勾配 450gauss/cm）に曝露している間は、並進力および回転力（トルク）に関する磁場の相互作用が生じる危険性がある。そのためLMA™がずれないように、粘着テープでしっかり固定しておく必要がある。

MRI画像への干渉

LMA Flexible™やProSeal™はエアウェイチューブに金属を含むため、使用するパルスシーケンスや画像化する部位によっては画質に干渉が生じることがある。一方、Classic™、Unique™、Supreme™にはエアウェイチューブに金属は存在しないため、基本的には画像への干渉はない。ただし、これらのLMA™もパイロットバルーンシステムのバルブ部は金属のバネを含んでおり、撮影部から離しておく必要がある。

LMA Fastrach™ではエアウェイチューブが金属製であり、使用してはならない。またFastrach™用気管チューブもステンレス製ワイヤーが入っているので、干渉を起こす。

レーザー手術

レーザーを用いる手術時に、術野がLMA™の挿入部位に近いと、チューブやマスクに損傷が起こる危険性がある。エアウェイチューブはシリコン製のリユーサブルLMA™の方がポリビニル塩基製のシングルユースLMA™に比して抵抗性がある。一方、カフはシングルユースLMA™の方が分厚いためか、穴が開きにくいと報告されている。いずれにせよ発火の危険性があるので、その使用には注意が必要である。

レーザー手術中のカフ穿孔を発見するために、メチレンブルーを含む水などでカフをふくらませることが提案されたが、リユーサブルLMA™のカフには決して水を注入してはならない。その理由は、水が少しでも入ったままで滅菌すると、カフの性能が著しく低下するためである（**第23章参照**）。従って、シングルユースのLMA™を使うようにする。

プリオン感染の疑いがある症例での使用

リユーサブルのLMA™の滅菌はオートクレーブで行う（**第23章参照**）。この滅菌法ですべての微生物の感染を防ぐことができるとされていたが、プリオン感染は防ぎ得ない可能性がある。そのため、クロイツフェルト・ヤコブ病などプリオン感染が疑われる症例には、リユーサブルLMA™の使用を避け、シングルユースを使用すべきである。

ここがポイント！

- LMA™はフェイスマスクが適応となる症例で有用
- 誤嚥、調節換気時の吸気ガス漏れ、声門およびそれ以遠の気道閉塞を起こす可能性を判断し、可能性の高い症例ではLMA™を用いない
- LMA™は扁桃摘出術や心肺蘇生時にも有用

II. LMA™ を使いこなす

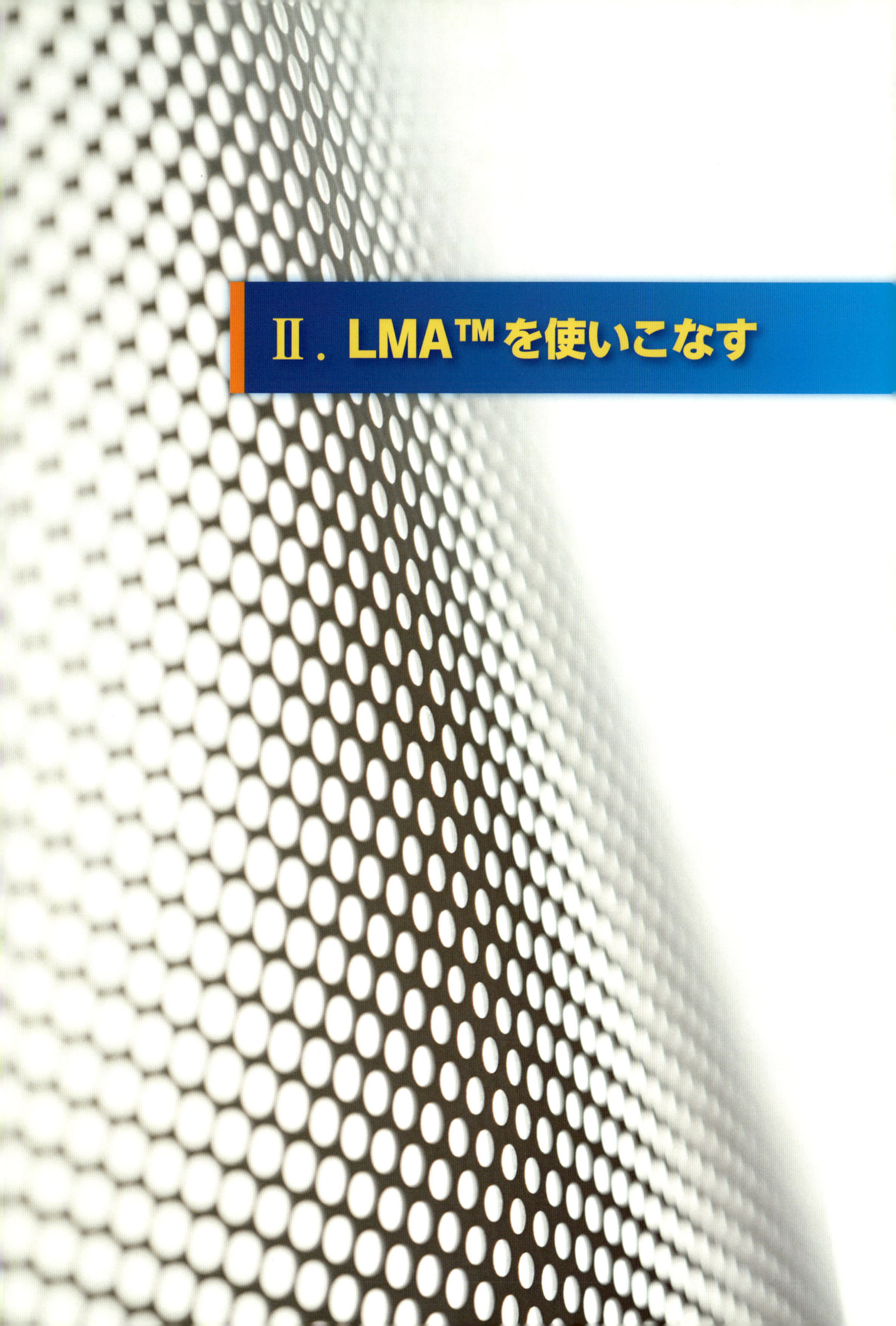

9. 使用前チェックは必須だ

性能試験

　あらゆる器具と同様にLMA™を安全に使用するには、使用前の性能試験を実施する必要がある。とくにリユーサブルLMA™に関しては、亀裂があった器具を使用して麻酔中に気道異物を発生した例や、劣化した器具を用いたため術中にマスクとチューブが分断され、気道閉塞を起こした症例などが報告されており、使用前のチェックは怠ってはならない。
　器具の汚染を最小限に抑えるために、目視検査やカフおよびチューブの性能試験などは手袋を付けて手際よく行う。

性能試験1：滅菌済みおよび有効期限の確認

　まず、各LMA™が適切に滅菌され、臨床使用が可能な状態になっているかを確認する（洗浄・滅菌法については第23章参照）。リユーサブルLMA™（Classic™, Fastrach™, ProSeal™）は洗浄・滅菌されていない状態で納入される。そのため、最初に使用する前に洗浄・滅菌の実施が必要である。

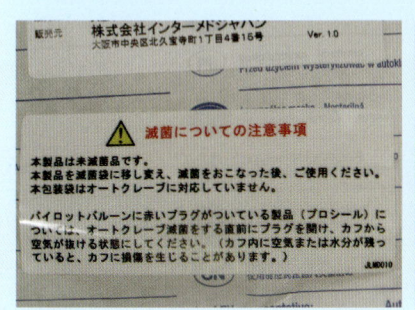

リユーサブルLMA™（Classic™, Fastrach™, ProSeal™）は納入時、滅菌されていない。

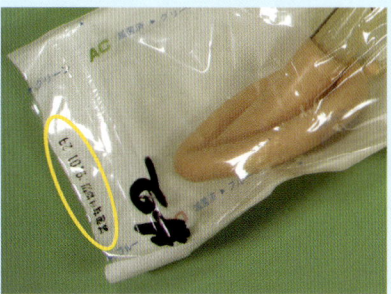

リユーサブルLMA™の再使用では、オートクレーブ滅菌がなされ、かつ滅菌の有効期限内であることを確認する。

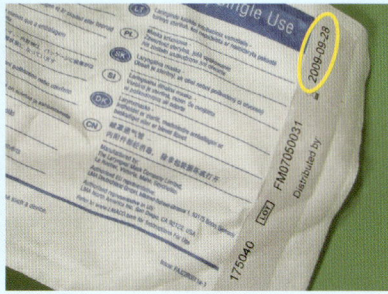

シングルユースLMA™（Unique™, Supreme™）の場合、製品の有効期限を確認し、袋が密閉されていることを確認する。

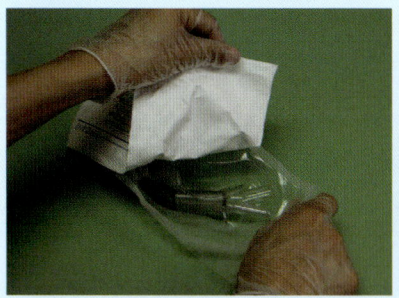

手袋をした手でLMA™を袋から出す。マスク部が不潔にならないように、エアウェイチューブ側から開封する。

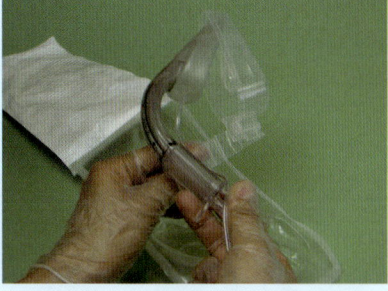

シングルユースLMA™の場合、マスクを覆っている透明ケースを取り外して破棄する。

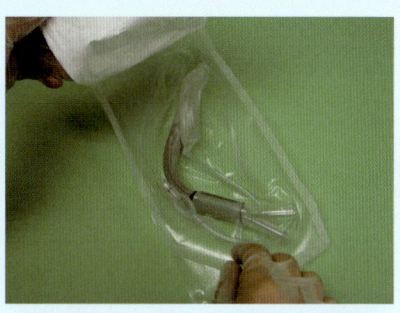

取り出したLMA™を滅菌袋の清潔面上に置く。

こんな器具は不合格だ。

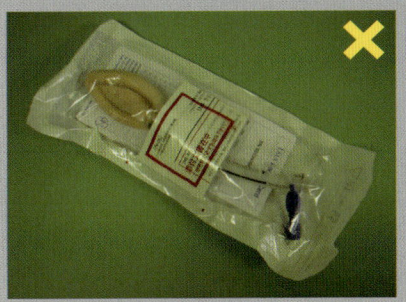

- リユーザブルLMA™が納入時の袋に入ったままになっている。
- シングルユースLMA™の有効期限が切れている。 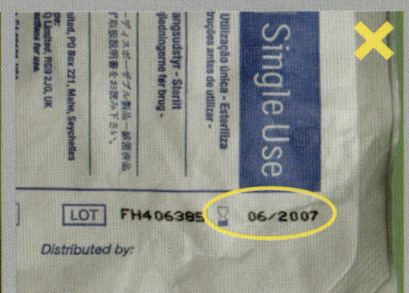
- シングルユースLMA™が再滅菌されている。 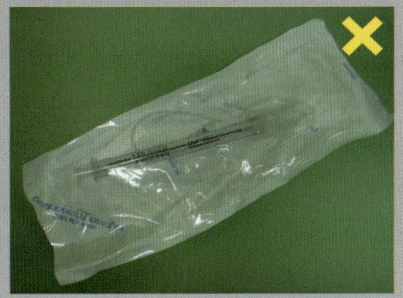

性能試験2：目視検査

つぎに器具に破損や異物の混入がないことを確認する。破損や異物の混入があると、麻酔中に器具の閉塞や気道異物を発生する可能性があるので、慎重に確認しよう。

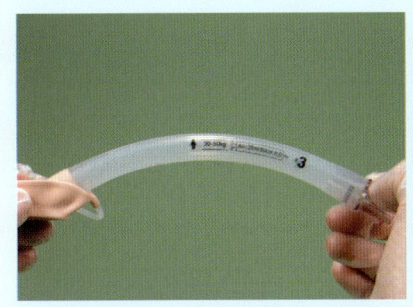

- エアウェイチューブは透明で、使用中にチューブ内部に異常があればすぐに分かる状態になっている。
- 器具に裂け目や擦り傷などの損傷がない。特にエアウェイチューブ遠位端の2本の開口部バーあるいは喉頭蓋持ち上げバーに亀裂がない。 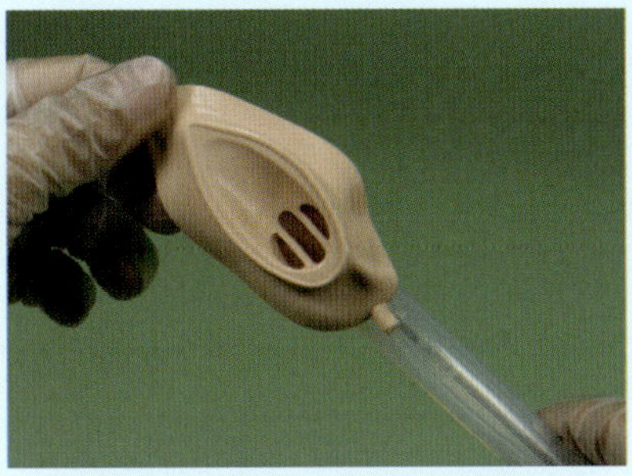
- エアウェイチューブとマスクがしっかりと接着されており、接合部のシリコン被膜に欠損がない。 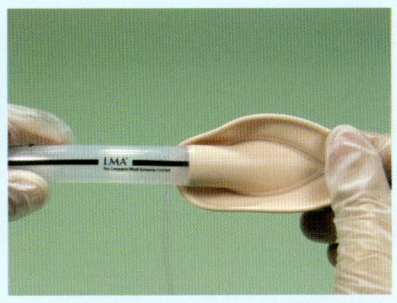
- LMA ProSeal™では、バックカフ周囲のシリコン被膜にはがれ、しわ、折れ目がない。 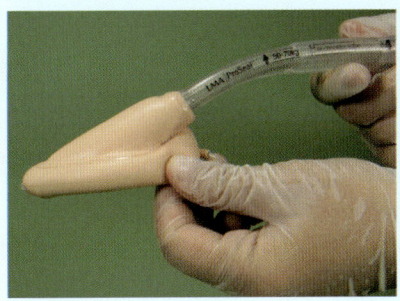
- LMA ProSeal™のイントロデューサ用ポケットに亀裂がない。 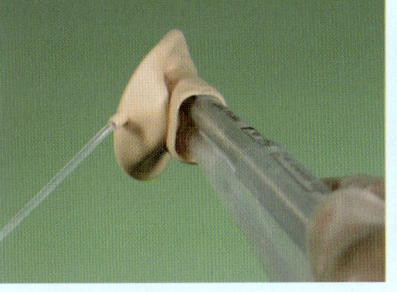
- エアウェイチューブ内やProSeal™のドレーンチューブ内を覗き込み、異物やよごれ、チューブ内面の剥離がない。

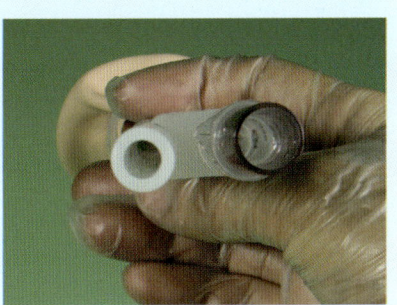

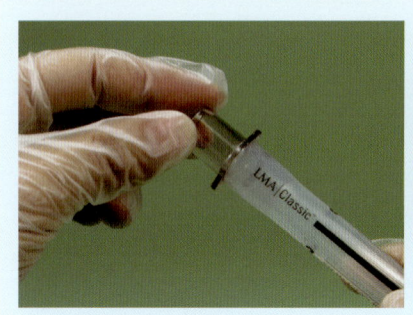

15mmコネクタがエアウェイチューブにしっかり接着されている。

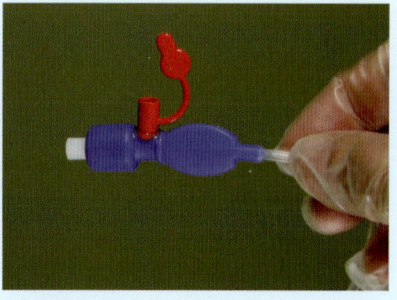

LMA ProSeal™では赤色プラグに損傷がない。

こんな器具は不合格だ。

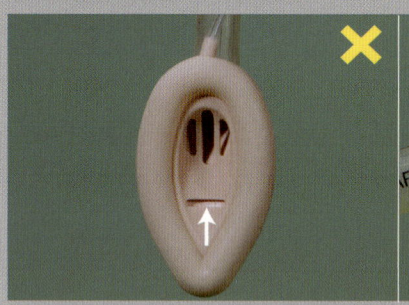

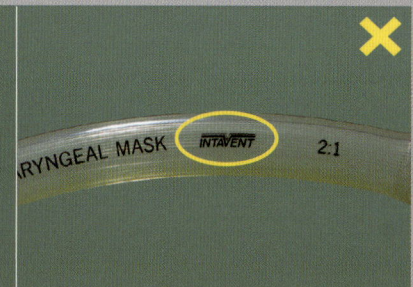

古い器具（マスク開口部に挿入器具設置用スリットが入っている。またチューブにINTAVENTと古い製造元の名前がついている。）

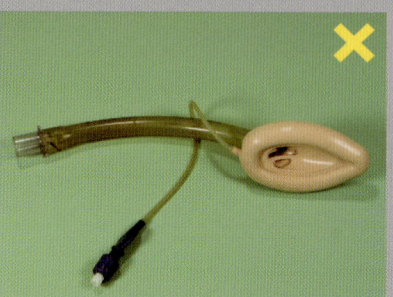

過剰使用、あるいは不適切な洗浄・滅菌処置が行われ、器具が黄変して内部がよく確認できない。

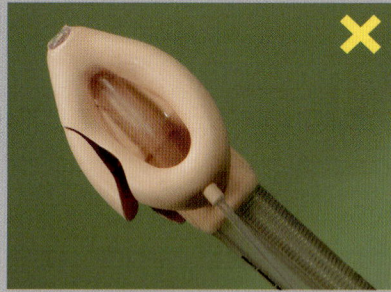

マスクに裂け目が入っている。

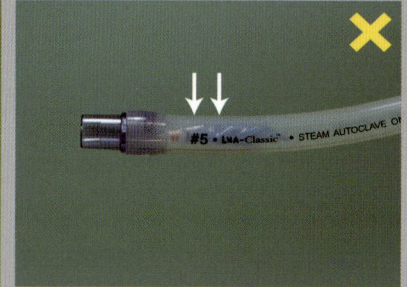

エアウェイチューブ内に異物がある。

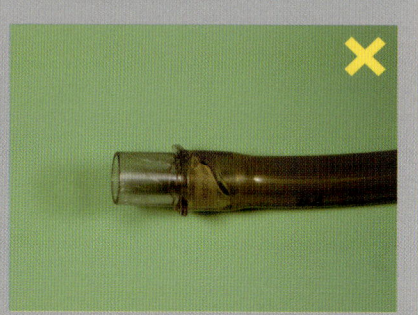

エアウェイチューブが切断されたり、亀裂が入ったりしている。

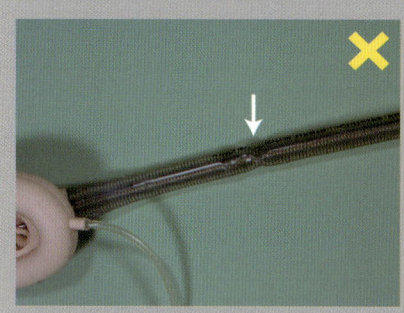

エアウェイチューブが噛まれたりして変形している。

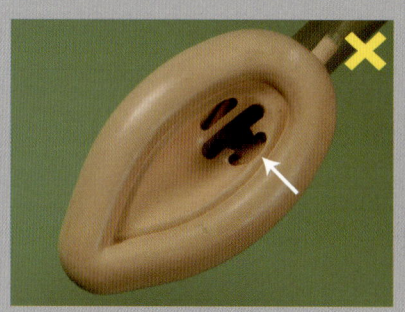

開口部バーに損傷がある。

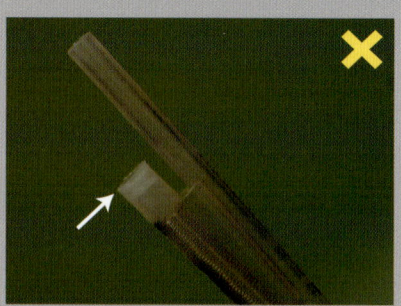

15mmコネクタがエアウェイチューブから外れている。

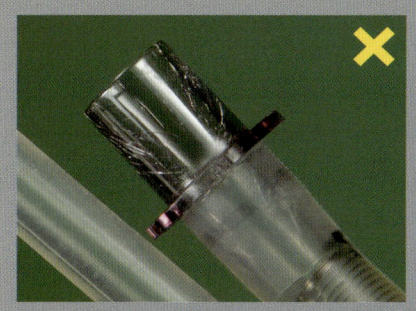

15mmコネクタに無数の割れ目が認められる。

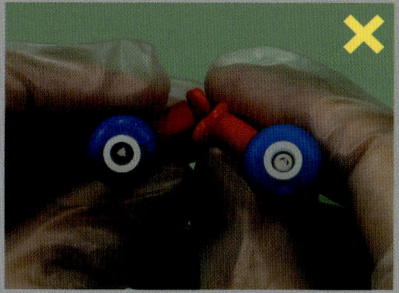

バルブポート内の一方向弁が破損している（左）。

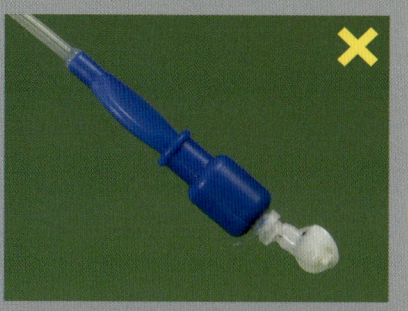

不適切な滅菌処置でバルブポート部が溶けている。

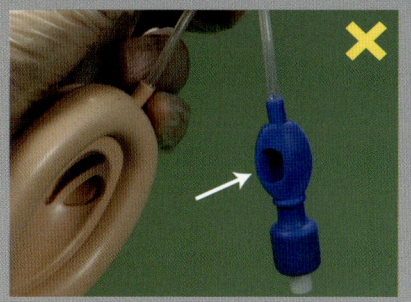

パイロットバルーンに損傷がある。

性能試験3：カフ脱気試験

カフの性能確認には2段階ある。1つ目はカフ脱気試験で、これによりカフやパイロットチューブなどの小さな穴やバルブの機能の低下を見つける。

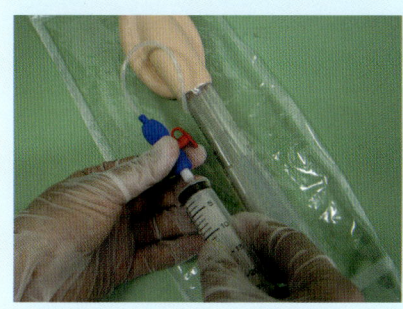

注射器をバルブポートに接続する。

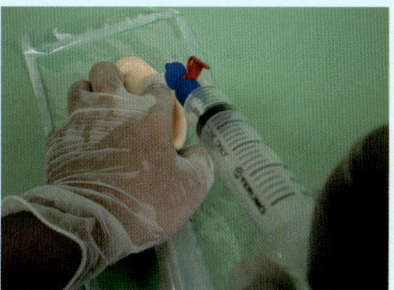

カフ内の空気を十分に脱気する。LMA ProSeal™のカフを脱気するときは赤色プラグを閉じておこう。

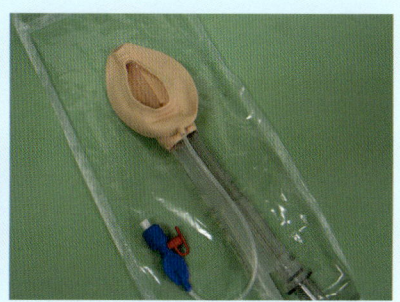

バルブポートから注射器をはずし、数分間放置する。カフが少しでも自然に膨らみだしたならば、バルブに機能不全が存在するため、そのLMA™は廃棄する。

性能試験4：カフ膨らませ試験

　カフの性能確認の2つ目はカフ膨らませ試験である。このときの注意点は、カフを推奨最大空気注入量の1.5倍の空気で膨らませることだ。1.5倍の量を必要とするのは、推奨最大空気注入量でカフを膨らませても、カフの変形などの異常を見つけられないことによる（**第23章エビデンス研究27参照**）。カフに変形をきたしたLMA™を使用すると、麻酔中にカフが異常に膨らんで気道閉塞を起こす危険性がある。1.5倍の空気で膨らませただけでは、カフの機能が低下する心配はないので、必ず行う。

カフ膨らませ試験時の空気注入量

LMA™のサイズ	空気注入量(㎖)*1
1	6
1.5	10
2	15
2.5	21
3	30
4	45
5	60

＊1：これらの注入量は臨床使用時の量ではないことに注意する。これらは推奨最大空気注入量の1.5倍量である。

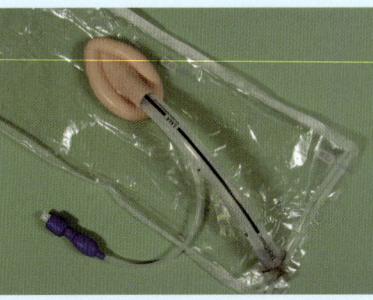

数分後にカフが自然にしぼんでこないことと、マスクとパイロットバルーンが左右対称になっていることを確認する。

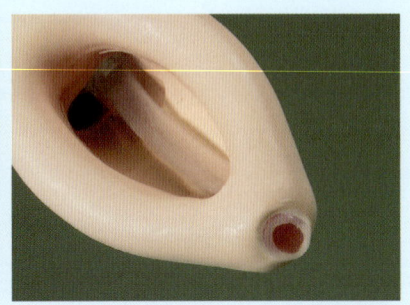

LMA ProSeal™のドレーンチューブがマスクにより押しつぶされていないことを確認する。

こんな器具は不合格だ。

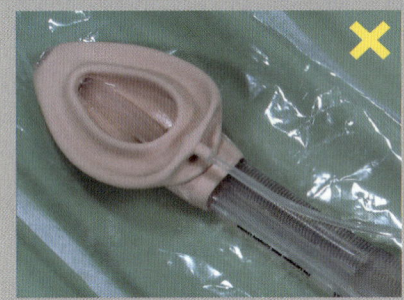

カフ脱気試験で数分以内にカフが自然に膨らんだり、カフ膨らませ試験でカフがしぼむ。

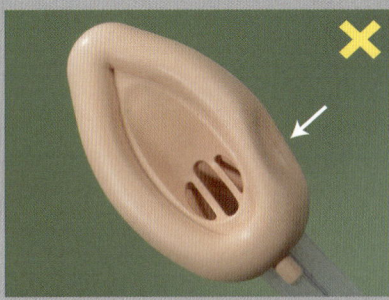

マスクの壁が一部薄くなって凹んでいる。

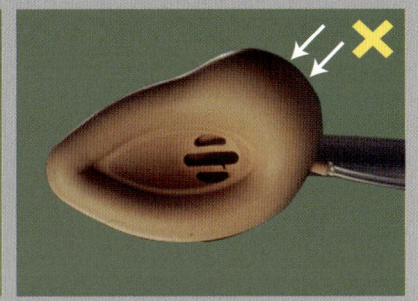

マスクの一部が膨隆している。

性能試験5：エアウェイチューブ性能試験

エアウェイチューブが劣化していると気道閉塞の危険性が高くなるので、この部位についても確認しよう。

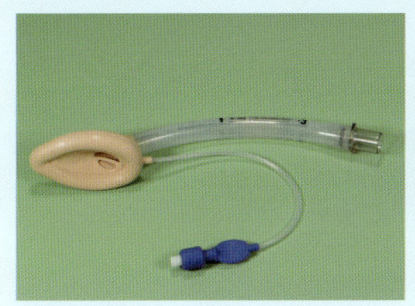

LMA Classic™ではエアウェイチューブはなだらかに彎曲していることを確認する。

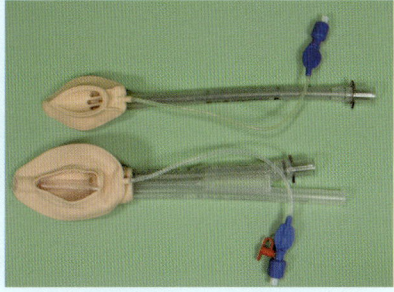

一方、Flexible™とProSeal™のチューブには曲がりのないことを確認する。

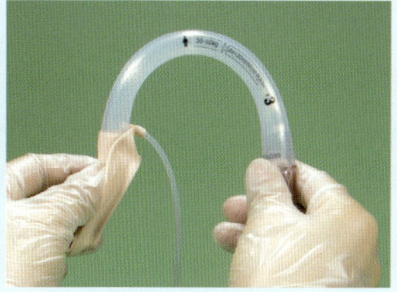

LMA Classic™またはUnique™では、エアウェイチューブの両端近くを持ち、一端を固定したままでもう一端を180°彎曲させた際に、チューブが折れ曲がらないことを確認する。

こんな器具は不合格だ。

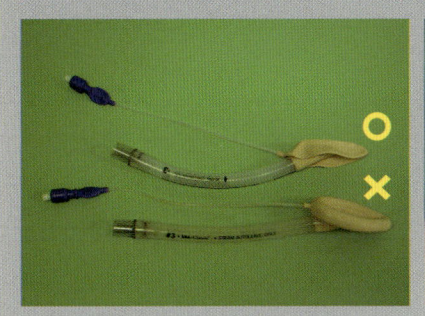

過剰使用によりLMA Classic™チューブに彎曲がない（図下）。

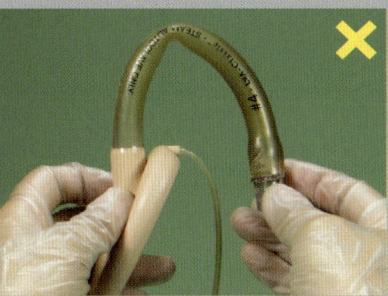

エアウェイチューブの180°彎曲試験でチューブが折れ曲がる。

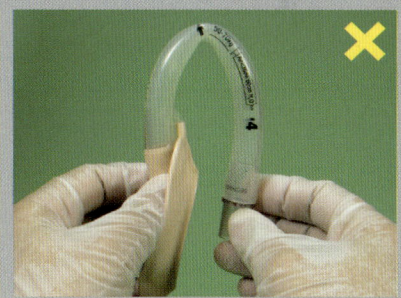

チューブを180°以上彎曲させている。強く彎曲させると、新しい器具でも折れ曲がるくせがつき、その後は180°の彎曲でも折れ曲がりを生じるようになってしまう。

ここがポイント！

- 使用前には、LMA™が正しく機能するかを確認する
- カフの性能は、製造元の示す推奨最大注入量の1.5倍で膨らませて確認する

10. 正しい準備で成功率アップ

カフの準備

　LMA™を介して適切な換気を行うには、マスクを理想的な形にすることが重要である。ブレインの言う理想的なマスクの形とは、カフにしわや折れ曲がりがなく、先端がマスク開口部の反対側に自然に反った状態であり、製造元もこれを推奨している（図10-1）。また、マスクをこのような形にすることを怠ると、さまざまな合併症発生の危険性が高くなる（第15, 20～22章参照）。

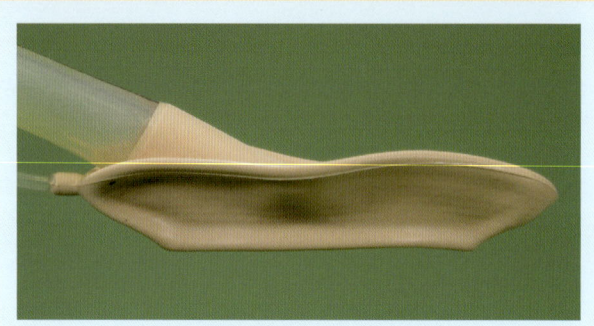

図10-1：挿入前の理想的なマスクの形状

LMA Classic™, Flexible™, Fastrach™の準備

　LMA Classic™、Flexible™、Fastrach™などにおけるカフの準備法はいずれも同様で、カフを理想的な形にする準備こそ、安全な換気を確保できるか否かの決め手になる。

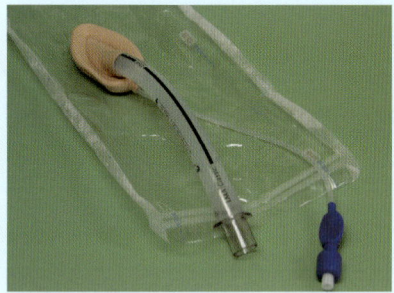

平坦な台に乗せた滅菌シートの上に、開口部を下向きにしてマスクを置く。	注射器をバルブポートに接続する。	手袋をした第二指と三指を、カフとエアウェイチューブ接合面遠位端あたりのマスクの上に置く。
マスク上に置いた両指で先端部分の折れ曲がりなどを防ぎながら、注射器でカフ内の空気を脱気する。	カフにしわが存在するなら、少しだけカフ内に空気を注入し、カフ先端から基部に向かってしわがつかないように指で操作し、理想的な形を得ればカフ内の圧が陰性になるぐらい脱気する。	これで理想的なカフの形となった。あとは滅菌シートでマスク部を覆っておこう。

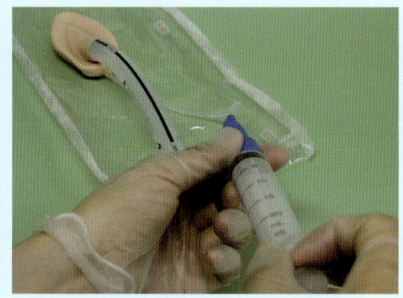

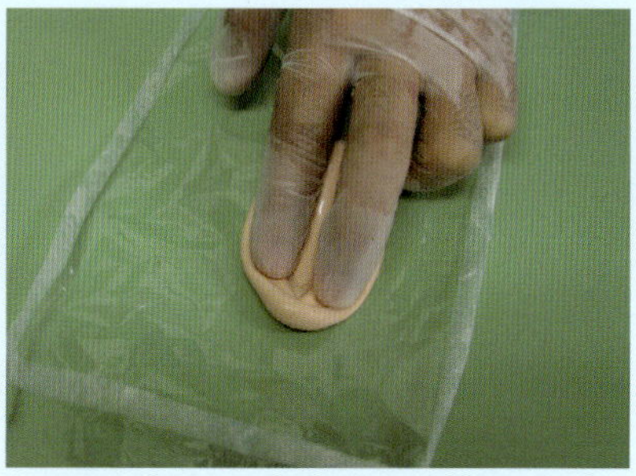

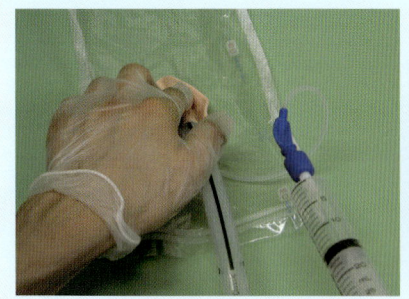

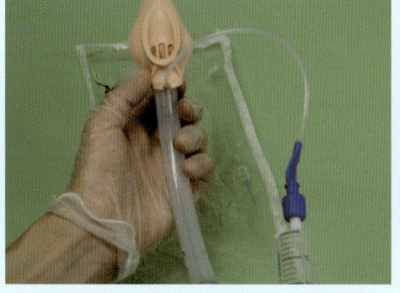

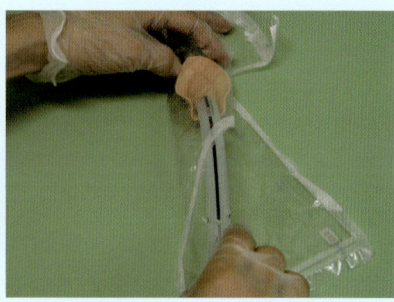

LMA ProSeal™の準備

　LMA ProSeal™のカフの準備法も基本的には他のLMA™と同じだが、ドレーンチューブ周囲のカフの形状も理想的にする必要がある。用手的にカフの準備をしてもよいが、専用の器具もあり、それを利用するのも効果的である。専用器具を使う場合、インフレーションチューブを軽く引きながら脱気するのがコツだ。

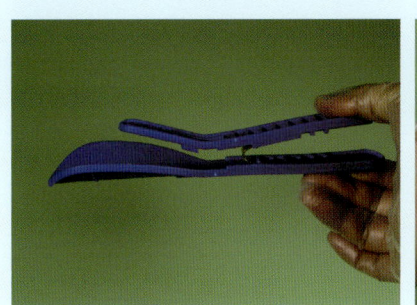

ProSeal™用デフレーターはクリップ状になっており、これでマスク全体を挟み込む構造になっている。

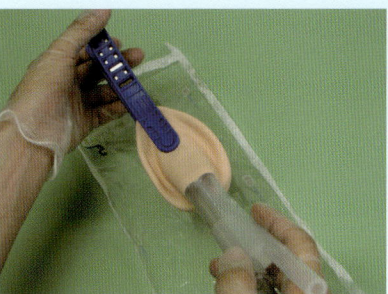

ProSeal™用デフレーターでマスク全体を挟み込む。

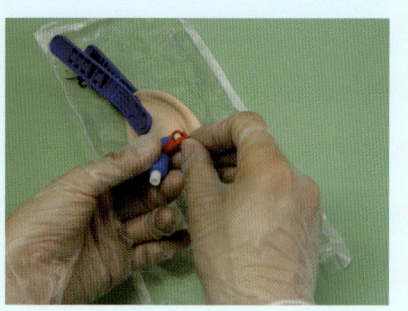

赤色プラグを閉じる。

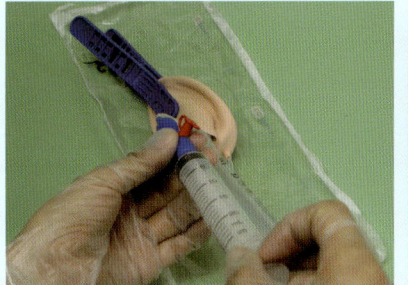

注射器をバルブポートに接続する。

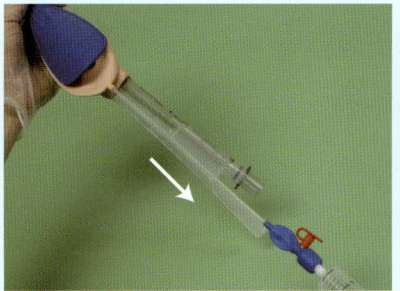

インフレーションチューブを優しく手前に引きながら、注射器でカフ内の空気を十分脱気する。

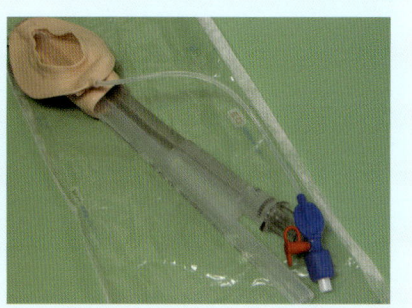

これで理想的なカフの形となった。あとは滅菌シートでマスク部を覆っておこう。

LMA Supreme™の準備

　Supreme™のカフも、マスクの形を理想的にしながらしっかりと空気を抜くことが必要である。Classic™などの脱気の仕方との違いは、マスクを押さえる位置が異なることである。

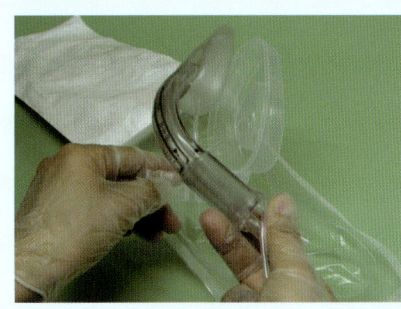

マスクを覆っている透明ケースが取り除かれていることを確認する。

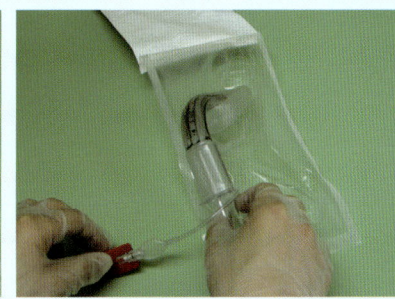

滅菌シートの上に、マスクの開口部を下向きにして置く。

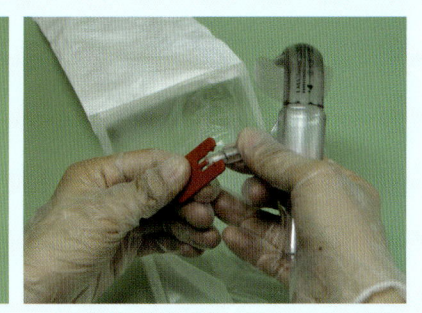

バルブポートから赤いストッパーをはずした後、注射器を接続する。

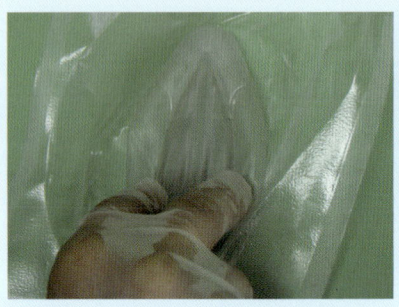

手袋をした第二指と第三指をカフの一番手前付近に置く。他のLMA™とは指の置く位置を違うことに注意しよう。

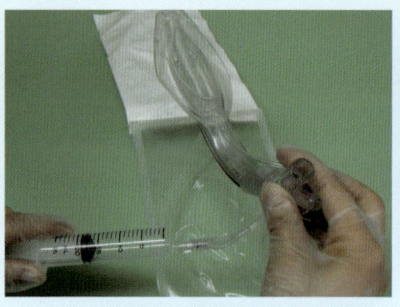

マスク上に置いた両指でマスク近位部の折れ曲がりなどを防ぎながら、注射器でカフ内の空気を脱気する。

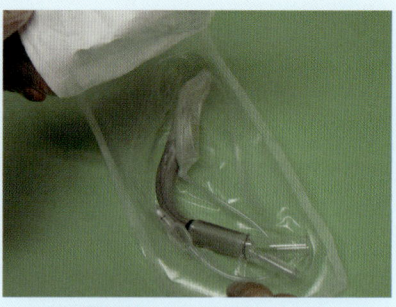

これで理想的なカフの形となった。あとは滅菌シートでマスク部を覆っておこう。

こんな準備は不合格だ。

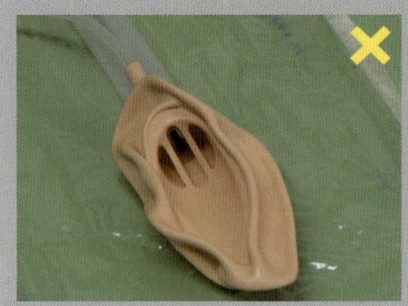

マスク表面にしわができている。

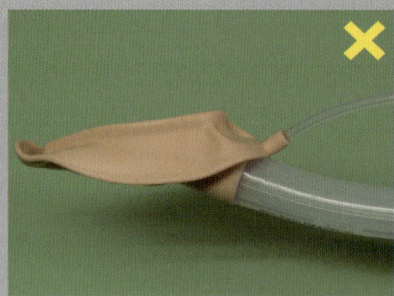

マスク先端が開口部側に折れ曲がっている。

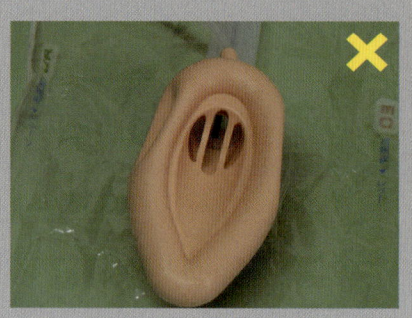

カフの脱気が不十分である。

潤滑剤の塗布

　医療用潤滑剤をLMA™の適切な部位に塗布することによって、マスクをスムーズに挿入することができる。注意点として、潤滑剤はマスクの背面にのみ塗布する。マスクの開口部側に潤滑剤を塗布すると、麻酔中に潤滑剤による気道閉塞や誤嚥を起こす危険性があるため、開口部側には塗布してはいけない。

　潤滑剤はK-Yルブリケーディングゼリー（ジョンソンエンドジョンソン社製）などの水溶性のものを使用する。シリコン基材の潤滑剤はシリコン製部品を劣化させるため使用してはならない。心肺蘇生練習用のマネキンに使用する潤滑剤はシリコンを含んでいることが多いので、マネキンで使用したあとに臨床使用する場合は、LMA™の性能が保たれていることを確認しよう。またリドカイン含有の潤滑剤の使用は術後の喉頭反射の回復を遅らせ、咽頭痛を増やす危険性があるので使わないほうがよい。

潤滑剤の塗布

潤滑剤の塗布は適切な方法で挿入直前に行う。

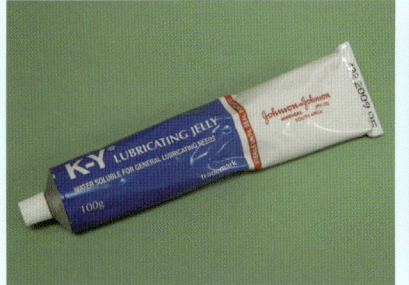

K-Yルブリケーディングゼリー（ジョンソンエンドジョンソン社製）などの医療用水溶性潤滑剤を用意する。

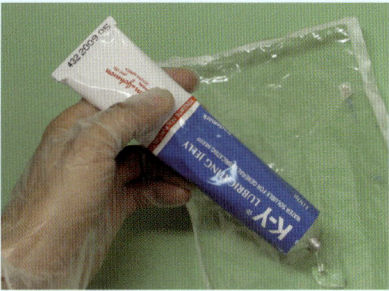

清潔なシート（器具が入っていた滅菌済み透明シートなど）の上に潤滑剤を数グラム落下させる。

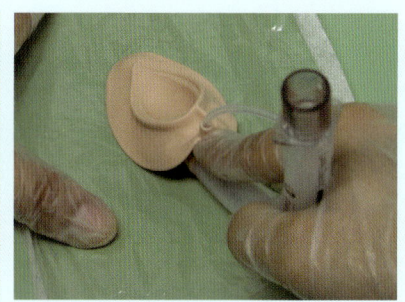

カフの背面を潤滑剤に接触させ、マスクを前後に動かしてカフ背面全体に潤滑剤が十分広がるようにする。

これらは不適切だ。

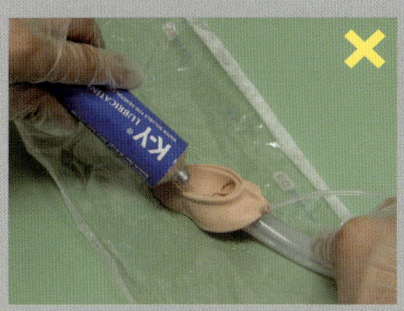

マスクの表面（開口部側）に潤滑剤を塗布している。挿入時に気管に潤滑剤が落ち込み、気道反射を誘発する危険性がある。

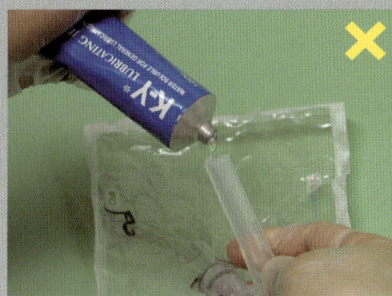

LMA ProSeal™あるいはSupreme™挿入前にドレーンチューブに潤滑剤を注入。この場合も潤滑剤が気管に落ち込む危険性がある。

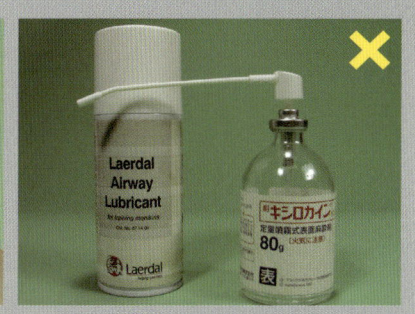

シリコン基材の潤滑剤やリドカインスプレーの使用により、カフの性能が落ち、適切な弾力性が保てなくなる。

ここがポイント！

- カフ中の空気を完全に脱気し、カフはしわがなく、できるだけ平たい状態にする
- 潤滑剤はマスクの背面に十分に塗布するが、開口部側にはつけない

11. サイズの選択に奥義あり！

サイズ選択はエビデンスに基づいて行おう

　自分にあったサイズの服を選ぶのと同じで、LMA™も適切なサイズを選ばなければ、スムーズな挿入、適切な換気ができるとはかぎらない。もしマスクが大きすぎると、十分な深さに挿入できなかったり、咽頭に過剰な圧が加わってしまう。逆にもし小さすぎると、マスクの先端が下咽頭を越えて上部食道括約筋を過度に伸展させ、胃内容物の逆流を誘発する危険性がある。また調節換気時にマスク周辺からのガス漏れの頻度が高くなる。

　サイズ選択は製造元の示す目安と、エビデンスに基づく基準とが異なる。エビデンスに基づく医療を実施する時代であるから、後者を使ってサイズを選択しよう。

製造元の示すサイズ選択

　当初、LMA™では最も大きいサイズは4であったため、製造元は小児あるいは小柄な成人でサイズ3、平均的あるいは大柄な成人に対してはサイズ4の使用を勧めていた。その後、サイズ5（欧米ではサイズ5、6）、およびサイズ1.5、2.5が追加され、現在では小児にはサイズ1〜3を、成人ではサイズ4〜5（欧米ではサイズ4〜6）を、体重を目安に選ぶ、としている（**表11-1**）。

表11-1：製造元の示すLMA™適正サイズ選択

LMA™のサイズ	患者のサイズ
1	体重5kg以下の新生児/乳幼児
1.5	5〜10kgの乳幼児
2	10〜20kgの乳幼児/小児
2.5	20〜30kgの小児
3	30〜50kgの小児
4	50〜70kgの大人
5	70〜100kgの大人

エビデンスに基づくサイズ選択

　いくつかの研究により、成人では体重を基準にするよりは、性別、身長を基準にするのがよい、というエビデンスが示された（**エビデンス研究9〜12**）。これらの研究によると、まず性別でサイズを選択し、女性はサイズ4、男性にはサイズ5を挿入するのがよいという。ただし、身長が低い人で、マスクの挿入後に開口するとマスクの近位端が見える場合は、1つ小さいサイズへの交換を検討する、としている（**表11-2**）。

表11-2：エビデンスに基づくLMA™適正サイズ（成人）

LMA™のサイズ	患者タイプ
5[*1]	成人男性
4[*1]	成人女性

[*1]：小柄な人では、開口されてマスク近位端が見えれば一つ小さいサイズへ交換を検討

エビデンス研究

研究9
比較：性別によるサイズの選択（女性でサイズ4、男性でサイズ5）と体重による選択（<70kgでサイズ3、70〜90kgでサイズ4、>90kgでサイズ5）のどちらがより適切かを、調節換気中のマスク周囲からのガス漏れの程度で比較検討した。

結果：マスク周囲から吸気ガスが漏れる程度は、性別を基準にしたほうが体重を基準にしたときよりも少なかった。

解釈：性別によるサイズ選択のほうが体重基準より優れている。

出典：Voyagisら. Anaesthesia 1996; 83: 663-664.

研究10
比較：性別によるサイズの選択（女性でサイズ4、男性でサイズ5）と体重による選択（<70kgでサイズ3、70〜90kgでサイズ4、>90kgでサイズ5）を、挿入の成功率、マスク周囲からの吸気ガスの漏れの頻度、気管支ファイバースコープで確認したマスクの位置などによって比較し、判定した。

結果：体重よりは性別によるサイズ選択の方が適切であった。また女性ではサイズ4のほうが3よりも、男性ではサイズ5が4よりも適切であった。

解釈：性別によりサイズを選択し、原則として女性はサイズ4、男性はサイズ5を選択する。

出典：Berryら. Anaesthesia 1998; 53: 565-570.

研究11
比較：女性でサイズ3と4、男性でサイズ4と5を挿入し、挿入の成功率、マスク周囲からのガス漏れの程度、および咽頭に加わる圧を比較した。

結果：女性ではサイズ4が3よりも、男性ではサイズ5が4よりもマスク周囲からの吸気ガスの漏れが少ないことが確認された。一方、挿入の難易度やマスクが咽頭に加える圧に関しては2サイズ間で差がなかった。

解釈：性別によりサイズを選択し、原則として女性はサイズ4、男性はサイズ5を選択する。

出典：Asaiら. Br J Anaesth 1998; 80: 470-474.

研究12
比較：女性にはサイズ3と4、男性はサイズ4と5を挿入し、開口してマスクが見えた場合は、サイズが大きすぎると判定し、身長の影響を調べた。

結果：女性でサイズ4を用いた場合、身長が160〜165cm以下、男性でサイズ5を用いた場合、身長が165〜170cm以下では、開口時にカフの近位端が見える確率が高かった。

解釈：女性で身長が160〜165cm以下、男性で165〜170cm以下の場合は、LMA™を挿入した後に開口時にマスクが見えるようならば、1サイズ小さなLMA™の挿入を検討する。

出典：Asaiら. Br J Anaesth 1999; 83: 478-479.

> **ここがポイント！**
> - サイズ選択の基準には、製造元の示すものとエビデンスの示す基準では違いがある
> - サイズの選択は、エビデンスに基づいて成人男性にはサイズ5、成人女性にはサイズ4を選択するのがよい（ただし、身長が低い人で、挿入後に開口するとマスク近位部が見える場合は、小さいサイズへの変更を検討する。）

12. 麻酔導入も完璧に

トラブルフリーのLMA™挿入

　LMA™の挿入は、気管挿管に比べて咳き込みや喉頭痙攣を誘発する頻度が低いため、筋弛緩薬の投与は必ずしも要しない。しかし、漫然と挿入した場合には嘔吐反射、咳、さらに喉頭痙攣を誘発し、気道を閉塞させる危険性がある。

　筋弛緩が十分でない状態でLMA™を挿入すると、咽頭周囲の筋が収縮して咽頭腔が狭くなり、LMA™を挿入しにくくなったり、小児ではマスクを吐き出すことがある。そのため、上気道の筋を十分に弛緩させ、LMA™を上手に挿入する必要がある。

　筋弛緩薬を投与せずにLMA™をスムーズに挿入するには、どの麻酔薬を用い、どの程度に麻酔深度を維持すると上気道反射を抑制できるかを知らなくてはならない。そのため、トラブルフリーのLMA™の挿入ができれば、プロの麻酔科医と呼んでいいだろう。

静脈麻酔薬ならプロポフォール

　静脈麻酔薬のうち最もトラブルフリーでLMA™の挿入を可能にするのはプロポフォールである。プロポフォールはサイアミラールに比して咽頭と喉頭の反射をより強く抑制することが知られている（**エビデンス研究13**）。実際、サイアミラール単独投与下では、咽頭や喉頭の反射を誘発せずにLMA™を挿入することは困難であるが、プロポフォールはその単独投与でLMA™の挿入時の咽頭喉頭反射を抑えることが可能である。ただし、プロポフォールの投与だけでLMA™をスムーズに挿入するには以下のような点への注意を要する。また下顎挙上により適切な投与量を推定することが可能だ（**エビデンス研究14**）。

1. LMA™挿入に必要なプロポフォール量は入眠量より多い

　プロポフォールの入眠量は平均2.0 mg/kg（50 kgの人で100 mg）とされている。LMA™の挿入には、当然これ以上の投与量が必要となる（**エビデンス研究14**）。

2. プロポフォールの必要量には個人差が大きいため、個々の症例に合わせて投与する

　咽頭反射などの気道反射を誘発させずにLMA™の挿入が可能となるプロポフォールの量は、平均すると約2.5 mg/kgと言われている。注意すべきことは、この値は平均である、とういうことだ。すなわち、100人にプロポフォールを2.5 mg/kgを投与した場合、単純計算では、50人でこの量は多すぎるし、反対に残りの50人では少なすぎることになる。個人差が小さい場合は、平均量を一律に投与しても問題はないであろうが、プロポフォールの必要量には個人差が大きく、一律2.5 mg/kgの投与では、しばしばLMA™の挿入により反射を誘発する。そのため、個々の症例において必要とするプロポフォール量を投与するべきである。

　幸いなことに、個々における必要量を決める良い方法が見つけ出された。それは下顎挙上により調べる方法である（**エビデンス研究14**）。

3. 小児での必要量は成人での量より多い

　小児は成人に比して咽頭や喉頭反射がより容易に誘発されるため、成人よりも多量のプロポフォールが必要で、その量は4 mg/kg程度と言われている。

下顎挙上によるプロポフォール必要量の決定法

　プロポフォール単独投与後に、喉頭反射などを誘発させずにスムーズにLMA™を挿入するには、個々の症例にあわせて十分なプロポフォールを投与する必要がある。必要量を判定する方法は、下顎挙上法を用いることである。下顎を挙上し、体動などの反応が見られなった時点で、それまでに投与した量をその人のプロポフォール必要量と判定する。これは、LMA™の挿入は下顎挙上時より刺激が小さいため、下顎を挙上しても体動が起きなければ、LMA™の挿入により反射が誘発されないという論理である。

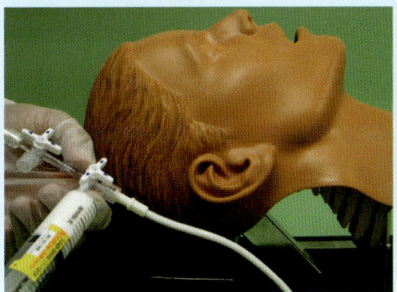

プロポフォールを2.0mg/kg程度投与して入眠を確認する。

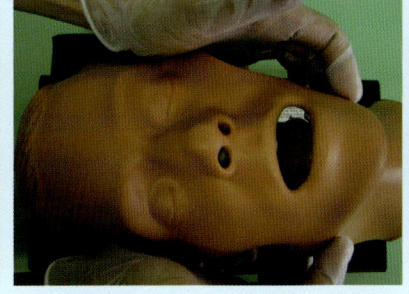

両下顎をゆっくりと挙上する。体動がなければプロポフォールの投与量は十分だ。もし体動があれば、プロポフォールを追加投与する。

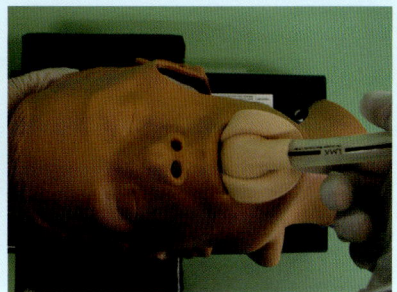

下顎挙上を繰り返し、体動がなくなった時点でプロポフォールが適量投与されたと判断し、LMA™を挿入する。

エビデンス研究

研究13
比較：プロポフォール2.5mg/kg、サイアミラール4mg/kgあるいは5mg/kg投与後に、開口が十分であるか、喉頭鏡挿入時の咽頭反射の有無と、スタイレットを披裂軟骨に接触させた時の喉頭反射の発生率などを比較した。

結果：プロポフォール投与後は、サイアミラール注入後に比べて開口は容易で、咽頭・喉頭反射が誘発される確率が有意に低かった。

出典：McKeatingら. Anaesthesia 1988; 43: 638-640.

研究14
比較：60症例を2群に分け、1群では呼名に反応しなくなるまでの、他群では下顎挙上に反応しなくするまでのプロポフォール投与量を調べた。その後LMA Classic™を挿入して換気の可否を比較した。

結果：呼名に反応しなくなるまでのプロポフォールの必要量は平均1.94mg/kgで、下顎挙上に反応しなくするまでの量は2.55mg/kgであった（図12-1）。

LMA™挿入後、換気が可能であったのは、下顎挙上での反応消失までプロポフォールを投与した群では100％、呼名に反応しなくなるまで投与した群では50％にすぎなかった。

解釈：下顎挙上による反応消失までプロポフォールを投与すると、筋弛緩薬を用いなくても、ほぼ確実にLMA™の挿入と換気が可能である。

出典：Drageら. Anaesthesia 1996; 51: 1167-1170.

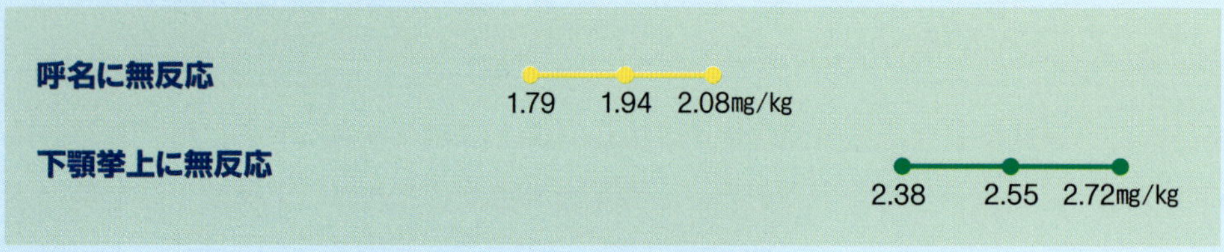

呼名に無反応　　　　　　　1.79　1.94　2.08 mg/kg

下顎挙上に無反応　　　　　　　　　　　2.38　2.55　2.72 mg/kg

図12-1：プロポフォール投与量（平均および95％信頼区間）

吸入麻酔薬ならセボフルレン

　吸入麻酔薬を用いた場合、筋弛緩薬を投与しないでもLMA™の挿入により生じる咽頭・喉頭反射を抑制できる。例えば、セボフルレンの咽頭喉頭反射を誘発せずにLMA™を挿入できるMACは成人と小児の両方で約2％である（**エビデンス研究15**）。挿入時に抵抗があったり、嚥下運動が認められたならば麻酔深度が浅い証拠であり、直ちに挿入を中断する。

エビデンス研究

研究15

比較：20人の小児を対象にしてLMA Classic™を挿入しても、症例の50％、あるいは90％で反射の起こらない呼気終末セボフルレン濃度（EC_{50}とEC_{90}）を求めた。

結果：呼気終末セボフルレンのEC_{50}は計算上1.57％で、EC_{90}は2.22％であった。

解釈：小児においてトラブルフリーでLMA™を挿入するためには、呼気終末セボフルレン濃度を2.2％以上にする必要がある。

出典：Aanta ら. Br J Anaesth 2001; 86: 213-216.

ここがポイント！

- 筋弛緩薬を投与しない場合、麻酔の導入はプロポフォールかセボフルレンで行う
- トラブルフリーでLMA™を挿入するには、プロポフォールは平均2.5 mg/kg、セボフルレンは2％以上必要である
- LMA™挿入前に両側下顎挙上を行い、体動があれば麻酔をさらに深くする

13. これが正しい挿入法だ

LMA™の挿入は本当に簡単か？

　LMA™の挿入は簡単だ、とよく言われる。しかし、簡単、カンタンと言いながら、もし5〜10％以上の頻度で1回目に挿入できないなら、カンタンとは言えないのではないか？　また2〜3回の試技で挿入できればどの挿入法を行ってもよいと考えるかもしれないが、実はそうではない。LMA™を安全に使用する秘訣は、マスクを正しい位置に挿入できることである。これができなければ、いつまで経っても高い成功率は得られないし、もっと怖いことには、咽頭痛、出血、麻酔中の気道閉塞、喉頭痙攣、誤嚥、さらに術後咽頭痛の危険性を高めてしまう（第20〜22章参照）。

　オートマチック車の運転は確かに簡単だ。しかし、さすがにきちんと自動車教習所で教科と実地練習を行ってから免許を取らない限り、事故の元となる。LMA™の挿入も同様で、まずは取り扱い説明書や本でLMA™の正しい挿入法を理解し、次にマネキンを用いて細かい挿入の手順を確認しておこう。

LMA Classic™、Unique™の挿入

　LMA Classic™あるいはUnique™の挿入では、利き手の第二指をマスクとエアウェイチューブの隙間に差し込み、硬口蓋・咽頭後壁、そして下咽頭へと一気に滑らして挿入するのが最善の方法だ。患者の頭側からLMA™を挿入しにくい場合には第一指を使った挿入方法もあるので覚えておくと役に立つ。

LMA Classic™, Unique™ — 第二指を使った挿入

　第二指を用いてLMA Classic™やUnique™を挿入する方法は、すべてのLMA™において挿入法の基本である。何度もマネキンで練習し、スムーズにできるようになろう。

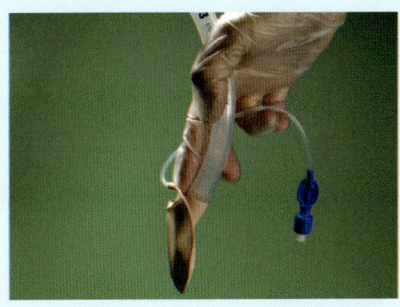

カフとエアウェイチューブの接合部分に利き手（この場合右手）の第二指を置き、ペンを持つようにLMA™を持つ。

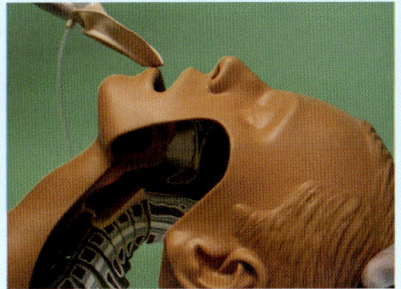

頭を枕に乗せ、伸展（後屈）させてスニッフィング位にする。

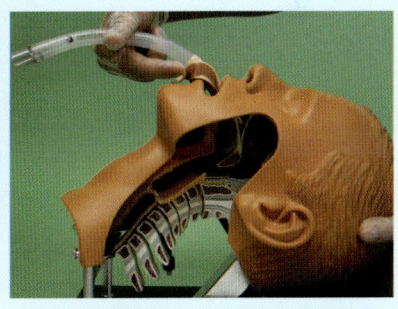

カフの先端部分を上顎前歯のすぐ後ろの硬口蓋に軽く当て、カフの先端部や側方が折れ曲がっているようなら、硬口蓋上を滑らすようにマスクを少し抜いて、折れ曲がりをなくす。

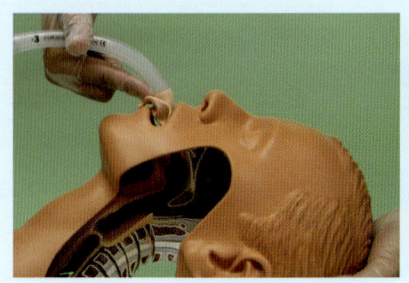

マスクとチューブの接合部が上下顎前歯の間を通りにくい場合は、挿入している手の中指で顎を押し下げるか、補助者に一時的に下顎を下方に引き下げてもらう。下顎を引き下げた場合は、マスクが歯列の間を通過できた段階で解除する。

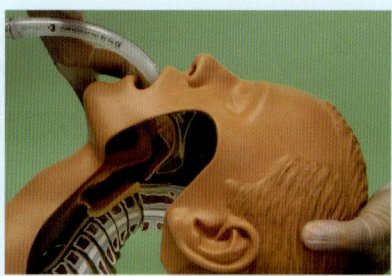

硬口蓋に向かって垂直な力が加わるようにマスクを軽く押し付ける。これにより、マスクは開口部に向かって弯曲し、マスク背面と硬口蓋との間に隙間がなくなる。

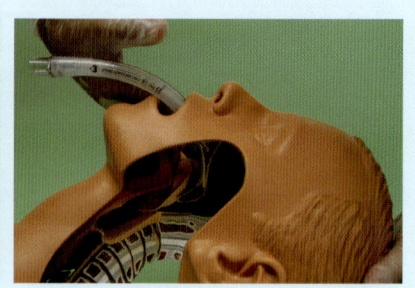

硬口蓋に潤滑剤が塗布されて、第二指の腹でエアウェイチューブを介して硬口蓋に向かった垂直な力を入れながら挿入しつづけていると、マスクは自然と円を描くように奥へと進んでいく。

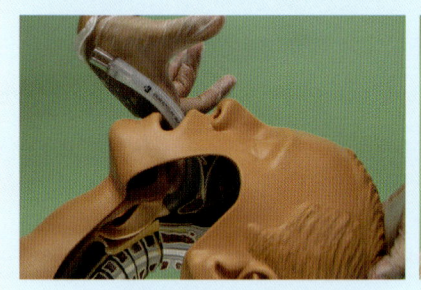

マスクを咽頭後壁の上を滑らすように進め、下咽頭の独特の抵抗が感じられるところまで押し進める。第二指は進めるにつれ、反り返っていくはずである。

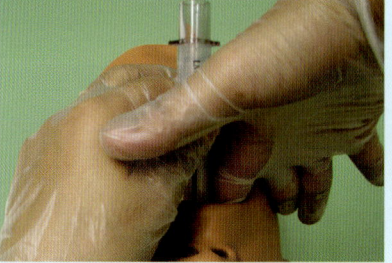

頭部が大きい場合など、第二指を奥まで挿入しても下咽頭に到達しないことがある。この場合、その指を抜きとらず、もう一方の手でエアウェイチューブを保持する。第二指で咽頭後壁に向かって垂直の圧を加え続けたまま、もう一方の手でエアウェイチューブを軽く押し、独特の抵抗を感じるまで奥に進める。

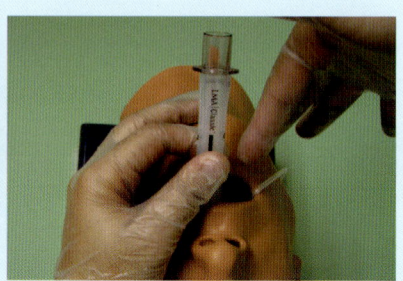

下咽頭に届いたと判断したら、もう一方の手でエアウェイチューブを開口部付近で保持し、挿入していた指を慎重に抜き取る。

LMA Classic™, Unique™ ―第一指を使った挿入

　自動車の運転席に閉じ込まれた症例の心肺蘇生時など、頭側からLMA™を挿入しにくい場合には第一指を使った挿入が有効なことがある。マネキンなどで練習しておこう。

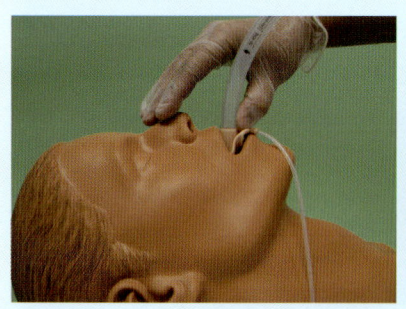

第二指による挿入と同じく、マスクとエアウェイチューブの間に挿入した第一指でマスクを硬口蓋・咽頭後壁上を滑らすように挿入していく。

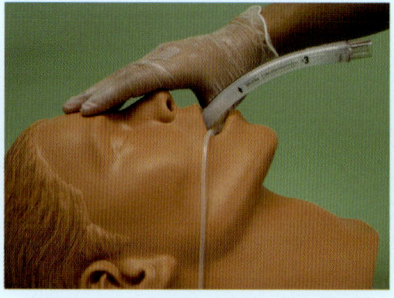

第一指を口内に挿入するにつれて、他の指を患者の顔面を覆うように前方に伸ばす。第一指を最大限に伸ばしていく。

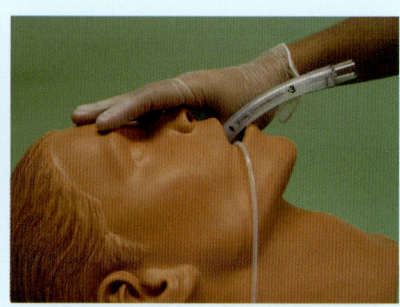

第一指を反り返すようにしながら、下咽頭の独特の抵抗を感じるまでマスクをさらに進める。

LMA Flexible™の挿入

　LMA Flexible™の挿入はClassic™とまったく同じ方法だ。ただしFlexible™のエアウェイチューブはClassic™と違って素材がやわらかいため、エアウェイチューブを持って挿入するのは至難の業で、その方法ではマスクが正しく下咽頭に到達することは少ない（**図13-1a, b**）。すなわち、ごまかしが効かない。第二指をマスクとエアウェイチューブに差し込んだ「正しいお作法」で挿入しないと適切な場所に挿入できないので、Flexible™が正しく挿入できたら、LMA™挿入の免許皆伝だ！

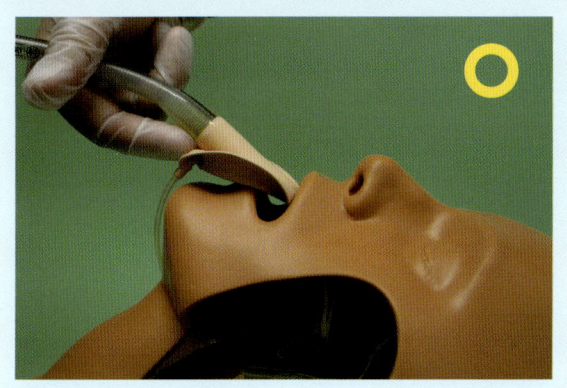

図13-1a：正しい挿入法

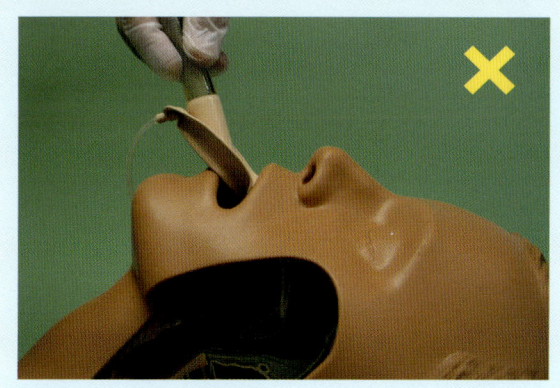

図13-1b：誤った持ち方

LMA Fastrach™の挿入

　LMA Fastrach™とClassic™との大きな違いは、Fastrach™のチューブは金属製で固定され、ハンドルが付いていることである。その金属チューブの彎曲は、人が立位（あるいは頭を枕の上に乗せて仰臥位）になっている時の口蓋、咽頭後壁から食道開口部（下咽頭）の彎曲にあわせて作られている。そのためFastrach™挿入時は、頭の下に枕に置くが、伸展させないまま挿入するのがベストである。体位がClassic™挿入時に行うスニッフィング位と違うことに注意しよう。

LMA Fastrach™の挿入

　LMA Fastrach™挿入における最大のコツは、Classic™の場合と違う頭頸位にすることだ。ただ、挿入法の基本概念はClassic™と同じである。Classic™の挿入時に第二指で行っていたコツをFastrach™のハンドルを用いて行う。

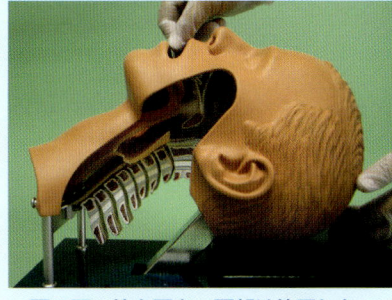

頭の下に枕を置き、頭部は伸展しないで、自然な頭頸位のままで開口する。

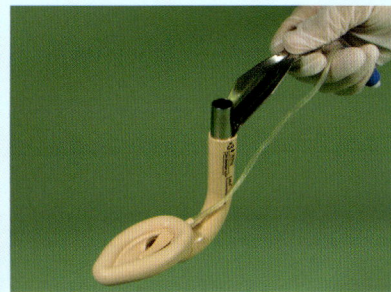

ハンドルの端近くを持つ。

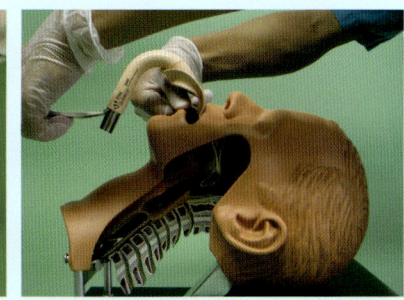

カフの先端部分を上下顎前歯のすぐ後ろにある硬口蓋に軽く当てる。このとき、ハンドルは患者の胸と平行になる。

II. LMA™を使いこなす　59

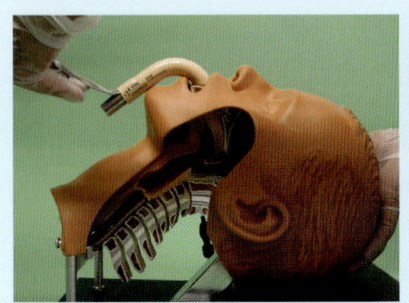

マスク背面と硬口蓋に隙間がなくなるように、硬口蓋に向かって垂直な力を加える。

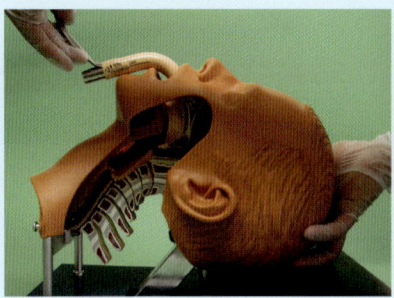

最も幅が広いマスクとチューブ接合部が上下歯列間を越えるのが困難な場合、歯列間を超える時だけスニッフィング頭頸位にして上下門歯間を拡大させるとよい。

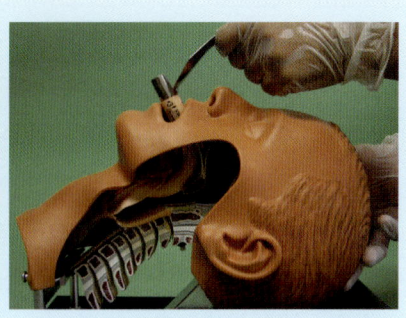

ハンドルの先端の向きが下顎から頭頂に向かって弧を描くように、マスク先端が下咽頭に到達するまで挿入する。

LMA ProSeal™の挿入

　LMA ProSeal™の挿入法も基本的にはClassic™の場合と同じだが、マスク先端部がClassic™に比して分厚いこともあり、Classic™に比べて挿入が困難と言われている。また挿入位置が少しでもずれると、合併症の発生率はClassic™に比して高い（**第15、20章参照**）。そのため、Classic™の挿入をマスターしてからProSeal™の挿入を行うとよい。ProSeal™専用の金属製のイントロデューサを使用すれば、口腔内に指を挿入せずに正しい位置にマスクを挿入できる。

LMA ProSeal™の挿入―第二指を使った挿入

第二指を用いる場合、LMA ProSeal™の挿入はClassic™の挿入と基本的に同じである。

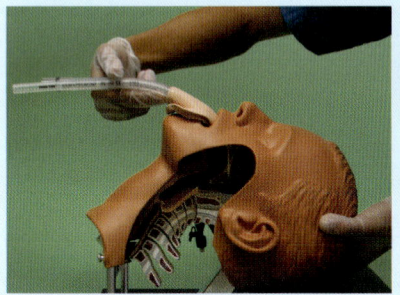

頭頸部をスニッフィング位にした後、イントロデューサ挿入口に差し込んだ第二指を用いてカフを上顎前歯のすぐ後ろの硬口蓋に軽く当てる。

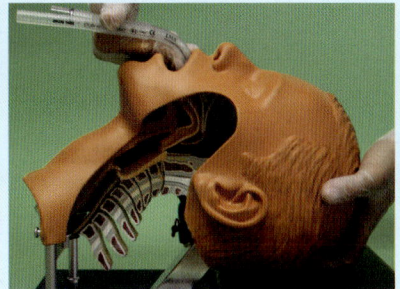

硬口蓋に向かって垂直な力を常に加えながら、マスクを弧を描くように奥へと進める。

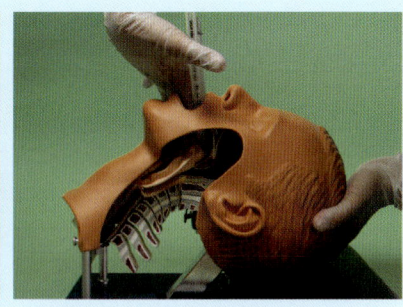

下咽頭の独特の抵抗が感じられるところまで、マスクを押し進める。

LMA ProSeal™の挿入―イントロデューサを使った挿入

LMA ProSeal™は専用の金属製のイントロデューサ（挿入器具）を用いて挿入することも可能だ。サイズ1～2.5を使用するときはイントロデューサを用いる方が指を使用するよりも挿入しやすい、と言われている。ProSeal™にこれを装着すると、Fastrach™と同じ挿入法となる。

表13-1：各ProSeal™サイズにあうイントロデューササイズ

ProSeal™	イントロデューサ
1.5	1.5～2.5
2	1.5～2.5
2.5	1.5～2.5
3	3～5
4	3～5

正しいサイズのイントロデューサを選択する。

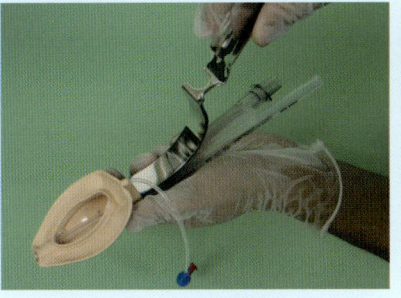

イントロデューサの先端部分をイントロデューサ挿入口に入れる。

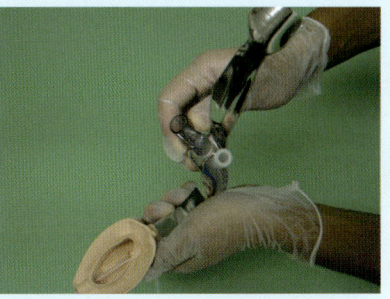

チューブをブレードの凸面に沿わせて彎曲させ、エアウェイチューブの近位端をイントロデューサのチューブスロットにはめ込む。

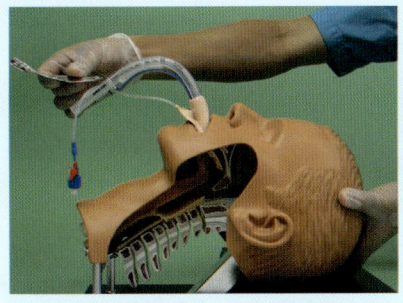

イントロデューサに装着したProSeal™は、基本的にはFastrach™と同様で、頭頸位は頭を枕の上に乗せただけで伸展させずに挿入していく。

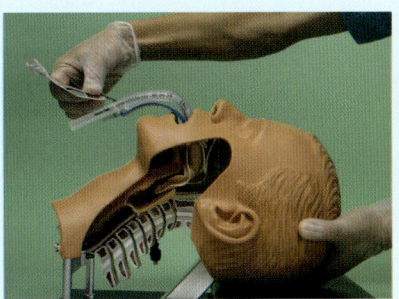

ハンドルを持ってマスクをスムーズに弧を描くように進めていく。

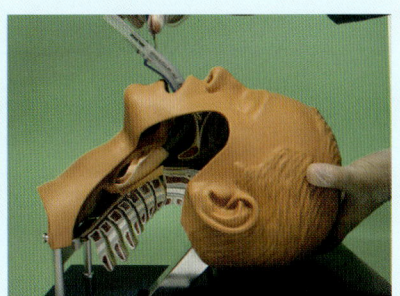

LMA™を下咽頭の独特の抵抗が感じるところまで押し進める。

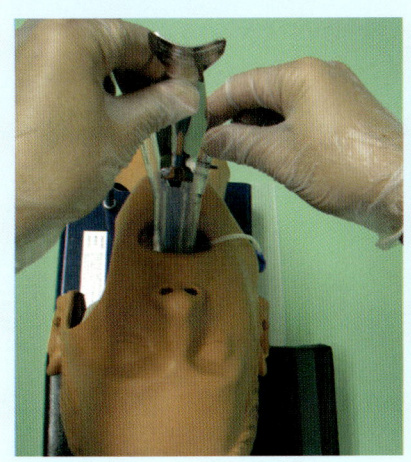

エアウェイチューブの近位端をイントロデューサのチューブスロットから慎重にはずす。

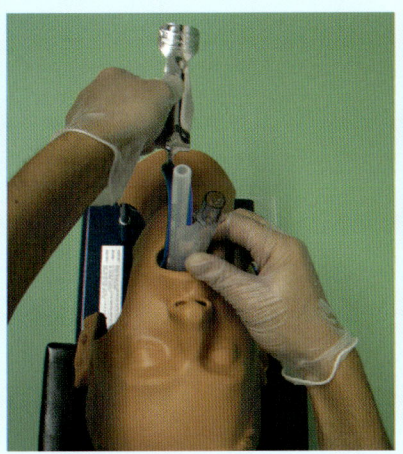

一方の手でエアウェイチューブを保持し、もう一方の手でイントロデューサを慎重に抜去していく。

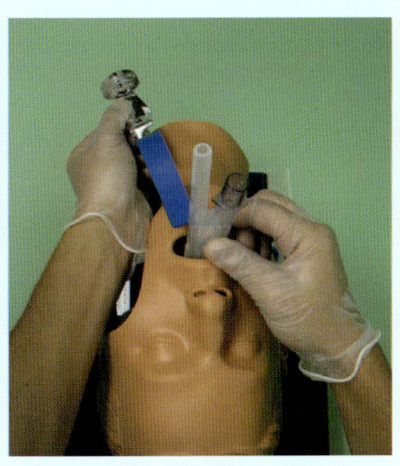

イントロデューサを抜去した後、カフを膨らませる準備をする。

LMA ProSeal™の挿入―ブジーを使った挿入

　喉頭鏡とガムエラスティックブジーなどのガイドを用いてLMA ProSeal™を挿入すると、マスクの先端が正しく食道開口部に向かう率が高くなると報告されている。しかし、この方法には侵襲の少ないことが特徴であるLMA™の利点を減らすという欠点がある。また理論上、ブジーによる食道損傷の危険性がある。製造元はこの方法を推奨していない。そのため通常の挿入法により挿入ができなかった場合に限って行うのが賢明だろう。使用するガイドはガムエラスティックブジー（スミスメディカル社製）が最適である。

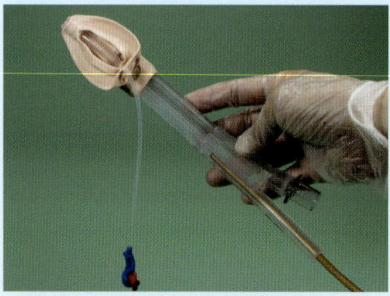

挿入前にLMA ProSeal™のドレーンチューブにブジーを通過させておく。ブジーの先端（曲がりのある方）の反対側から挿入するのがミソだ。

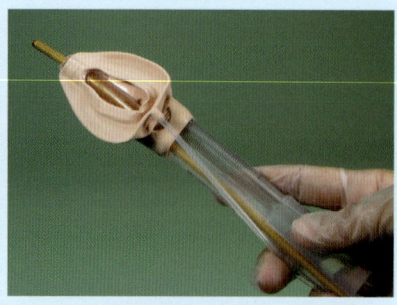

ブジーの先端はLMA ProSeal™ドレーンチューブの開口部を超えるようにしておく。

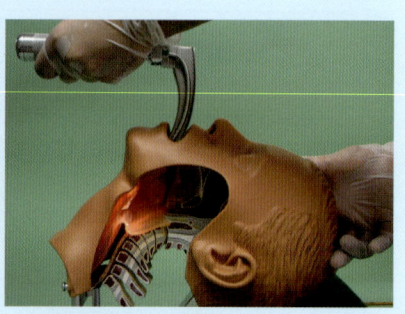

喉頭鏡を用いて咽頭腔を広げ、食道開口部を確認する。

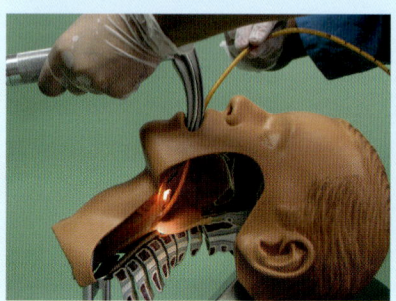

ブジーを食道に挿入する。

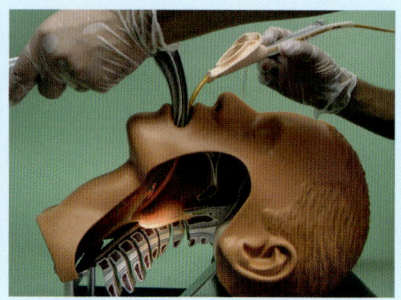

食道にブジーに挿入したまま喉頭鏡を抜去し、ブジーをガイドにLMA ProSeal™を進めていく。

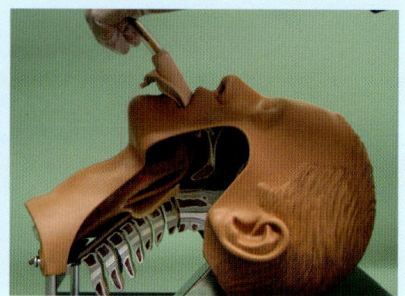

LMA ProSeal™の挿入は通常通り、上顎前歯の裏の硬口蓋に先端がぴったり密着するようにする。

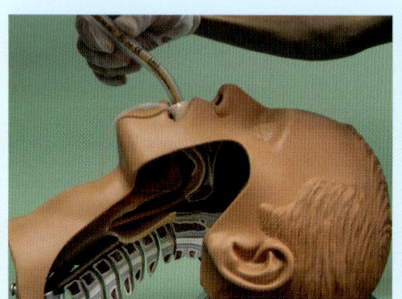

通常通り、マスクを硬口蓋に滑らすように進める。

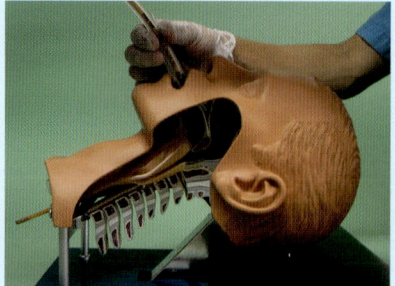

下咽頭に到達したときの独特の抵抗を感じた時点で、LMA ProSeal™の吸引口が食道入口部にピッタリ向き合うはずである。

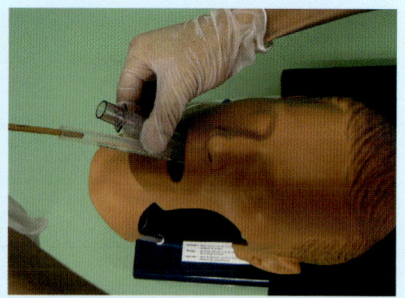

奥まで挿入できたら、一方の手でエアウェイチューブを保持しながら、他方の手で慎重にブジーを抜き取る。

LMA Supreme™の挿入

　LMA Supreme™のチューブの形状はFastrach™のそれと類似している。そのため、挿入法はFastrach™と同様であり、第二指を口腔内に挿入したり、挿入器具を使ったりする必要はない。

LMA Supreme™ の挿入

LMA Supreme™もFastrach™のようにチューブの基部を持って弧を描くように挿入しよう。

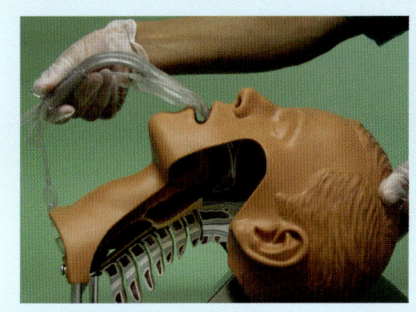

自然な頭頸位のままで開口し、カフの先端部分を上下顎前歯のすぐ後ろの硬口蓋に軽く当てる。

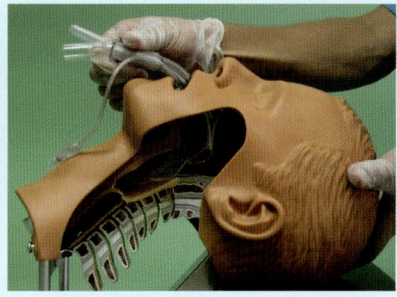

下顎から頭頂に向かって、円を描くように挿入する。

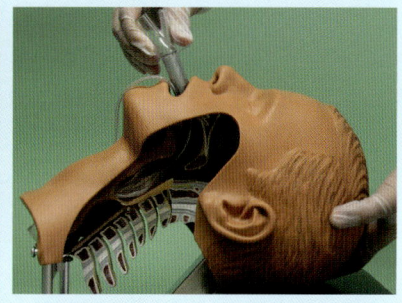

下咽頭に到達したときの独特の抵抗を感じた時点までハンドルを用いて進める。

ここがポイント！

- LMA™の挿入は簡単だと言われるが、正しい位置に挿入するには技術を要する
- マスク遠位部を下咽頭に正しく挿入しなくてはならない
- マスクの背面を、口蓋・咽頭後壁に圧迫しながら挿入する

14. カフ注入にもお作法がある

カフ注入量を誤るな

　LMA™が挿入できたら、次はカフを膨らませて換気ができるようにしよう。気管チューブのカフへの空気注入と同様、LMA™のカフも各症例において適切な量で膨らませる必要がある。ただし、気管チューブとLMA™のカフ注入のお作法には違いがあるので注意しよう。

　発売当初より多くの使用者が製造元の示す量（例えばサイズ3で20ml、サイズ4では30ml）をカフ内に注入し、もしマスク周囲よりガス漏れがあればさらにカフを膨らませてきた。注意すべきことは、各LMA™のエアウェイチューブに記載されている空気量（**表14-1**、**図14-1**）は、「最大」空気注入量で、推奨する注入量ではない。したがって、最初から最大注入量を注入し、ガス漏れがあったときに追加注入するのはプロの麻酔科医がすることではない。

　ではどのようにしてLMA™の適切カフ注入量を決めるとよいのだろうか？　それには2つの条件を基に決めていく。

表14-1：製造元の示す最大カフ注入量

LMA™のサイズ	空気注入量(ml)[*1]
1	4
1.5	7
2	10
2.5	14
3	20
4	30
5	40

[*1]: これらの空気量は最大量で、適切量はこれ以下にすべきことに注意。

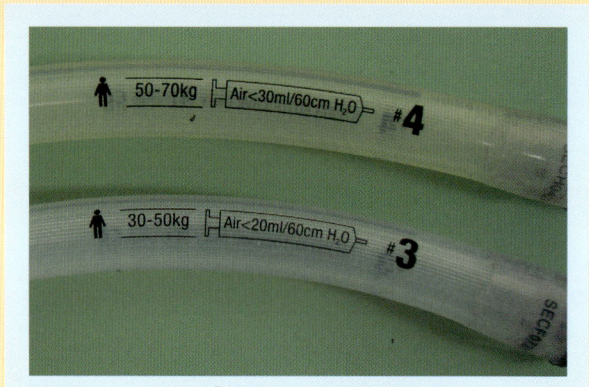

図14-1：チューブに示される最大注入量

条件1．カフを膨らませ、マスク周囲からのガス漏れを有効に防ぐこと

　LMA™と気管チューブとではカフの特性に違いがあるので注意しよう。気管チューブの場合は、カフ周囲からのガス漏れはカフ内の空気量を増やすほど減る。一方、LMA™では、カフ量を増やすと、かえってカフ周囲からのガス漏れが増加してしまう（**エビデンス研究16**）。なぜそうなるかといえば、カフがある程度膨らまされるとマスクが周囲組織の形状にあわせてより密着するが（**図14-2a**）、過剰に膨らまされるとカフが周囲組織を伸展させ、おそらく一部でマスクと周囲組織の間に隙間ができる（**図14-2b**）からだ。カフが過剰に膨らまされると、マスク周囲からのガス漏れが増えるばかりではなく、胃内へのガスの流入やマスクが下咽頭から抜け出してしまう危険性も増加する。

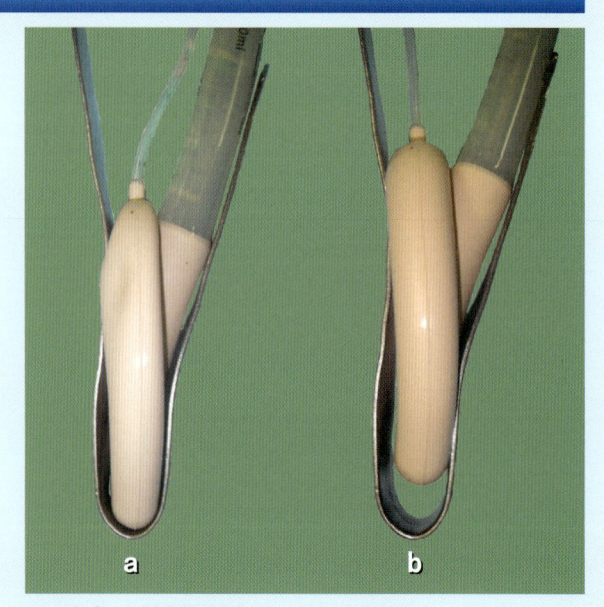

図14-2：LMA™先端とアルミモデル

条件2. カフを過剰に膨らませて、周辺組織に過剰な圧を加えてしまわないこと

LMA™のカフ注入量を増やすほど、カフが周辺組織に加える圧が上昇し、咽頭痛、嚥下障害、神経損傷などの咽喉頭障害の原因になる。実際、カフを製造元の示す最高量の空気で膨らませると、周辺組織に加わる圧が毛細血管圧を超え、術後咽頭痛が増加することも判明している（**エビデンス研究17〜19**）。そのためカフは最大量やそれに準じた量まで膨らませるべきではない。

マスク周囲からの換気ガスの漏れを最大に防止できるのは、製造元の示す最大カフ注入量の1/2〜2/3量の空気を注入した時、ということが判明している（**エビデンス研究16、17**）。そのため、まずはサイズ3、4、5とも15mL程度の空気でカフを膨らませる。調節換気中にマスク周囲からガス漏れがない場合、ガス漏れを起こさせない最小限の空気量にまで脱気する。反対にマスク周囲からガス漏れがあれば、5mL程度の空気を追加注入する。それでもなおマスクの周囲からガスが漏れるようであれば、1サイズ大きなものに入れ替え、同じ操作を繰り返す。

カフ圧計がある場合は、カフ内圧が約60cmH₂Oになるまで空気を注入するとよい。これは上記の2条件を満すようにカフに空気を注入した場合には、カフ内圧は平均すると約60cmH₂Oになっていたことによる。ただし、これはあくまでも平均値であり、カフ圧計で60cmH₂Oに膨らませたのちも、カフ内の空気を徐々に脱気しながら、マスク周囲からのカフ漏れが発生しない最小量に調節すべきである。

エビデンス研究

研究16

比較：50症例を対象にしてサイズ4のLMA™を挿入した後に、カフへ0〜40mLの空気注入し、マスク周囲から吸気ガスが漏れだすときの気道内圧を調べた。またマスクの位置を気管支ファイバースコープで確認した。

結果：ガス漏れを起こす気道内圧は、カフへの注入量が0から20mLへと増加させるとともに上昇したが、注入量が25mL以上になると、逆に低下した（**図14-3**）。またマスクの位置もカフ量が25mL以上になるとずれやすくなった。

解釈：LMA™のカフは、製造元が示す最大カフ量の1/2〜2/3量（サイズ4で15〜20mL）程度で膨らませるのがよい。

出典：Kellerら. Br J Anaesth 1998; 81: 186-187.

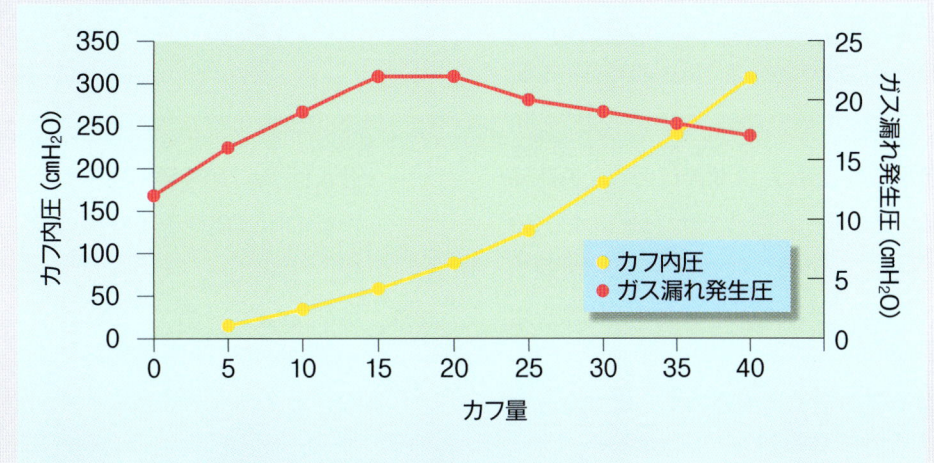

図14-3：カフ注入量とカフ内圧およびガス漏れ発生圧

研究17

比較：60症例においてLMA™が周辺組織に加える圧を、製造元の示す最高量の空気でカフを膨らませた場合と、マスク周囲から吸気ガスの漏れを防ぐ最小量の空気で膨らませた場合で比較した。また、女性にはサイズ3と4、一方男性にはサイズ4と5のLMA™を挿入し、カフ内圧および周辺組織に加える圧も比較した。

結果：マスク周囲からの換気ガス漏れを防ぐ最小空気量は、女性のサイズ4で平均24 ml、男性のサイズ5で平均27 mlであった。
カフを最小限の空気量で膨らませたほうが、最高量で膨らませるより、カフ内圧（図14-4a,b）および周辺組織に加える圧は低かった。また組織に加わる圧はカフを最高量で膨らませた場合、大きいサイズのほうが小さいサイズに比して著明に高かったが、最小量で膨らませた場合、2サイズ間に差はなかった。

解釈：LMA™のカフは、製造元の示す最大カフ注入量ではなく、マスク周囲からの吸気ガス漏れを防ぐ最小の空気量（最大量の約2/3量）で膨らませるべきである。特に、女性にサイズ4、男性へサイズ5を挿入した場合、決して最大量の空気でカフを膨らませるべきでない。

出典：Asaiら. Br J Anaesth 1998; 80: 470-474.

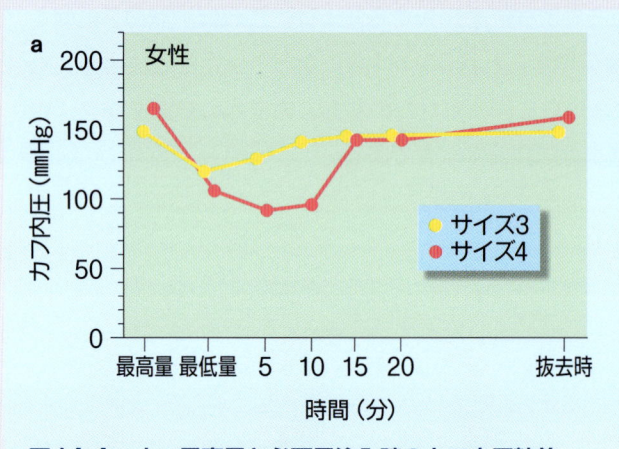

図14-4a, b：最高量と必要量注入時のカフ内圧較差

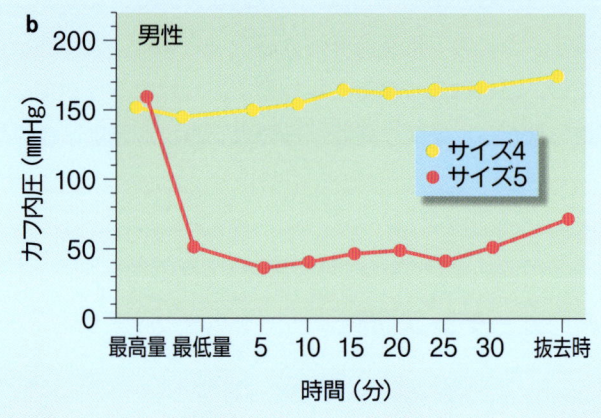

研究18

比較：LMA™の各部位に微小圧測定器を貼り付け、マスクが周辺組織に加わる圧を測定し、カフ量の違いによる変化を比較した。

結果：カフへの注入量が増加するにつれて周囲組織に加わる圧も上昇し、カフ量が製造元の示す最高量かその近くになった時点では、加わる圧は組織の毛細血管圧を超えた。

解釈：LMA™のカフは、製造元の示す最大カフ注入量を超えて膨らませてはいけない。

出典：Brimacombeら. Anesth Analg 1998; 87: 1379-1382.

研究19

比較：160症例を2群に分け、1群ではカフを製造元の示す最高量の空気で膨らませ（サイズ4で30 ml、サイズ5で40 ml）、他群ではその半分量で膨らませて術後に喉の痛みが発生する頻度を比較した。

結果：カフを製造元の示す最高量の1/2量で膨らませたほうが、最高量で膨らませた場合に比して、術後の咽頭痛や嚥下時痛の発生頻度は低かった。

出典：Brimacombeら. Anaesthesia 2000; 55: 338-343.

カフを膨らませるときはチューブを保持しない

　下咽頭は漏斗状になっており、LMA™の遠位部はこの下咽頭の形を基にして作られている（第1章参照）。LMA™を挿入すると、マスク先端部は柔らかいため適切な位置より深く挿入される。したがって、カフを膨らませると、食道入口部の形状に沿うためにマスクは少し抜け、正しい位置になる（**エビデンス研究20**）。その結果、カフを膨らませることによりマスクは約1cm口腔内から突出する。

　もしカフを膨らませるときにチューブを保持していると、この自然なマスクの位置調節が阻止されてしまう（**図14-5a, b**）。そのため、マスクは深く挿入されたままとなり、エアウェイチューブの開口部が喉頭蓋で閉塞される危険性が高くなる。また食道入口部に存在する上部食道括約筋が過度に伸展され、下部食道括約筋圧が低下し、理論上は誤嚥の危険性が増加する。

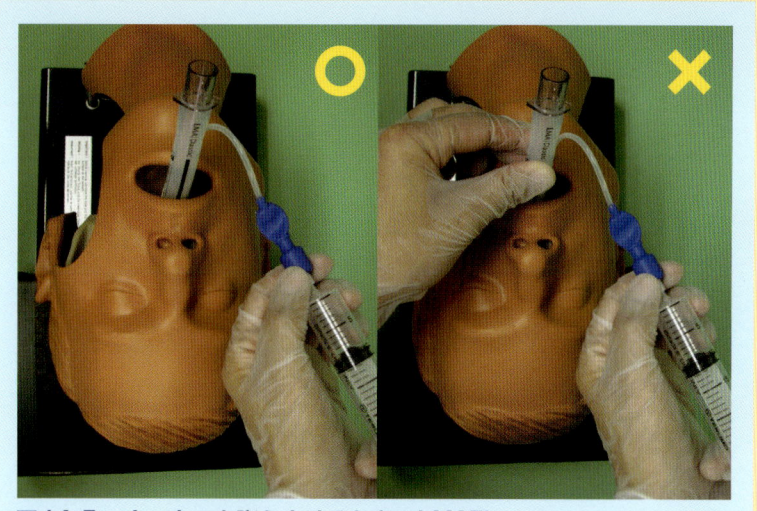

図14-5a, b：カフを膨らませるときのLMA™

エビデンス研究

研究20

比較：50症例においてLMA Classic™を挿入し、気管支ファイバースコープをエアウェイチューブに差し込み、カフを膨らませる前後におけるマスクの位置を確認した。

結果：カフを膨らませる前に声門が確認できたのは、50人中7人だけであったが、カフを膨らませた後は45人へと増加した（**図14-6**）。

解釈：LMA™の挿入後、カフを膨らませる時に生じる自然な位置調整を、エアウェイチューブを保持して阻止すると、マスク位置が不適切のままになりやすい。

出典：Aoyamaら．Can J Anaesth 1995; 42: 1010-1016．

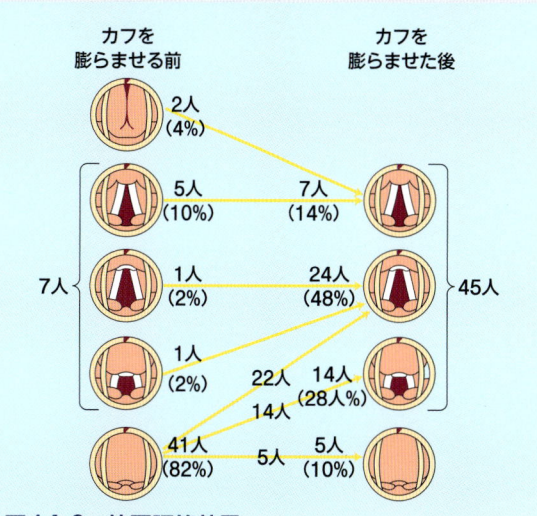

図14-6：位置調節効果

ここがポイント！

- サイズ3、4、5ともにカフは15mlで膨らませ、必要なときだけ、5ml程度の空気を追加注入する
- サイズ3：20ml
  サイズ4：30ml
  サイズ5：40mlなどは最大量で、適切な注入量ではない！
- 最大量以上の空気の注入が必要な時は、1つ大きなサイズのLMA™に入れなおす
- カフを膨らませる時は、決してエアウェイチューブを保持していてはいけない

15. 位置異常の問題点を把握する

どんな位置異常が起こりえるのか？

LMA™を挿入したあとは換気の可否を確かめるが、たとえ換気が可能であっても、マスクが適切な位置にあるとはかぎらない。換気が出来れば問題はない、と判断されがちだが、実はそうではない。適切な位置を得ないまま使用すると麻酔中に気道閉塞を起こしたり、術後合併症の発生率が高まったりする危険性が増える。要注意だ！位置異常には以下のようなものがある。

マスクがその中央部で反転して口腔内に留まっている

マスクがその中央部で反転して口腔内に留まっていると、喉頭の包み込みが出来ないため、マスク周囲からの吸気ガスの漏れが多くなる（**図15-1**）。また位置が不安定なため、麻酔中に急に換気ができなくなる危険性がある。またLMA ProSeal™の場合は、ドレーンチューブは正常に機能できない。

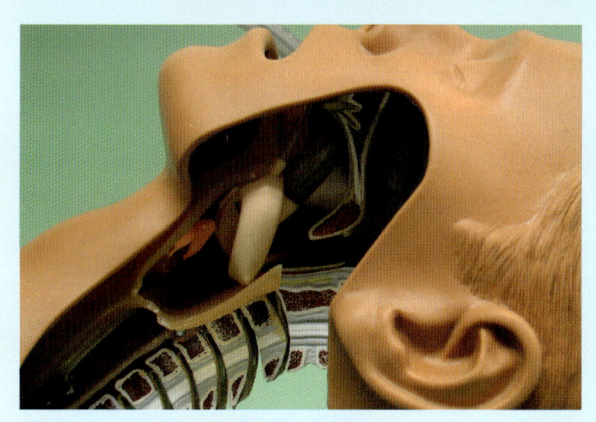

図15-1：マスクの中央部での反転

LMA™全体がねじれている

LMA™を回転しながら挿入すると、器具全体がねじれて挿入されることがある（**図15-2**）。この場合もマスクが喉頭を包み込めていないため、有効な換気ができない危険性がある。

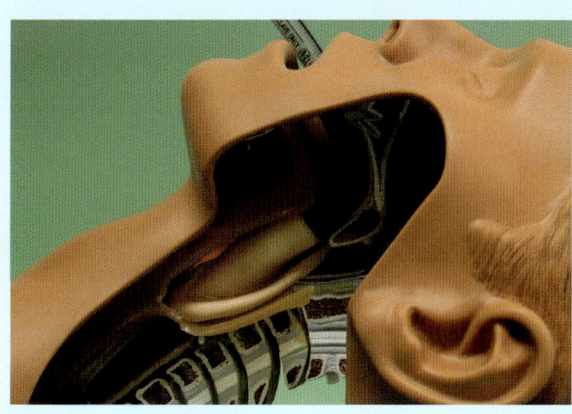

図15-2：マスクのねじれ

マスクが浅すぎる

マスクの挿入が浅すぎると、麻酔中にマスクの先端で声門を閉塞させることがある（**図15-3**）。またマスク近位部のカフで舌根部を圧迫することによるチアノーゼの発生、口腔粘膜下を走る舌神経や舌下神経の圧迫による麻痺を起こす危険性がある。

LMA ProSeal™の場合、吸気ガスがドレーンチューブから漏れ出し、十分な換気量が保てなくなることがある。

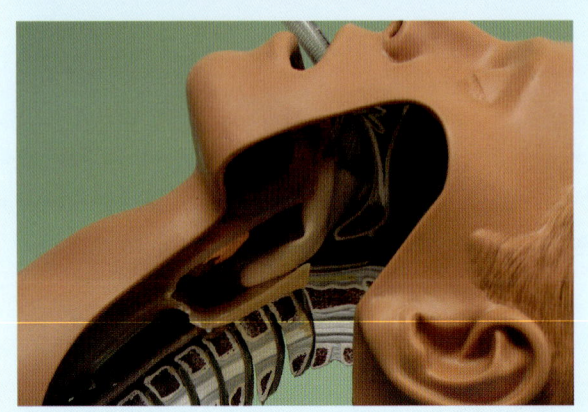

図15-3：浅い挿入

マスクが深すぎる

マスクの挿入が深すぎると、マスク近位部で声門を閉塞させてしまうことがある（**図15-4**）。また下咽頭を超えて上部食道までマスクが迷入すると、上部食道括約筋が過剰に伸展させられる。この状況では、下部食道括約筋は弛緩状態となり、その結果、胃内容物が逆流しやすくなる。

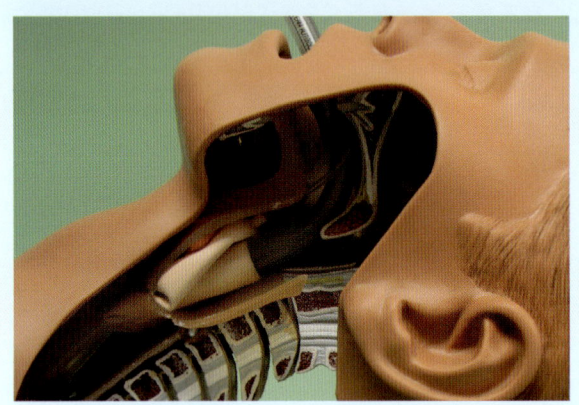

図15-4：深い挿入

マスクの先端が背側に折れ曲がっている

マスクの先端が折れ曲がって下咽頭に挿入された状態でカフが膨らまされると、下咽頭が過剰に伸展され、背側から喉頭を圧迫して声門を狭窄させる危険性がある（**図15-5**）。またマスク先端が急にまっすぐになろうとして跳ね返り、マスク遠位端が下咽頭から抜け出す危険性が高い。LMA ProSeal™ではマスクの先端が折れ曲がっていると、ドレーンチューブが閉塞し、その機能を失う。

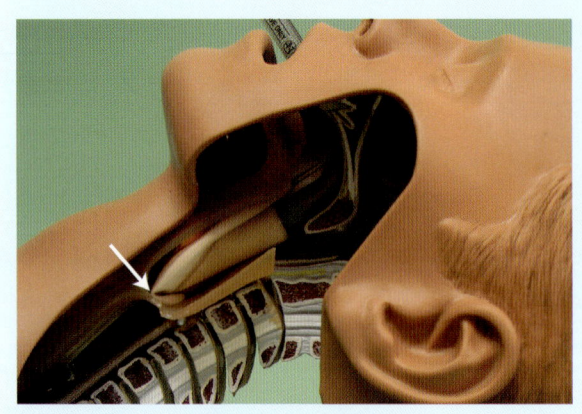

図15-5：マスク先端の背側折れ曲がり

喉頭蓋が押し倒されている

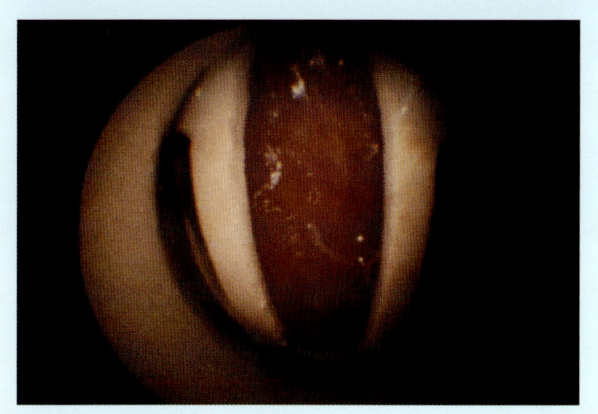

図15-6：喉頭蓋による閉塞

マスク挿入時に喉頭蓋が押し倒されると換気ができなくなることがある（**図15-6**）。またこのような状況では、LMA™を介した気管挿管の成功率も著明に低下する。

披裂軟骨が押し倒されている

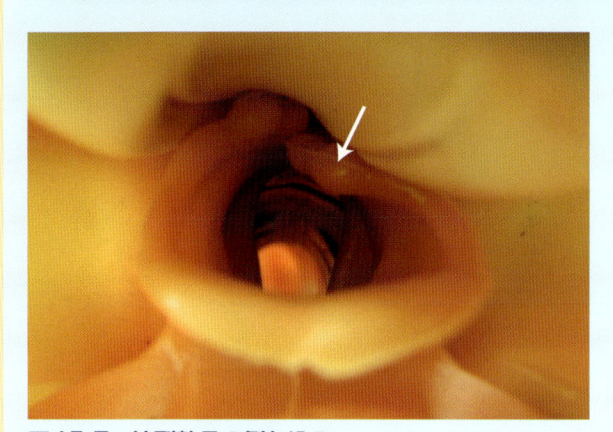

図15-7：披裂軟骨の倒れ込み

カフを過膨張させた場合には、喉頭が極度に前方に押し倒されることがある（**図15-7**）。特に、マスクが輪状軟骨レベルの深さまで達しないで下咽頭の入口部のみに挿入されていると、披裂軟骨が前方に倒れこみ、声門が狭窄する危険性がある。

マスク先端が喉頭に迷入している

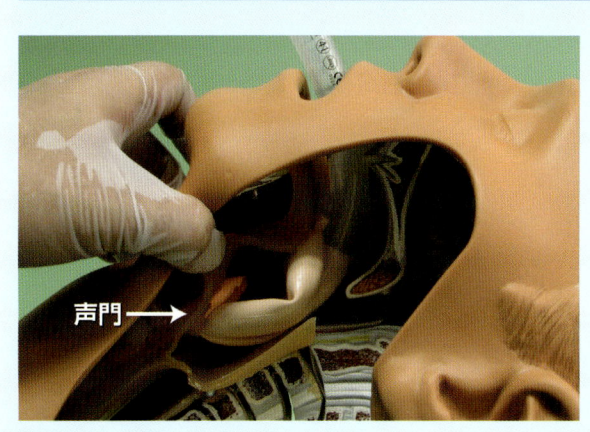

声門→

図15-8：喉頭への迷入

マスクが喉頭に迷入すると、挿入当初は換気ができていても、途中で閉塞する危険性が高い（**図15-8**）。とくに亜酸化窒素を使用していると、カフがより膨らみ、声門部をさらに占拠して閉塞する危険性がある。またマスクによる圧力により、声帯麻痺を起こすことがある。

LMA ProSeal™の場合、ドレーンチューブの遠位端が一部でも声門に面していると、吸気ガスがドレーンチューブを通って、外部に漏れてしまい、換気が不十分となる危険性がある。

ここがポイント！

- 換気が可能であるからといって、マスクの位置が正しいとはかぎらない
- マスクが正しい位置に挿入されていないと、さまざまな合併症を起こす

16. 正しく挿入されているかを確認する

換気と位置の確認

LMA™を挿入したら、換気の可否を確かめる。ただし換気が可能であっても、正しい位置に挿入されたとは限らないことに認識しておく必要がある。位置が正しくないと、麻酔中にLMA™がずれて気道が閉塞したり、麻酔からの覚醒時に喉頭痙攣を誘発したりする危険性がある。またLMA ProSeal™では換気ガスがドレーンチューブから漏れたり、胃内に押し込まれたりすることがある。そのため、換気が可能であっても位置確認をする必要がある。

換気の確認

LMA™を挿入したら、まず換気が可能かを確認しよう（**表16-1**）。

表16-1：換気の確認

1. 用手換気にあわせて胸が上下する。
2. マスク周辺からガスが漏れない。
3. 胸部を聴診し、両肺野で呼吸音を聴取する。
4. 頸部を聴診し、閉塞音を認めない。
5. カプノグラフで矩形波の二酸化炭素の波形を見る。

位置の確認

LMA™が正確な位置に挿入されたかどうかはレントゲン撮影やMRI、気管支ファイバースコープなどにより確認することは可能だが、これらを用いた確認を日々の臨床で行うことはむずかしい。臨床の場では、以下の方法でマスクが正しい位置に挿入されていることを確認しよう。

1. 挿入時に食道開口部にマスク遠位端が到達したときに独特の弾性を感じる。

マスクが正しく食道入口部に挿入される感覚をつかむ。正しく挿入されると、腸管を圧迫したときの独特の「むにゅ」という感触が得られる。もしマスク先端が声門に迷入していたらゴツっと当たるような感覚がするはずだ。

2. カフを膨らませるとマスクが1cmほど抜け出してくる。

カフを膨らませると、食道入口部の形状に沿うためにマスクは1cmほど抜けてくる。もし数センチも出てきたならば、カフの先端は声門に当たっている可能性が高い。逆にカフを膨らませてもマスクの位置に変化がない場合は、マスクが十分深くまで挿入されていない可能性がある。

3. カフを膨らませると喉頭が前方に押し出される

マスクは下咽頭に挿入されるため、カフを膨らませると喉頭は前方に押し出される。また喉頭部を圧迫すると、カフ圧が上がり、パイロットバルーンが少し膨らむはずである。もしマスク先端が声門に迷入したり、反転していたりして、正しく下咽頭に挿入されていないと、このような隆起は確認できない。

4. エアウェイチューブ上の黒線が正しくまっすぐになっている

エアウェイチューブ上の黒線がまっすぐで、上顎前歯に向かっていることを確認する。黒線がねじれていたり、側方に向いているのは、マスクがねじれている証拠である。

5. 挿入後に開口し、マスクが見えない

LMA™が正しく挿入されると、近位端は扁桃より尾側に存在するはずだ。マスク挿入後に開口してマスクが見えるならば、マスク遠位部が下咽頭まで十分深く挿入されていない、あるいは声門に迷入していると判断しよう。

6. 正常なカプノグラフ波形が認められる

LMA™が正しく挿入されて、気道閉塞がなければ、呼気二酸化炭素の濃度波形が典型的な矩形波を示すはずだ。呼気相が異常に長いときには、マスクの先端部分が声門に迷入している可能性がある。

LMA ProSeal™の位置確認

LMA ProSeal™の位置確認にはさらに3つの方法がある。

1. バイトブロックが歯と歯の間に位置している

LMA ProSeal™が正しく挿入されると、バイトブロックの部位が上下顎前歯間にくるはずだ。もしバイトブロック部が口腔外にあるようなら、マスクが浅すぎると判断する。逆にバイトブロック近位端が口腔内にある場合は、マスクが深すぎる証拠だ。

2. 胃管が挿入できる

LMA ProSeal™が正しく挿入されていると、ドレーンチューブを介して胃管を容易に挿入できるはずである。

3. ゼリーを用いて確認（バブル法）

医療用ゼリーを用い、マスク先端が正しく下咽頭に挿入されているかを確認する（バブル法）。

調節換気を行いながら、ドレーンチューブの近位端を医療用の水溶性潤滑剤で閉塞させる。もしマスク先端が声門に面していれば、漏れ出した呼気ガスが吸引口を介して排出されるため、ゼリーの泡（バブル）ができてしまう（**図16-1a**）。一方、正しく挿入されていた場合、呼気ガスの吸引口からの漏れはないため、ゼリーの位置はあまり変わらない（**図16-1b**）。

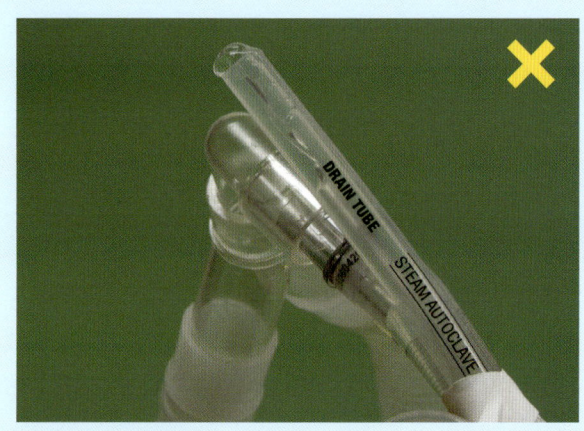

図16-1a：調節換気によるゼリーの泡

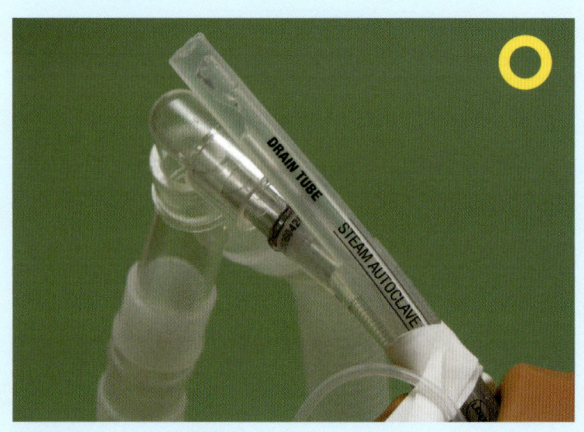

図16-1b：ゼリーは不変

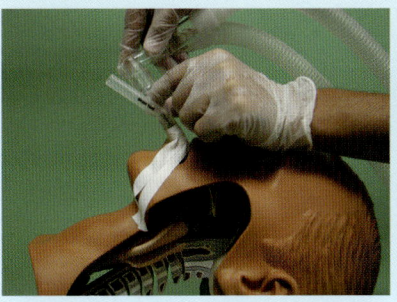

麻酔回路に接続し、調節換気を開始する。

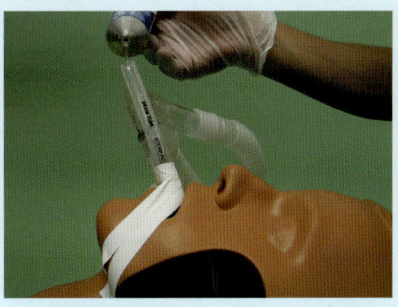

水溶性潤滑剤でドレーンチューブの近位端を閉塞させる。

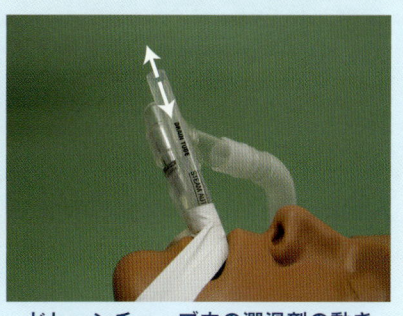

ドレーンチューブ内の潤滑剤の動きを観察する。マスク先端のドレーンチューブが正しく下咽頭に挿入されていれば、呼気ガスがドレーンチューブを介して排出されることはなく、潤滑剤が呼吸に合わせて多少上下するだけである。

ここがポイント！

- マスクが正しい位置に挿入されたかどうかは、いくつかの方法で推測できる
- LMA ProSeal™ の位置確認にはバブル法が効果的である

17. なぜ換気が困難となる？

LMA™の挿入が困難

LMA™の挿入は容易なことが多いが、オールマイティではない。さまざまな要因で挿入が困難となる（**表17-1**）。

表17-1：LMA™の挿入困難、換気困難を起こしえる代表的な要因

不慣れ
浅麻酔
開口制限
頭頸部伸屈曲制限
口腔咽頭部腫瘤　など 　扁桃肥大 　口腔内腫瘤
喉頭、気管閉塞 　喉頭痙攣 　喉頭、気管内腫瘤 　気道内異物 　外因性気道閉塞　など

開口障害

開口が障害されていると、挿入が困難あるいは不可能となる。とくにLMA Fastrach™ではマスクとエアウェイチューブの接合部が最も厚く、上下歯列間が20〜25mm以下になると挿入はむずかしい。

口腔・咽頭軸角度が狭い

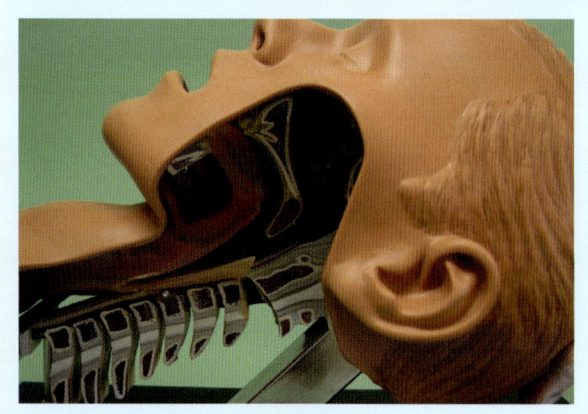

図17-1：狭い口腔・咽頭軸角度

口腔と咽頭軸の交差する舌根部の咽頭後壁を通過するのが困難となる。とくに小児で起こりやすいといわれている（**図17-1**）。

口腔と咽頭軸の角度が狭くなると、LMA™の挿入が困難となり、角度が90度以下になると挿入が不可能となる（**エビデンス研究21〜22**）。そのため慢性関節リウマチなどで頸椎の可動域制限がある場合は、挿入が困難となる率が高くなる。また不安定な頸椎のため頸椎を水平固定をした場合はClassic™の挿入はむずかしい。一方、Fastrach™やProSeal™はClassic™に比し、挿入が比較的容易である。

扁桃肥大

扁桃肥大などマスクの挿入経路に障害物がある場合、Classic™の挿入が困難となることがある。この場合、Flexible™を使用すると、マスクが両扁桃肥大部間を通過する際に、自然に斜めになり、通過しやすくなる。

輪状軟骨部の圧迫

誤嚥を防ぐため麻酔の導入時に輪状軟骨部を圧迫することがあるが、この操作下にLMA™を挿入すると、理論的には適切な深さにまで挿入できない（**エビデンス研究23**）（図17-2）。

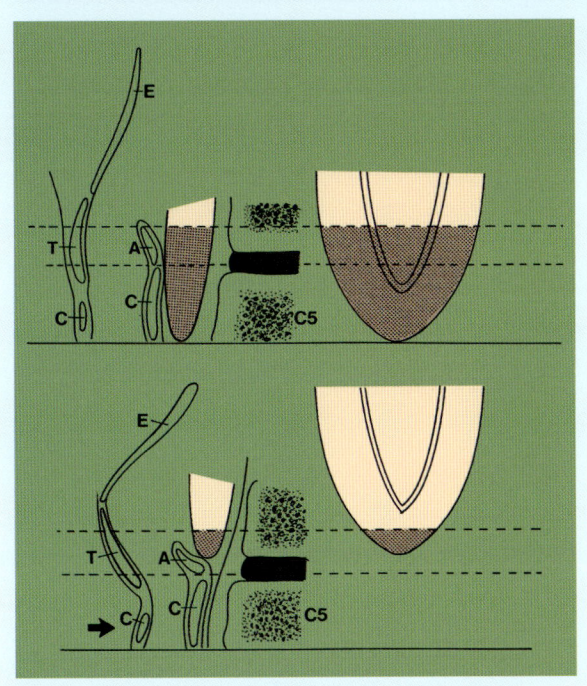

図17-2：輪状軟骨部圧迫が挿入位置に及ぼす影響

LMA™が挿入できても換気が困難

息ごらえ

LMA™が正しく挿入されたと判断されても、挿入後20〜30秒に、換気ができなくなることがある。ところが、挿入に失敗したかと思っている間に、急に換気ができるようになった経験があるはずだ。この場合は、いわゆる息ごらえを起こしたと考えるとよい。LMA™の挿入は、物を飲み込んだときと同じ状況下であり、すなわち誤嚥を防ぐために声門を閉鎖しているためである。ただし、マスクが声門に迷入して閉塞している場合との鑑別が必要だ。

マスクが浅すぎる

LMA Classic™の場合は、マスク遠位部が下咽頭に挿入されていなくても、換気が可能なことがある。一方 ProSeal™では、マスク遠位部が下咽頭に位置していないと、呼気がドレーンチューブを介して漏れ出すなど、換気が不十分となる危険性が高い。

舌根扁桃肥大

舌がマスクの挿入を困難とするという意見もあるが、舌はマスクの挿入経路に存在しないため理論的には影響することはない。しかし、舌根扁桃が極度に肥大していると、挿入が可能でも声門が閉塞し、換気が困難となる場合がある。

輪状軟骨部の圧迫

輪状軟骨部の圧迫により逆流した胃内容物の口腔内への流入を防止することができるが、この機能はラリンジアルマスクが挿入された状態でも保たれる。また胃への空気の注入も有効に防ぐことができる。ただし、この処置により換気量は減少する。

エビデンス研究

研究21

比較：口腔軸と咽頭軸のつくる角度の違いにより、LMA Classic™の挿入の難易度に差があるか否かを、口腔軸-咽頭軸間角度70～110°のアルミ板モデルを用いて調べた。

結果：角度が90°以上あればClassic™の挿入は容易であったが、それ以下になると、曲がった部位でマスクがとどまり、それ以上進めることができなかった。（図17-3a,b）

出典：Ishimuraら. Anesthesiology 1995; 83: 867-869.

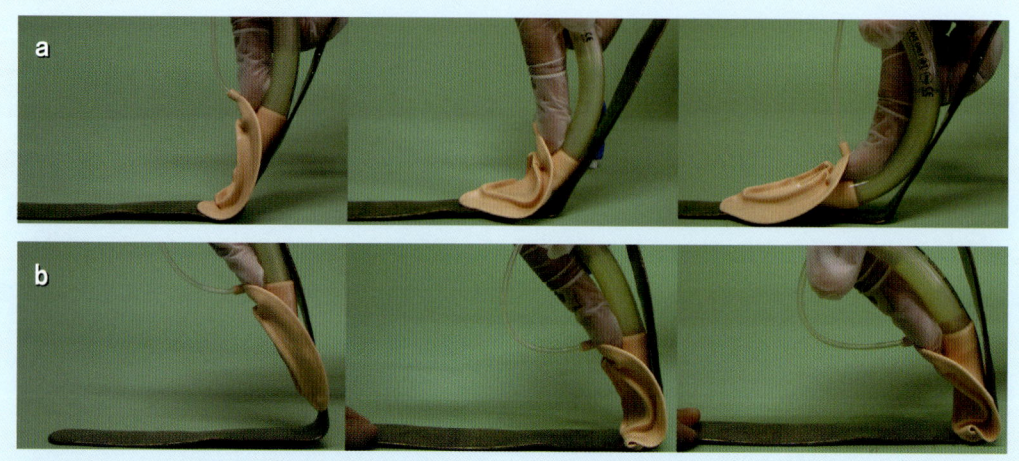

図17-3a, b：口腔軸－咽頭軸間角度が90°以上（a）あるいは以下（b）におけるLMA Classic™の挿入の難易度。90°以上あると挿入は容易だが、それ以下になると挿入が不可能。

研究22

比較：20人の対象において、頭頸部をスニッフィング位と頭頸部を両手で固定した状態（頭頸部水平固定）（**図17-4**）で、LMA Classic™ の挿入状況を比較した。

結果：頭頸部水平固定下では、Classic™の挿入は困難となった。

出典：Asaiら. Br J Anaesth 1998; 80: 617-620.

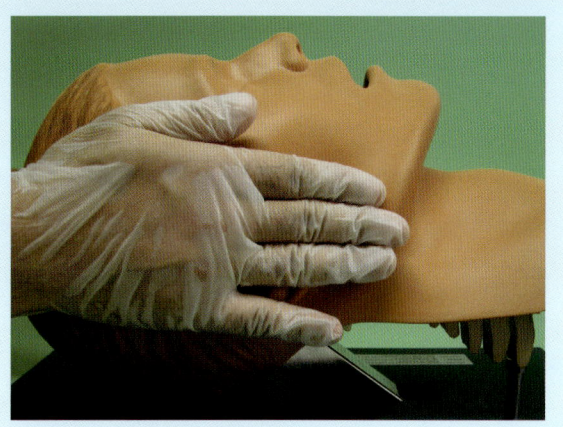

図17-4：頭頸部水平固定位

研究23

比較：22症例においてLMA Classic™挿入時の、輪状軟骨部への圧迫の有無により、換気の成功率と気管支ファイバースコープを用いてマスクが適切に声門に向かっているかを比較した。

結果：輪状軟骨部に圧迫を加えなかった場合は、Classic™を介した換気は常に可能であった。一方、圧迫を加えた場合に、換気が可能であったのは22人中3人のみであった。ファイバースコープで声門を確認できたのは、圧迫なしで21人、圧迫ありでは3人であった。

解釈：輪状軟骨部への圧迫により、LMA Classic™の挿入が困難となる。

出典：Asaiら. Br J Anaesth 1995; 74: 521-525.

👉 ここがポイント！

- いくつかの事象でLMA™の挿入が困難となる
- またいくつかの事象でLMA™の挿入は可能であっても、換気が困難となることがある

18. 固定法にもコツがある

バイトブロック

　LMA™挿入後は、エアウェイチューブが噛まれて閉塞しないように、バイトブロックを用いる必要がある。LMA ProSeal™およびSupreme™には一体型バイトブロックがついており、バイトブロックを用意する必要はない。一方、LMA Classic™、Unique™、Flexible™では、バイトブロックを使用する必要がある。

　製造元が推奨するバイトブロックはガーゼを手で巻いたもので、経口エアウェイ（グデルエアウェイ）や気管挿管用によく用いられている硬い円柱のバイトブロックは、エアウェイチューブを圧迫して閉塞させたり、正中からマスクをずらせる危険性があり、使用しないように警告している（**図18-1**）。

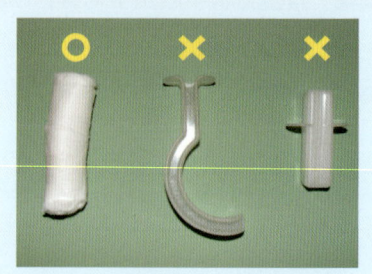

図18-1：各種バイトブロック

バイトブロックの挿入

　ProSeal™やSupreme™以外のLMA™使用時は、バイトブロックを挿入して噛まれても気道が閉塞しないようにする。

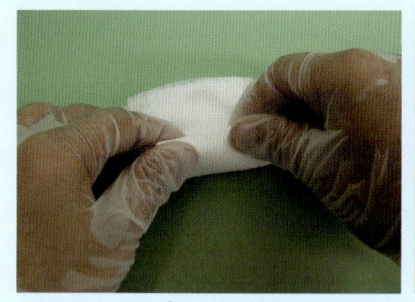

約10×10cm²のガーゼを3〜4枚重ね、長さが5cmほどの円筒状にきつく巻く。

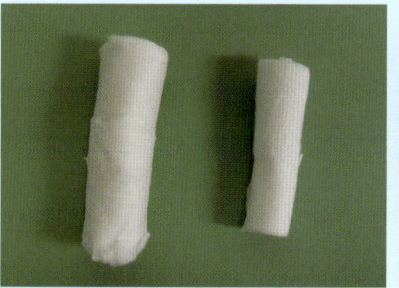

そのガーゼを医療用テープでしっかりと巻きつけ、直径を大人用で3cm以上、小児用で2cm以上にする。

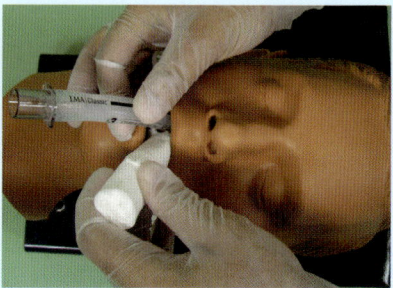

LMA™の挿入後、バイトブロックを挿入する。

これらは不適切だ。

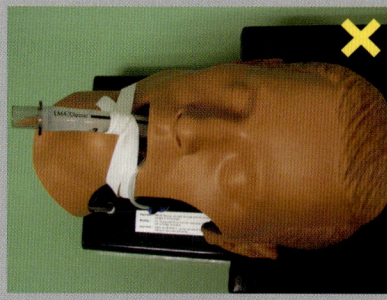

バイトブロックなしでLMA Classic™、Unique™、Flexible™を使用する。

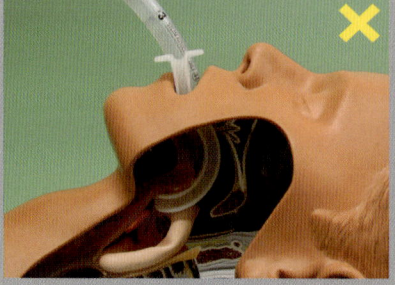

経口グデルエアウェイをバイトブロックとして使用すると、エアウェイチューブが正中からそれるか、あるいはマスクがずれる危険性がある。

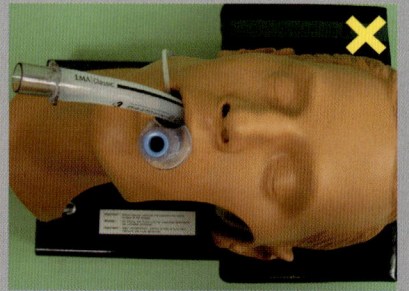

硬い円柱状のバイトブロックを挿入する。

固定法

LMA™が正しい位置に挿入されても、これで安心してはいけない。挿入後も麻酔中にマスクがずれないように配慮する。固定のコツはエアウェイチューブが反り返らないようにすることだ。

LMA Classic™, Unique™の固定

LMA Classic™およびUnique™のエアウェイチューブには弱い彎曲がついている。そのため、挿入されると自然に硬口蓋、咽頭後壁の彎曲に沿ってもたれかかりマスクの位置が安定する（**図18-2**）。エアウェイチューブの自然な彎曲を保って固定しよう。

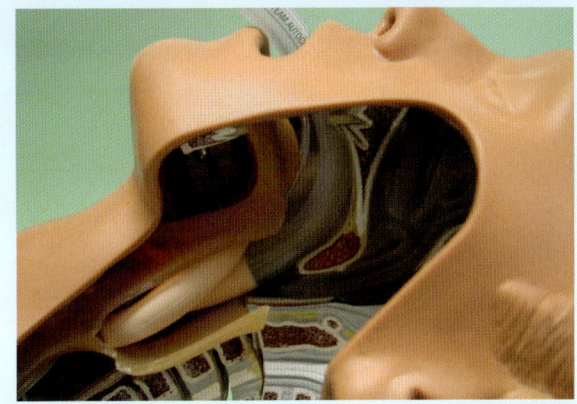

図18-2：LMA™エアウェイチューブが硬口蓋、咽頭後壁の彎曲に沿うように固定。

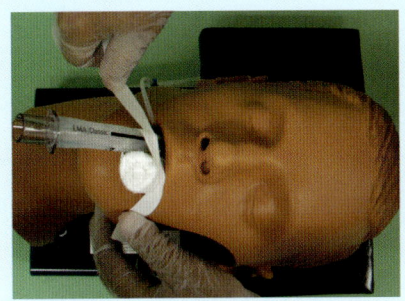

自然なチューブの彎曲を保つように固定する。そのためには、粘着テープで主に下顎に固定する。

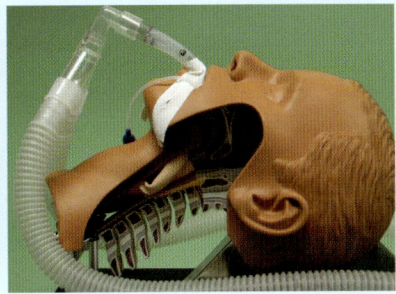

麻酔回路を尾側からLMA™に接続する。

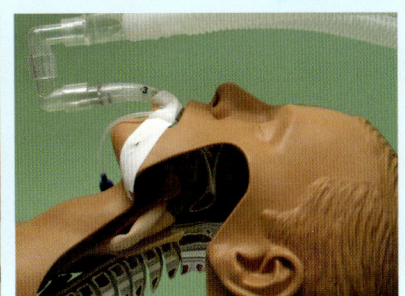

下顎固定時の麻酔回路接続法

こんな固定は不合格だ。

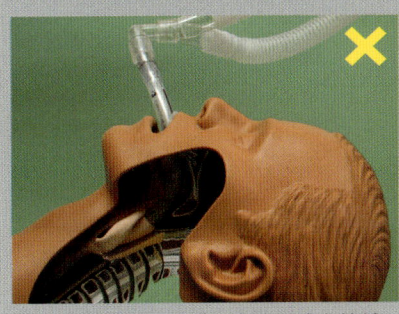

LMA™を固定せずに麻酔回路を接続すると、自然に抜け出す危険性が高い。

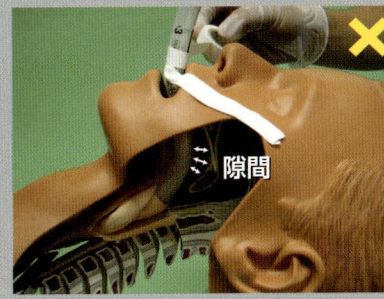

エアウェイチューブを頭側に向けて固定する。チューブが口腔内で反り返り、マスクがずれやすくなる。

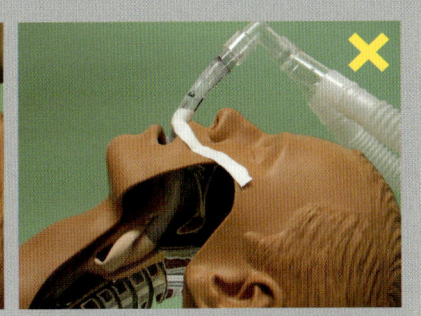

麻酔回路を頭側からLMA™に接続したため、エアウェイチューブが反り返り、マスクがずれやすくなる。

LMA Flexible™, ProSeal™の固定

　LMA Flexible™およびProSeal™のエアウェイチューブは真っ直ぐなので、硬口蓋から咽頭後壁の彎曲に沿うように固定しよう。

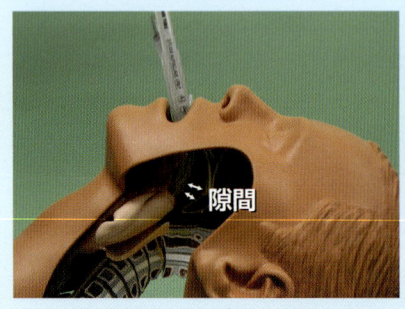

エアウェイチューブは工夫をしないと、硬口蓋と咽頭後壁から離れてしまう。	エアウェイチューブを軽く口腔内に向かって押し、LMA Classic™のチューブのように彎曲させる。	粘着テープでエアウェイチューブを下顎に固定し、麻酔回路を尾側から接続する。

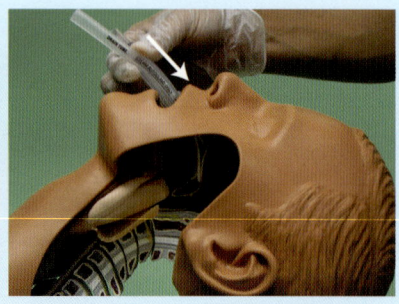

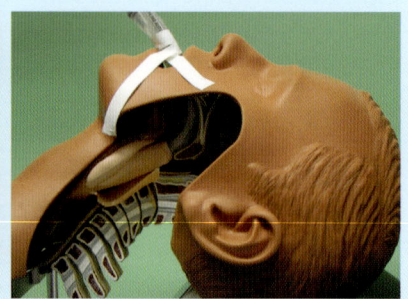

LMA Supreme™の固定

　LMA Supreme™のチューブは、口腔・咽頭壁の形状に沿うように彎曲しているが、理論的には、各症例にその彎曲が常にぴったり合うとは限らない。そのため、器具を軽く押し込む状態にし、弾力性のあるチューブが咽頭壁に密着するように固定する。そのためには、Supreme™のコネクタ近くの突起を利用する。

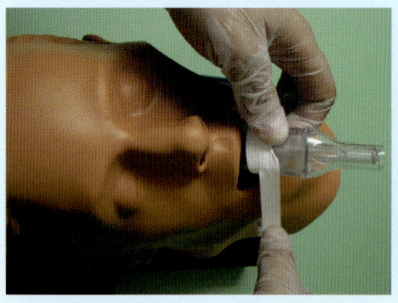

Supreme™を挿入し、Classic™と同様に固定する。	絆創膏を伸ばして持ち、その中央でSupreme™のコネクタ近くにある突起部に張り付ける。	絆創膏の両端を顔に向かって軽く引っ張り、器具に軽い力が加わるように両頬に固定する。

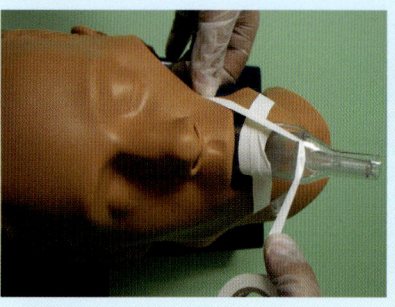

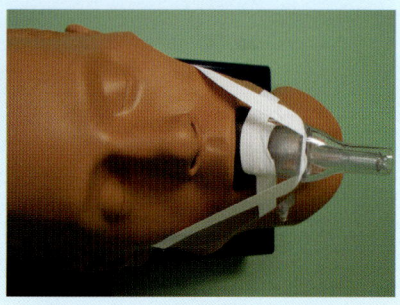

👉 ここがポイント！

- LMA Classic™、Unique™、Flexible™では、バイトブロックが必要である
- LMA ProSeal™およびSupreme™には一体型バイトブロックがついており、別のバイトブロックを用意する必要はない

19. 胃管も挿入できるぞ

胃管を使うならLMA ProSeal™ かSupreme™

LMA ProSeal™あるいはSupreme™ではドレーンチューブを介して胃管の挿入が可能である。またそれ以外のLMA™の使用中でも、胃管の挿入が可能だ。ただし、胃管を留置しても逆流と誤嚥の危険性はなくならない。むしろ胃管の留置によって下部食道括約筋が機能せずに逆流しやすくなる可能性があるという。従って、胃管の挿入が可能であっても、胃内容物が逆流する危険性のある症例ではLMA™の使用はやはり禁忌と考えるべきである（第7～8章参照）。

LMA ProSeal™，Supreme™を介した胃管の挿入

LMA ProSeal™あるいはSupreme™が正しい位置に挿入されていると、胃管がドレーンチューブ内を容易に進んでいくはずだ。胃管が正しく胃内に到達したことが確認できれば、ProSeal™あるいはSupreme™の先端が正しく食道開口部に向いていることも確認出来、便利である。

表19-1：各サイズのLMA ProSeal™に使用可能な胃管の最大サイズ

ProSeal™	通常胃管	セイレムサンプチューブ
1.5	10Fr	8Fr
2	10Fr	8Fr
2.5	14Fr	12Fr
3	16Fr	14Fr
4	16Fr	14Fr

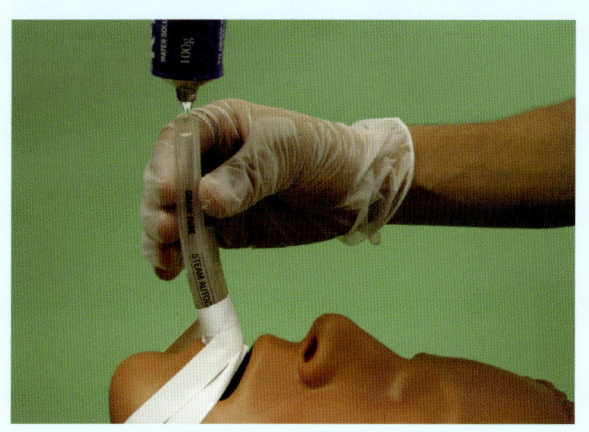

ドレーンチューブに水溶性の潤滑剤を少量注入する。

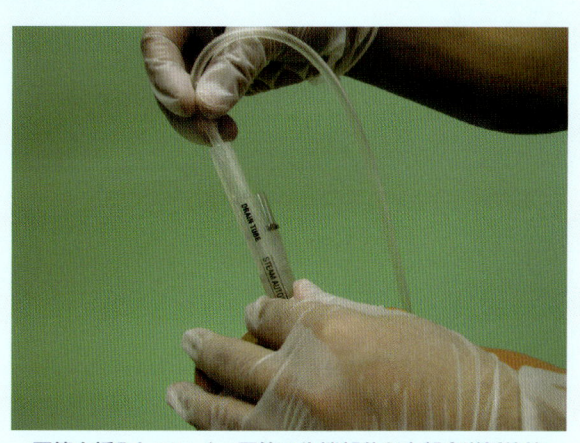

胃管を挿入していく。胃管の先端部分が上部食道括約筋に押し当たるにつれて、通常は何らかの抵抗を感じる。このときに力をかけないように注意しよう。

LMA ProSeal™以外のLMA™を介した胃管挿入

理想としては胃管はLMA™挿入前に通しておくとよいが、挿入された後でも胃管の挿入は可能である。その場合、LMA™のカフ内の空気を少し脱気してから胃管を挿入するとよい。

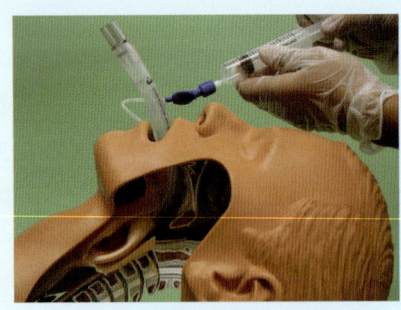

LMA™のカフを少し抜く。このとき重みでLMA™が押し込まれないように、麻酔回路をはずす。

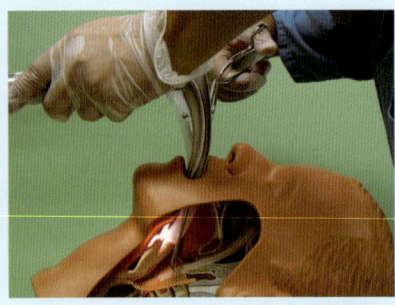

喉頭鏡とマギール鉗子を用いて胃管を進め、正しく胃に入ったことを確認する。

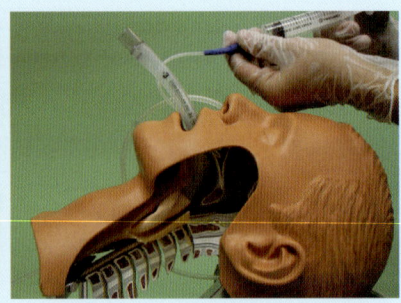

LMA™のカフを再び膨らませ、換気が可能なことを再確認する。

これらは不適切だ！

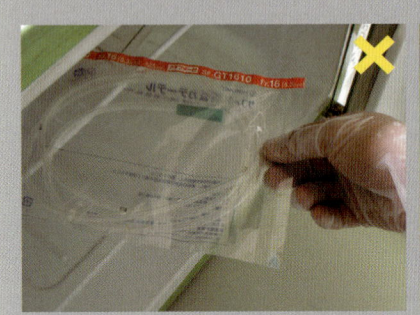

冷却して硬化させた胃管を挿入してはならない。硬化したチューブにより食道穿孔などの組織を損傷する危険がある。また食道病変が認められる場合、または疑われる場合にも挿入は避ける。

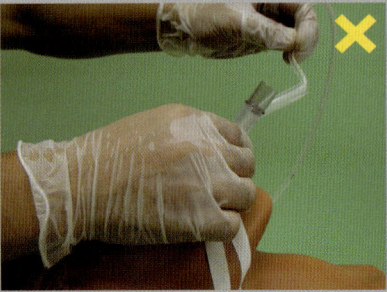

バブルテストにおいて、ProSeal™の先端が声門に向かっていると思われたときや、抵抗がある場合は、胃管を挿入してはいけない。胃管が気管に誤って挿入されたり、食道を損傷する危険がある。

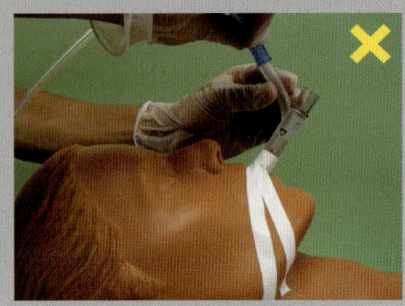

ドレーンチューブの先端部から直接吸引してはいけない。ドレーンチューブ遠位端部にある上部食道括約筋に吸引圧が過剰に加わり、粘膜損傷を起こす危険がある。

ここがポイント！

- LMA ProSeal™あるいはSupreme™ではドレーンチューブを介して胃管の挿入が可能である
- それ以外のLMA™挿入後でも、マスクの背後から胃管を挿入できる

20. 適切な麻酔維持で"安全飛行"

適切な麻酔深度を維持する

LMA™の挿入は気管挿管に比べ侵襲が小さい、と言われるため、手術中に比較的浅い麻酔で維持する人がいる。しかし、これは危険だ。LMA™による刺激が小さいのは確かだが、われわれが麻酔を行うのは、LMA™の刺激を抑えるためではなく、手術侵襲を抑制するのが主目的である、ということを忘れてはならない。浅い麻酔を行うと、手術刺激で喉頭反射を誘発したり、息をこらえたり、胃内へ空気を吸い込んで胃拡張を起こさせる危険性がある。そのため、LMA™使用時であっても、手術操作によって逃避反応が生じないだけの十分な麻酔深度を保つべきである。

筋弛緩薬を投与していれば、たとえ麻酔深度が不十分であっても逃避反応は抑えられる。しかし、これは麻酔というよりは無意識にでも痛み刺激から逃避したい、という反応を強制的に押さえ込んでいるようなものである。筋弛緩薬の効果が減衰してきた時点で、声門が狭窄することがあり、注意を要する。痛み刺激の伝達や認知を抑制して逃避反射が発現しない麻酔深度を得ていれば、心配はない。

換気法：自発呼吸か調節換気か？

LMA™挿入後は、自発呼吸と調節換気の両方を選択できる。ただし、ProSeal™は調節換気下で使用するようにデザインされており、自発呼吸で管理するには慎重な配慮を要す。一方、Classic™やUnique™では、調節換気時にマスク周囲からのガス漏れが比較的多いため、自発呼吸の保持が推奨されている。どちらの呼吸管理法を用いるかは、両方式の利点と欠点（**表20-1**）を比較して決める。

表20-1：LMA™使用時における自発呼吸の調節換気に対する得失

利点
1. マスクの高い気密性は不要である
2. 胃内に麻酔ガスが押し込まれる危険性が低い
3. 呼吸の変化により、麻酔深度を把握しやすい
4. 呼吸の変化により、麻酔深度が自動的に調節される
5. 調節換気時と異なり、手術終了時に筋弛緩薬への拮抗薬は不要である

欠点
1. 呼吸抑制によるガス交換障害が起こりえる
2. フェンタニルなどの一回投与量が制限される
3. 長時間の麻酔により、呼吸筋疲労の可能性がある

調節換気

LMA™の使用中も調節換気を安全に施行できる。ただし、マスク周囲からの吸気ガスの漏れが多くなったり、ガスを胃内に押しこんだりしない注意が必要である。気道内圧がClassic™では17～20cmH_2O、ProSeal™では25～30cmH_2Oになると、マスク周囲よりガスが漏れ出す。そのため、回路内圧が20cmH_2Oを越すと予測された場合は、ProSeal™を用いよう。

調節換気時にガス漏れによる合併症を最小限に抑えるため、気道内圧が高くならないように換気条件を設定する。具体的には、1回換気量を6～8mL/kgに設定すれば、気道内圧が20cmH_2Oを超えることはまれである。1回換気量が少なめの場合は、換気回数を14～15回/分にすれば適切な肺胞換気量が得られる。もしこの設定でも過剰な吸気ガスの漏れがあれば、マスクのサイズを変更するか、気管挿管を考慮する。

自発呼吸

麻酔導入後にLMA™を上手に挿入し、麻酔深度を十分なレベルに維持すれば、筋弛緩薬を必要とし

ないため、自発呼吸を保つことができる。
　高濃度の吸入麻酔薬投与下に自発呼吸を維持すると、手術刺激による喉頭反射を抑制できるだけでなく麻酔深度の自動調節が可能、という利点がある。手術刺激が加わると呼吸が増強するため、より多くの麻酔ガスを吸入し、麻酔は自動的に深まる。一方、麻酔が手術刺激に対して相対的に深くなると、呼吸が抑制され吸入麻酔薬の吸入量も減少する。従って、吸入麻酔薬を高濃度に保っておくと、手術刺激の変化に対して自動的に換気量が変化し、適切な麻酔深度が保たれる。

カフ内圧をモニターする

　亜酸化窒素を用いて全身麻酔を行うと、カフ内のガス量が増加する（**エビデンス研究24**）。カフ量の増加によりマスク周囲からのガス漏れが増加するとともに、術後咽頭痛の発生率が上昇するなどの危険性がある（**第14章、エビデンス研究16〜19参照**）。そのため、時々カフ内圧を確かめて、カフ内圧が上昇した場合には、カフ内のガスを少し抜き取って調節しよう。LMA Unique™では亜酸化窒素を用いても、カフ内圧の上昇はほとんど見られないが、Classic™に比べマスク壁が硬いため、挿入後にカフ内圧が過剰にならないように注意しよう。

カフ内圧の確認

カフ内圧が高すぎていないかは、以下の方法で確認する。
(1) 圧モニターまたは圧力トランスデューサを使用
(2) パイロットバルーンの触診
　カフ内圧が60 cmH$_2$Oのときはパイロットバルーンに弾性があるが、パイロットバルーンが硬くて形状がオリーブ状のときは、カフ内に過剰な圧力が生じている可能性が高い。挿入直後のパイロットバルーンの弾性を覚えておき、麻酔中に変っていないかをときどき調べるとよい。

エビデンス研究

研究24

比較：60症例においてLMA Classic™およびUnique™を挿入し、内圧が60 cmH$_2$Oになるまでカフを膨らませた後に、66％亜酸化窒素を用いて換気し、カフ内圧の変化を調査した（クロスオーバー試験）。またカフ内を60 cmH$_2$Oと180 cmH$_2$Oに規定し、マスク周囲から吸気ガスが漏れる最低気道内圧を比較した。

結果：LMA Classic™ではカフ圧は30分間で100 cmH$_2$Oを超えるまで上昇したが、Unique™ではカフ内圧に変化はなかった（**図20-1**）。

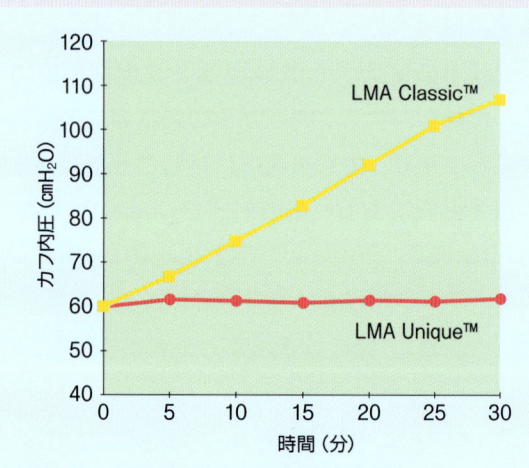

図20-1：Classic™とUnique™の比較

Classic™とUnique™の両者において、カフ内圧を180cmH$_2$Oで維持したほうが60cmH$_2$O時に比し、マスク周囲からガス漏れを生じる気道内圧が低い、すなわち漏れやすかった。
解釈：亜酸化窒素を用いた麻酔中は、Classic™を用いるとカフ内圧が著明に上昇し、マスク周囲からのガス漏れ発生の危険性が高くなる。
出典：Brimacombeら. Anesth Analg 1998; 87: 921-4.

LMA™使用中の合併症を減らす

LMA™使用中の合併症がいくつか報告されているが、これらのほとんどは予防可能であり、起こさせないように努力しよう。

気道閉塞

麻酔中の合併症として最も困るものの1つが気道閉塞だ。麻酔導入時や手術開始時には気道閉塞はなかったのに、術中に気道が閉塞して、下顎挙上が必要になったり、気管挿管に変更した経験はないだろうか？　その場合、多くの人はLMA™の位置がずれたと考えるようだが、実はほかにも多彩な原因が存在する（**表20-2**）。そのため、原因を鑑別するとともに、それに対する適切な処置を行う必要がある。

表20-2：麻酔中の気道閉塞の原因
1. LMA™の位置ずれによる閉塞
2. 喉頭蓋による閉塞
3. マスク先端による声門部閉塞
4. 声門あるいはそれ以遠の閉塞

考えられる原因

1. **LMA™の位置がずれて閉塞**：挿入時にLMA™の位置が浅すぎると、麻酔中にマスクが抜け出したり、ねじれて気道が閉塞することがある。またエアウェイチューブの固定や呼吸回路の接続が不適切だと、マスクがずれることがある。そのため良い位置への挿入と正しい固定の両者が必要である。

2. **喉頭蓋による閉塞**：麻酔中に、呼吸回路の重みなどでマスクの位置が深くなると、喉頭蓋を押し倒すことがある。また喉頭蓋が倒れかけマスク開口部や声門を閉塞することがある。

3. **マスクの先端による声門部閉塞**：挿入時にLMA™の位置が浅いと、麻酔中にマスクが深くなり、声門に迷入することがある。また挿入時にLMA™の先端が声門に迷入すると、はじめは換気が可能であっても、麻酔中に亜酸化窒素によりカフが膨らみ、声門を徐々に閉塞することがある。また筋弛緩作用が弱まると、迷入しているマスク先端の刺激で喉頭痙攣を起こして、気道閉塞状態になることもある。

4. **声門あるいはそれ以遠の閉塞**：麻酔が浅いと、患者が無意識であっても、痛み刺激に対する逃避反応で、「うっ」と息ごらえをしたり、喉頭痙攣や気管支痙攣を起こしたりする危険性が高くなる。そのため、手術操作による逃避反射が起こらない程度の麻酔深度を得るべきだ。

鑑別と対処

術中に気道閉塞が発生したら、LMA™による閉塞か、それとも喉頭痙攣などのストレス反射によるものかを見極めて、適切な対処法を行うことが重要だ。

LMA™が気道閉塞の直接原因であれば、位置を調節したり、挿入し直したりする必要がある。この時に麻酔が浅いと、マスク位置の調整により喉頭痙攣などのストレス反射が誘発され、複合的閉塞になりかねない。一方、ストレス反射で気道閉塞が生じているのに、LMA™による閉塞と判断してマスクの位置を調整をすると、ストレス反射が増強して閉塞状況を悪化させかねない。ストレス反射が原因の場合は、麻酔を深くするか筋弛緩薬を投与するだけで気道の開通が得られる可能性がある。

有効な鑑別方法の一つは、聴診である。まずは胸部を聴診し、気管支痙攣が起こっていないか判定する。その後、頸部の聴診を行う（**図20-2**）。もし声門が不完全に閉鎖していると頸部でヒューヒューという狭窄音が聞こえる。また頸部の聴診で、呼吸音は清明であったのに手術刺激が加わってから狭窄音が聴取されるのは、麻酔が浅い指標である。

しかし、閉塞が起こった場合に、どちらが原因であるかを判断するのは困難なこともあり、対処法として、まずはプロポフォールや高濃度セボフルレンで麻酔深度を深くする。数分以内に気道閉塞が改善すれば、原因は喉頭痙攣などの反射による可能性が高い。したがって、LMA™を保持して、十分な麻酔深度を持続させる。一方、麻酔を深くしても閉塞が改善しない場合はLMA™による閉塞と判断し、位置を調節しよう。

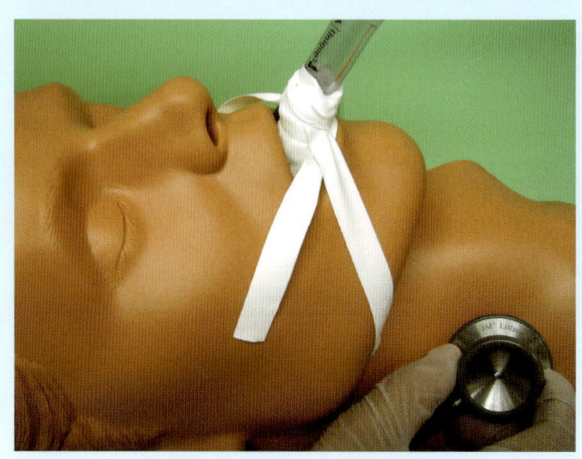

図20-2：気道閉塞の原因究明に頸部聴診を行う。

吸気ガス漏れによる換気不全

気道閉塞とともに起こりやすい術中合併症に、吸気ガス漏れによる換気不全がある。この場合も、多くの人がLMA™の位置ずれにより生じた、と判断するが、それ以外にもいくつか原因がある（**表20-3**）。

表20-3：麻酔中のガス漏れの原因
1. マスクの位置がずれてしまった。
2. カフから空気が抜けてしまった。
3. カフが過膨張してしまった。
4. 気道内圧が上昇してしまった。

考えられる原因

1. **マスクの位置がずれてしまった**：頭頸部の位置変更や呼吸回路の重みによりマスクが抜け出すことがある。このような状況を防止するには、挿入後にLMA™をしっかりと固定し、適切な回路の接続を行う。またLMA ProSeal™の場合、挿入位置が浅すぎると、調節換気時に吸気ガスがドレーンチューブを介して漏れることがある。この場合、ドレーンチューブを塞いで漏れを解消しようとせず、十分な筋弛緩状態であることを確認したのち、マスク先端が正しく下咽頭に位置するように再挿入する。

2. **カフから空気が抜けてしまった**：麻酔中にカフ内の空気が抜けても当然ガス漏れの原因となる。カフ内の空気が抜ける例には、カフやパイロットバルーンに小さな穴の存在、ガス注入口の接続バルブの機能低下、さらにLMA

ProSeal™の赤色プラグの不十分な閉鎖などがあげられる。

3. **カフが過膨張してしまった**：カフ内の空気が減ってもガス漏れが起こるが、逆に増えすぎても起こりえる（第14章参照）。カフ量が多くなる最大の理由は亜酸化窒素の使用だ。パイロットバルーンを触診し、カフが過膨張していないかどうかを判断しよう。

4. **気道内圧が上昇してしまった**：気道内圧が過剰に上昇しても、マスク周囲からガスが漏れることがある。反射性の声門閉鎖、喉頭痙攣、気管支痙攣、気道異物（誤嚥、痰）などが考えられる。

鑑別と対処

上記のように、マスク周囲から吸気ガスが漏れる原因はさまざまあり、反射的に空気をカフに追加注入しても、ガス漏れを常に軽減できるとはかぎらない。原因を考えずにカフ量を増やしても、場合によってはガス漏れが増える可能性があり、要注意だ。

1. **マスクの位置がずれてないかを確かめる**：LMA™の位置にずれがないかを確かめる。エアウェイチューブ上の黒線がねじれていたり、マスクが抜け出していると、位置の調整が必要だ。

2. **カフ量の推測**：カフ内空気の不足あるいは過剰でないかを、パイロットバルーンで確認する。カフ量の問題ならば調整する。

3. **1回換気量を減らす**：調節換気の場合、1回換気量を減らしてみる。これで気道内圧が下がり、マスク周囲からの吸気ガスの漏れが減少すれば、様子を観察すればよい。

4. **頸部の聴診**：次に頸部の聴診を行う。頸部で雑音があれば、麻酔薬を追加し、筋弛緩薬を投与してみる。これらの投与でガス漏れが減れば、声門部の気道閉塞による気道内圧の上昇がガス漏れの原因と判断する。

5. **胸部の聴診**：胸部を聴診し、気管支痙攣など、声門以遠の閉塞がないかを確かめ、ある場合には、考えられる原因に対する適切な処置を行う。

胃内容物逆流と誤嚥

麻酔中にLMA™のエアウェイチューブまたはLMA ProSeal™のドレーンチューブから液体が排出されてきた、という報告がいくつかある。それら症例のほとんどは、誤嚥の危険性が高いと判断された。

胃内容物の逆流はさまざまな理由で起こりえるが、麻酔が浅いために手術刺激で胃内圧が上昇するのが、最も多いと考えられる。また手術中には十分な麻酔深度を保っていても、手術終了とともに麻酔を浅くしたところ、誤嚥したという報告もある。

表20-4：ラリンジアルマスク使用中の誤嚥

Brimacombeら[1]	0.02％（5/24,562）
Vergheseら[2]	0.008％（1/11,910）
Jalowieckiら[3]	0.009％（2/23,271）

[1]: J Clin Anesth 1995; 7: 297-305
[2]: Anesth Analg 1996; 82: 129-133
[3]: Br J Anaesth 1997; 78: A27

胃内容物の逆流は0.2〜2％程度で起こると報告されているが、それらの症例の全てが誤嚥が発生するわけではない。誤嚥の発生は胃内容物逆流の頻度の約10分の1程度、と考えられる（**表20-4**）。胃内容物の逆流を防ぎ、逆流しても適切な対処によって誤嚥をしないように配慮する必要がある。

胃内容物の逆流を防ぐには、当然のことながら、誤嚥の危険性が高い症例にはLMA™を使用しないことだ（第8章参照）。ただし、中程度の肥満や腹腔鏡下婦人科手術例など、ある程度の危険性がある症例ではLMA ProSeal™を用い、胃管を挿入しておくとよい。

もし逆流が発生しても、LMA™を抜去してはならない。直ちに患者の頭を下向きにし、一時的に麻酔回路

を外して胃内容物が肺に入らないようにする。麻酔深度が不十分なことによる胃内容物の逆流と思われる場合は、直ちに麻酔深度を深める。

次に、エアウェイチューブを介して気管支ファイバースコープあるいは吸引管を用いて吸引する。ただしこれらの処置を行う場合は、気道反射が誘発されないように、十分な麻酔深度を維持する必要がある。低酸素血症が続くようならば気管挿管を考慮する。

胃膨満

調節換気施行時には、LMA™の周囲から吸気ガスが漏れて、胃内に押し込まれることがある。胃が膨張すると、誤嚥の危険性が高くなる。気道内圧が高くなるにつれて、胃膨満の頻度が増加するため（**エビデンス研究25**）、できるだけ気道内圧を低く保つ。

エビデンス研究

研究25

比較：48症例に対してLMA Classic™を挿入し、圧規定換気を行った。送気圧の設定は15, 20, 25, 30cmH₂Oとし、換気ガスが胃内へ押し込まれる頻度を比較した。

結果：気道内圧が高くなるにつれ、胃内へ換気ガスが注入される頻度が高くなった（図20-3）。

解釈：調節換気時には気道内圧をできるだけ低く保ち、20cmH₂Oを超えないようにすべきである。

出典：Davittら. Anesthesiology 1994; 80: 550-555.

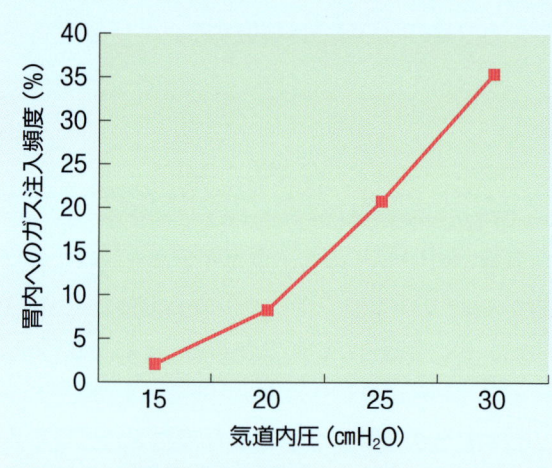

図20-3：調節換気時の気道内圧と胃内へのガス注入

ここがポイント！

- LMA™を介して調節換気と自発呼吸のどちらも行える
- 亜酸化窒素を使用する場合は麻酔中にカフ内圧を調節する必要がある
- 麻酔中の主な合併症には気道閉塞、ガス漏れ、胃内容物の逆流・誤嚥などがある

21. スムーズな着地感覚で抜去する

実は抜去時に一番注意が必要！

LMA™の安全使用のしめくくりは、抜去である。ただ単に抜き取るだけであるから、特別な注意はないと思うかもしれないが、場合によっては気管チューブの抜去時に比べより重篤な合併症を誘発する可能性がある。はしごの昇降では、降りる最後の段階で油断をすると怪我をするのと同じで、最後まで気を抜いてはならない。

何が起こりえるか？

覚醒時にどういう問題が起こるのであろうか？多彩な合併症が報告されているが、特に気をつけるのは気道閉塞と嘔吐である（表21-1）。これらが発生すると、直ちに適切な対処をしなければ重篤な合併症を引き起こす。せっかく手術中にLMA™を用いて順調に気道確保ができていたのに、最後の最後に緊急気管挿管を施行することもあろう。

気道閉塞で最も頻回に見られるのは喉頭痙攣である。とくに小児では頻度が高く、12～13％で起こった、という報告があり、注意を要する。また、もし自発呼吸のあるときに気道閉塞を起こすと、肺水腫を引き起こすことがある。嘔吐も誤嚥のみならず、喉頭・気管支痙攣を誘発する危険性がある。

表21-1：覚醒時の重篤な合併症

気道閉塞（息ごらえ、喉頭痙攣）
- → 低酸素血症
- → 肺水腫

嘔吐
- → 誤嚥、肺炎
- → 喉頭痙攣
- → 気管支痙攣
- → 低酸素血症

咳、バッキングと喉頭痙攣

気管挿管されている患者を麻酔から覚醒させていくと、激しく咳き込むことがある。いわゆるバッキングだ。咳とバッキングは同じ反射だが、名称が違うのには理由がある。

咳は気道異物を追い出そうとする反射である。大きく息を吸ってから勢いよく息を吐くことにより目的を達成しようとするが、これだけではあまり効果的でない。咳のまねしてみるとわかるが、実は吸気と呼気の間に息をしていない時期がある。このとき声門を閉鎖させ、胸を締め付けるようにして胸腔内圧を上げている。圧が十分に上昇した時点で今度は声門を突然開放させ、高い流速により異物を勢いよく追い出すのが咳の原理である。

一方、気管挿管中はこの声門の閉鎖が不可能となる。そのため、気管内圧を十分に上昇させられないために咳は不完全となり、異物が排出されずに、不完全な咳が続くことになる。これをバッキングという。

気管挿管中の咳反射：気管挿管中の咳、すなわちバッキングの原因は主に2つある（表21-2）。

1. 気管内に存在するチューブという異物によって気道反射を誘発
2. 気道過敏症があり普段から咳き込みやすい、あるいは痰がからんだりした状態により気道反射を誘発

表21-2：覚醒時の咳、バッキングの原因

1. 気管内の異物
    気管チューブ、痰など
2. 気道過敏状態
    喫煙、感冒、喘息など

いずれの原因によっても、激しいバッキングが起きると、循環や頸椎に対してのストレスは強い。しかし、気管チューブが声門をバイパスしているので、声門閉塞を起こすことはない。したがって、気管支攣縮が誘発されないかぎり、低酸素血症になることはまれだ。

LMA™の挿入中の咳反射：LMA™が挿入されている症例で、麻酔薬の投与を終了しても、LMA™は気管内に存在しないので、それによる咳反射は誘発されないはずである（**エビデンス研究26**）。しかし、もしLMA™の先端が声門に迷入していると、咳や喉頭痙攣が起きる危険性が高い。この場合、LMA™を抜去することが原因除去になる。

　また第2の原因により咳反射が起こることがある。咳は生理的反応であるため、それ自体は問題とならない。そのため、痰の有効な呼出能力が回復したことを示すよい指標であり、原則的には対処の必要はない。むしろ咳をしている時にLMA™を抜去をしようとすると、その刺激により喉頭痙攣が誘発される危険性が高くなる。また半覚醒で咳をしているときに、体をゆさぶるなどの刺激を加えると、やはり声門の閉鎖が遷延し、息ごらえや喉頭痙攣に移行する危険性がある。こうなるとLMA™は声門部の閉塞を阻止できないため（**第7章参照**）、気道閉鎖による低酸素血症を起こしかねない。

　普段の生活でも小児は成人に比べて、半覚醒状態で咳をすると、コントロールを上手にできずに一時的に低酸素状態になりやすい。麻酔からの覚醒時も小児は咳をし、引き続いて気道閉塞が起こりやすいので注意が必要だ。

　これらのことから、LMA™が挿入されている症例では、麻酔からの覚醒時に咳が続く場合は、各症例での原因（**表21-3**）を見極めるとともに、適切な対処法が必要となる。

表21-3：覚醒時の喉頭痙攣の原因
声門に迷入していたLMA™先端
痰
誤嚥
LMA™の位置ずれによる唾液の声門への流入
気道過敏状態
身体への刺激

LMA™の抜去のタイミング

　LMA™の解剖学的な位置を考えると、LMA™の挿入自体が気道反射を誘発することはないはずである（**エビデンス研究26**）。そのためLMA™は、麻酔薬の投与を終了して患者が自然に覚醒してから抜去するのがよい。

自分なら眠りからどう起こしてもらいたいか？

　普段の生活で、誰かに朝起こしてもらうときは、自分ならどうしてもらいたいか考えてみよう。通常は、「もう起きないといけないのかな〜、いま何時ごろだろう？」と思いながら、寝返りをしたり、手を顔に持っていったりし、ゆっくりと目覚めていくはずだ。このとき、そっと声を掛けられた場合は、気持ちよく目覚めることができる。一方、自然に覚めてくる前に急に叩き起こされたら、びっくりしてしまうだろう。手術終了後に突然起こされて目が覚めると、手足が縛られて動くこともできず、ベッド上にスタッフに押し付けられており、「ベッドが狭いから動いてはだめ！」とか「手をギュッと握って！」といわれたりするとパニック状態になってしまうのではないか？

自然覚醒のタイミングを予測する

　LMA™が挿入された状態での麻酔からの覚醒も普段の生活と同じで、気持ちよく目覚めてもらうことが大切だ。その状態を実施するには、自然に覚醒するタイミングを見極めることだ。

　通常の睡眠からの覚醒の場合、覚醒の寸前に嚥下運動がみられることが多い。また弛緩していた胃や腸管が収縮し始め、胃内圧が上昇してくる。麻酔からの覚醒時にも同様のことが起こる。例えば、胆嚢摘出術後の麻酔からの覚醒時に胃管から胆汁を含ん

だ胃内容物が逆流することが多いのはこのためだ。覚醒時の嚥下運動は胃からの逆流を防ぎ、また口腔内に貯留した唾液を胃に押しやることにより誤嚥を防ぐ役割を果たすと考えられている。これらは自然な目覚めのわかりやすい兆候である。

LMA™抜去のお作法とタイミング

LMA™が挿入されている状態の患者を起こすとき、手足をベッド上に縛りつけたままで、叩き起こそうとすると、パニック状態となり、激しい咳き込み、息ごらえ、嘔吐などとともに、LMA™を噛むようになる。また嚥下運動が発生してくる前に患者を刺激して起こそうとしたり、LMA™を抜去しようとすると、胃内圧が急に上昇し、胃内容物が逆流して嘔吐や誤嚥を発生する。また、誤嚥を防ごうとして激しく咳き込み喉頭痙攣を起こす危険性がある。

自然に覚醒しそうな兆候が認められれば、普段の生活時と同じようにやさしく起こしてあげよう。LMA™が挿入されていても普通に目が覚めるはずである。ただ目覚めたからといって、すぐにLMA™を抜こうとしてはいけない。自分が眠りからさめた直後に、口腔の中を触られたらパニックになりかねないのと同じだ。まずは「手術が無事に終わりましたよ〜」などと言って、本人に状況を把握させて、その後に「口の中に物が入っているのがわかりますよね？」と知らせて、うなずいたら、さらに「抜きましょうか？」と聞き、同意を得た時点でLMA™をスムーズに抜去しよう。慣れてくると、患者本人にLMA™を抜き取るように話しかけるとよい。自分が口から物を抜き取るときに、気持ちが悪くなりそうになると、抜く手をしばらく止めて調整するので、咳き込むことはまずなくなる。試みる価値があるので、やってみよう。

覚醒時の合併症を減らす

LMA™が挿入された症例における覚醒時の合併症を減らすには、抜去のタイミングを間違えないことだ。その要点は3つある。
1. 麻酔薬の投与を中止した後は、一切刺激を加えず、ただひたすら自然に覚醒するのを待つ。
2. 自然な覚醒の兆候が認められてから気持ちよく起こす。
3. 目が覚めてから、言葉の内容がしっかりと理解されるように、1つ1つ順番に話しかける。
   複数のスタッフが脈絡のない命令を矢継ぎ早に言うのはご法度である。

しかし、慎重に覚醒を待っていても、合併症が起こってしまうことがある。それは激しい咳である。この激しい咳をした場合は、いかにして喉頭痙攣への移行を防止するかが、腕の見せどころだ。

麻酔薬の投与終了後に、刺激を加えずに自然な覚醒を待っていても、激しく咳き込む場合は、多くは風邪や喫煙などによって気道が過敏状態になっている症例である。このような場合で喉頭痙攣に移行しそうであれば、まずは麻酔を深くすべきである。LMA™を抜去しようとすると、それが刺激となり悪化する危険性があるので行ってはならない。麻酔を深くして気道反射が十分に抑制された時点でLMA™を抜去し、フェイスマスクで気道を確保するとよい。

すでに喉頭痙攣に移行した場合は、吸入麻酔薬により麻酔を深くしようとしても無効なことが多い。静脈麻酔薬と投与し、必要であれば筋弛緩薬も投与する。フェイスマスクで換気が困難で、低酸素血症になると判断された場合は、直ちに気管挿管を実施する。そのため、LMA™を使用していても、常に緊急気管挿管ができるように準備をしておこう。

トラブルフリーの麻酔からの覚醒とLMA™の抜去

　トラブルフリーの麻酔からの覚醒とLMA™抜去の最大の秘訣は、LMA™が口腔に存在することをあまり意識せず、普段の生活で、寝ている人をそっと起こす様に対応することである。

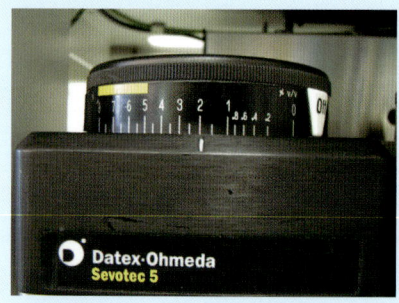

手術終了後も、婦人科の内診やレントゲン撮影などのすべての処置が終るまで麻酔薬の投与を継続する。

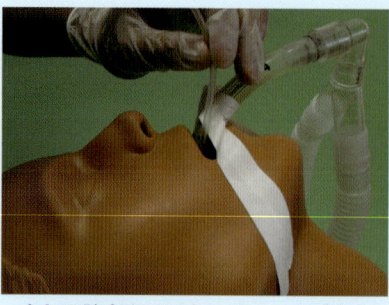

もし口腔内やエアウェイチューブ内の吸引が必要な場合は、必ず麻酔が十分深いときに施行する。

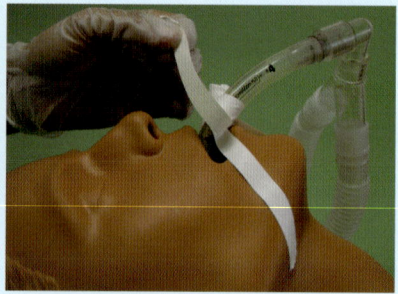

LMA™を固定していた絆創膏を取り除く。

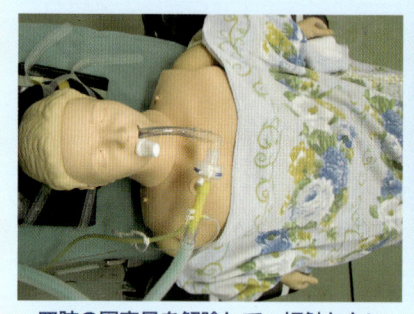

四肢の固定具を解除して一切触れないようにする。もし患者が手を持ち上げたりしても、抑制しようとせず、自然に任せておく。腕は脇を閉めさせてまっすぐにしておくと、手術台から落ちにくくなる。

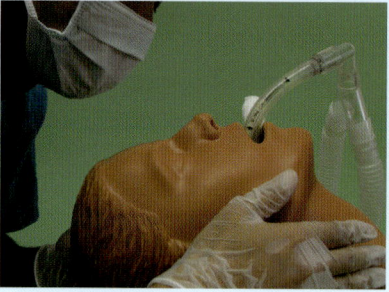

患者が自然に目覚めるまでそっとしておく。嚥下の開始は覚醒する兆候である。必要なら声をかけて起こしてよいが、この時も普段の生活で寝ている人をやさしく起こすのと同じ方法で、決して叩いたりゆすったり、体に刺激を加えて起こそうとしてはならない。

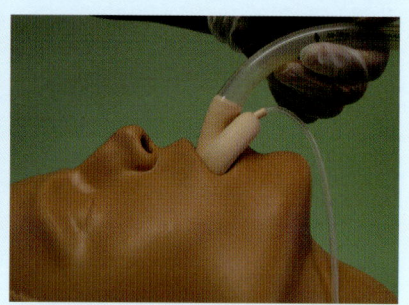

覚醒したら、患者に口をあけるように話しかけ、実行できるならば器具を抜去する。

これらは不適切だ！

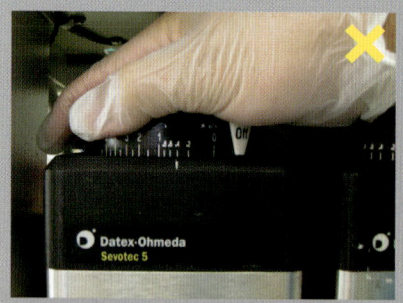

内診や体位変換など体に刺激が加わっている間に麻酔を浅くしてはいけない。喉頭痙攣を惹き起こす危険性がある。

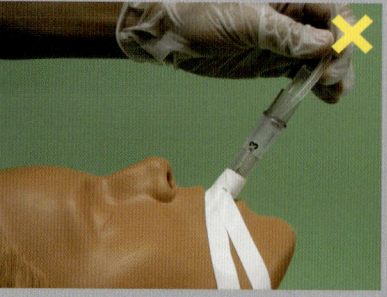

LMA™を留置した状態でエアウェイチューブ内を吸引してはいけない。喉頭痙攣を惹き起こす危険性がある。

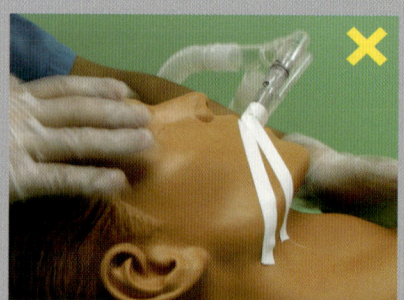

覚醒途中に吸引を行ったり、ゆさぶったりしてはいけない。この場合も喉頭痙攣を惹き起こす危険性がある。

21．スムーズな着地感覚で抜去する

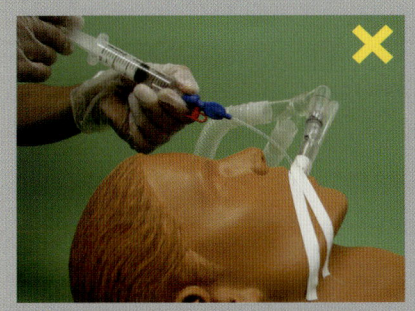

嚥下反射および咳反射の回復前にカフを脱気してはいけない。上咽頭に溜まった分泌物が喉頭に流入し、咳または喉頭痙攣が起こる可能性がある。

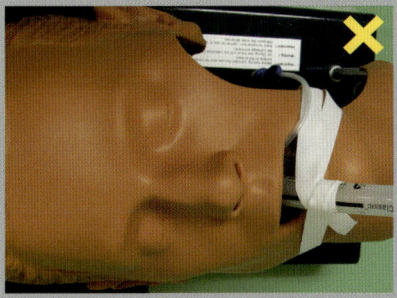

覚醒時にバイトブロックを挿入していないと、覚醒時に噛まれ、気道閉塞あるいは肺水腫になりかねない。

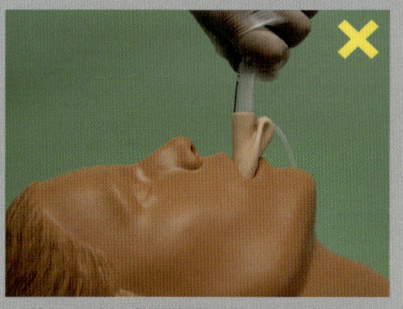

激しい咳や喉頭痙攣を起こしているときは、LMA™を抜去してはいけない。症状が悪化する危険性がある。

エビデンス研究

研究26

比較：LMA™を用いて気道確保を行った60人の成人症例を2群に分け、1群では覚醒した後にLMA™を抜去、他群では麻酔が十分に深い状態で抜去して合併症（気道閉塞、喉頭痙攣など）の頻度を比較した。

結果：深い麻酔中にLMA™を抜去した群では合併症が起こったのは33人中17人、一方覚醒後に抜去した群では33人中1人のみであった。

解釈：LMA™は、覚醒してから抜去するのがよい。

出典：Nunezら. Anaesthesia 1998; 53: 126-130.

ここがポイント！

- 手術終了時からLMA™の抜去時までは気道閉塞や嘔吐などを発生の危険性が高い
- 手術が終了しても、すべての操作が終わるまで麻酔を浅くしてはならない
- LMA™の抜去は、患者が自然に覚醒してから行うべきである
- 気道過敏性の高い症例では、麻酔レベルが深いときに抜去する

22. 術後の合併症を知る

術後合併症の種類と頻度

LMA™の使用によると考えられる合併症がいくつか報告されている。主な合併症としては、マスクの挿入による組織の損傷やマスクによって加わった圧による喉頭の違和感などがある（**表22-1、22-2**）。これらの合併症を気管挿管後の発生状況と比較すると、頻度は少なく、また程度も軽症なことが多い。

ただし、まれではあるが重篤な合併症も報告されている。その主なものは、神経麻痺や声帯麻痺である（**表22-1**）。これらの合併症の多くは、マスクが正しい位置に挿入されずに、声門に迷入したり、舌根部を圧迫したことが原因と考えられている（**第15章参照**）。また不適切に洗浄および滅菌されたリユーサブルLMA™を使用した患者で、嚥下障害または組織の熱傷を伴う重度または長期的な咽頭痛が生じた、という報告がある（**エビデンス研究27**）。

表22-1：LMA™使用後の合併症

- 組織の損傷
  - 喉頭蓋、口唇、舌、後咽頭壁、口蓋垂、扁桃など
- 神経麻痺
  - 舌、舌下神経、反回神経など
- 咽頭痛
- 嚥下時痛、嚥下障害
- 構音障害
- 嗄声
- 声帯麻痺、披裂軟骨脱臼

表22-2：LMA™使用後合併症の頻度

出血	0〜20%
咽頭痛	0〜68%
嗄声	0〜50%

エビデンス研究

研究27

比較：日帰り手術を受ける5,264症例を対象にし、麻酔中に気管チューブ、LMA™、フェイスマスクで気道確保をし、術後咽頭痛の発生頻度を比較した。

結果：術後咽頭痛の頻度は、LMA™使用後（13%）は気管挿管後（46%）に比して低かった。なおフェイスマスク使用後はさらに低かった（3%）。

出典：Higginsら. Br J Anaesth 2002; 88: 582-584.

ここがポイント！

- LMA™の使用後に起こりえる合併症には咽頭痛、嚥下困難、嗄声などがある
- まれながら、長期の神経麻痺や声帯麻痺が報告されている

23. 使い終わったら、洗浄、滅菌

リユーサブルLMA™を安全に使うために

製造元によると、リユーサブルのLMA™を適切に洗浄して、滅菌すれば、40回まで安全に使用できるという。同社はLMA™が最長20分の滅菌時間で40回のオートクレーブによる滅菌を行っても性能が保たれたことを確認している。ただし、製造元は40回使用しなくても納入時から1年経てば製品の保証はできない、としている。LMA Fastrach™用の気管チューブでは再使用回数は10回までである。

リユーサブルのLMA™の洗浄

リユーサブルのLMA™（Classic™、ProSeal™およびFlexible™）の使用後には、以下の方法で適切に洗浄をしよう。また購入時には、未滅菌の状態で出荷される。そのため、使用前には洗浄・滅菌の実施が必須だ。そのときの注意点は3つある。

(1) LMA™は破れたり、穴があくことがあるので、硬いものや先の尖ったものには接触させない。
(2) 注射器を接続するバルブ（青色のパイロットバルーンから突出している白色のプラスチック製の挿入口）は水に浸けない。バルブに水がついた場合は、タオルの上にバルブを軽くたたきつけて余分な水をしっかり取り除く。
(3) LMA ProSeal™の場合赤色プラグを閉めておく。中に水が入ると滅菌処置により、マスクが破損する危険性がある。

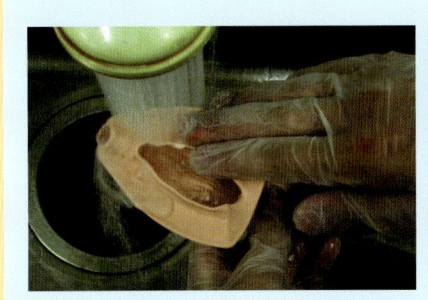

リユーサブルのLMA™は使用後に洗浄する。使用直後に温水で洗浄すると、分泌物などを取り除きやすい。

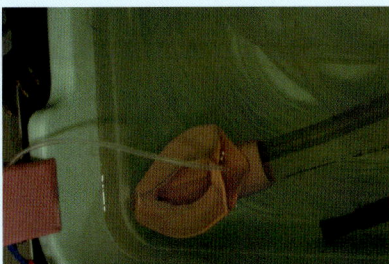

分泌物などが除去しにくい場合は、温い希釈した重炭酸ナトリウム水溶液（重曹水）（8〜10% v/v）に浸けすと溶かしやすくなる。皮膚や粘膜の刺激物が含まれない中性洗剤または酵素洗剤も使用可能である。

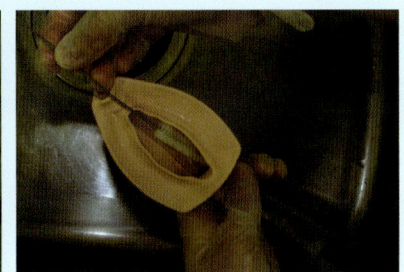

チューブ内の洗浄は柔らかいブラシを用い、バーを破損しないように注意する。

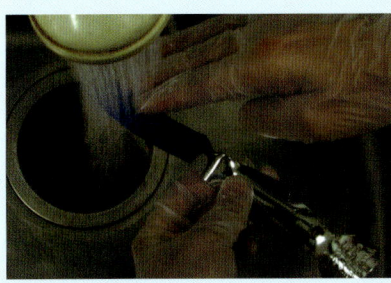

LMA ProSeal™用イントロデューサおよびLMA ProSeal™用デフレータなどのLMA™のアクセサリはLMA™と同じ方法で洗浄しよう。

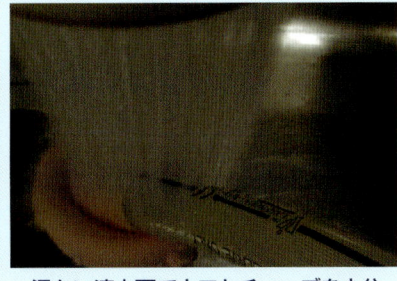

温かい流水下でカフとチューブを十分にすすぎ、残留物を洗い流す。

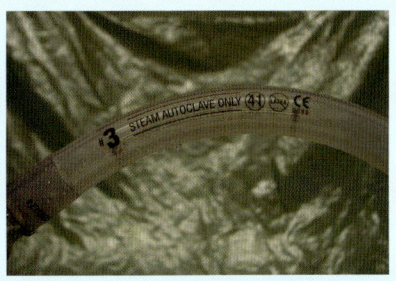

目に見える異物が完全に取り除かれたことを確認する。

シングルユースのLMA™

シングルユースのLMA™（本邦ではいまのところUnique™のみ）は出荷時にすでに滅菌されている。シングルユースのLMA Unique™は再使用してはならない。

してはならない！

表23-1：使用してはならない滅菌洗浄薬
グルタルアルデヒド（Cidex®）
エチレン・オキサイド（EO）
フェノール基材の洗剤
第4アンモニウム化合物、など

これらは器具の性能を著しく低下させたり、LMA™に残留して口腔・咽頭の重篤な化学熱傷を起こさせたりする危険性がある。

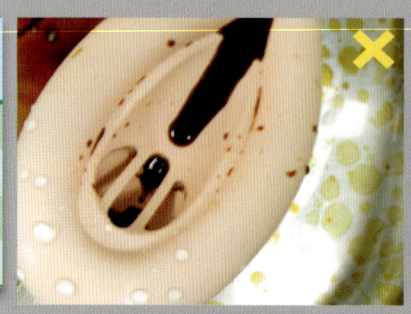

ヨード含有剤も器具を変色させるので使用しないでおこう。

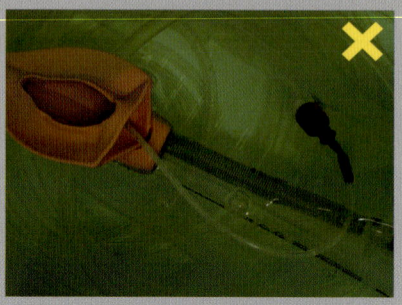

パイロットバルーンのバルブ部は水につけない。

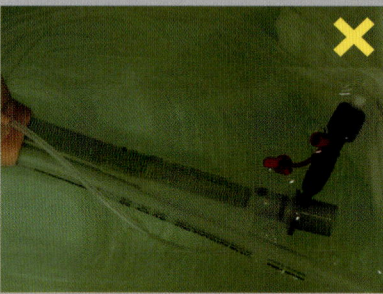

LMA ProSeal™の赤色プラグを開放したままにしない。

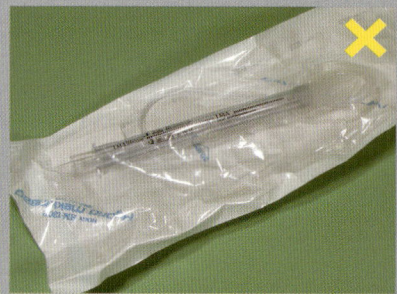

シングルユースのLMA™は再使用しない。

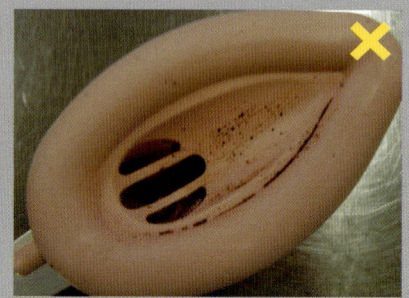

リユーサブルのLMA™の洗浄では残留物の沈着は必ず除去する。その沈着物が存在すると、オートクレーブ処置を行っても、適切に滅菌できない場合がある。

LMA™の滅菌

　製造元が推奨する滅菌方法は、オートクレーブによる滅菌だけである。この滅菌法も適切に施行しないと器具の破損や臨床使用時の合併症の増加につながる。とくにカフ内に水分が微量でも流入した場合は、滅菌後にカフの性能が著しく低下したり、破裂したりするため、それらの器具は破棄しよう（**エビデンス研究28**）。

　伝染性海綿状脳症患者またはその疑いのある症例、すなわちプリオン感染の危険性がある場合は、WHOのガイドラインに従って、使用したLMA™は再使用せずに廃棄するか、最初からシングルユースのLMA™を使用する。

オートクレーブ滅菌の準備

　オートクレーブによる滅菌を行うには、各LMA™を適切に準備する。赤色プラグのついたLMA ProSeal™とその他のリユーサブルLMA™とでは準備法が違うので注意しよう。器具の汚染を最小限に抑えるため、手袋をして行おう。

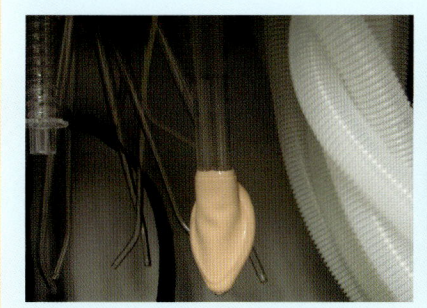

適切な洗浄が行われたLMA™を十分乾燥させておく。

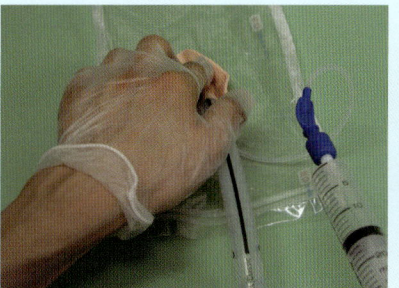

LMA Classic™、Flexible™、Fastrach™を滅菌するときは、オートクレーブ滅菌の直前にカフ内の空気を完全に脱気し、カフ内を真空状態にする。

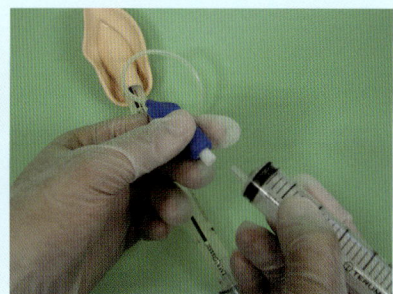

接続していた注射器は、LMA™のバルブを破損しないように取り外す。

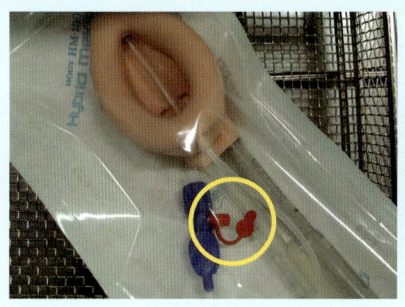

LMA ProSeal™を滅菌するときは赤色プラグを開放し、自然にカフが膨らんだ状態にしておく。

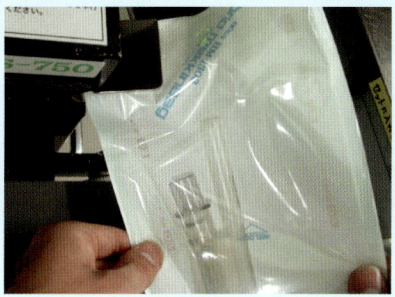

各LMA™をオートクレーブ滅菌専用の袋に入れ、密閉する。

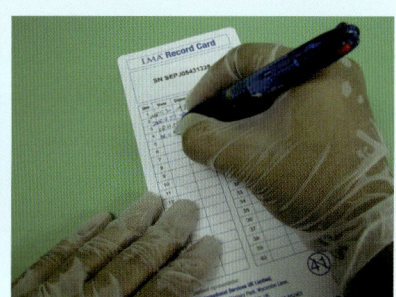

LMA™使用記録カードに記載する。

これらは不適切だ！

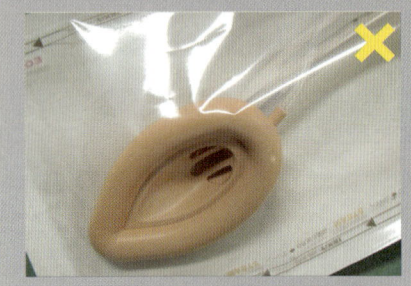

カフ内に空気を入れたまま滅菌処置をしてはいけない。滅菌中にカフが過剰に膨らみ、弾性を失ったり破裂したりする危険性がある。またバルブが機能不全になることがある。

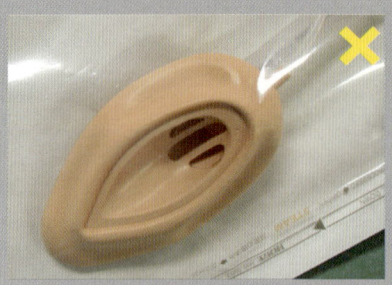

カフ内の空気を抜いて長時間放置してあったLMA Classic™やFlexible™をオートクレーブ滅菌してはいけない。長時間放置してあると、自然にカフ内に空気が入ってしまうことがある。

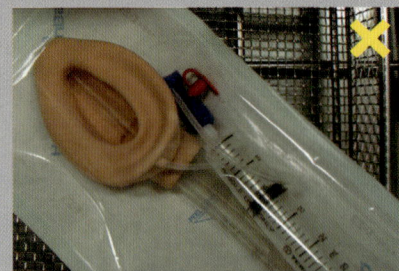

LMA™のバルブに注射器をつないだまま滅菌してはならない。

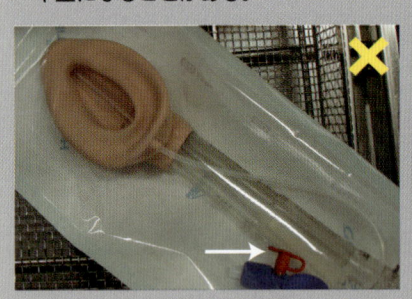

LMA ProSeal™の赤色プラグを閉めたまま滅菌してはならない。

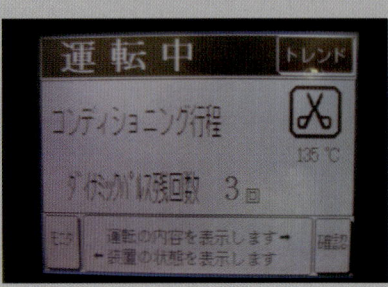

135℃以上の温度で滅菌してはいけない。マスクがばらばらになったとする報告がある。

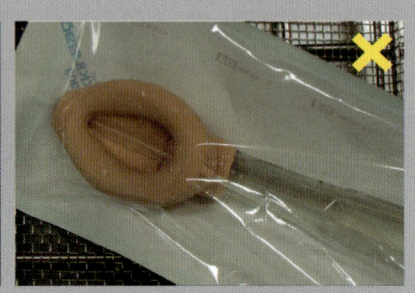

カフ内に水が入ったLMA™を滅菌してはいけない。カフが変形したり、爆発したりすることがある。

オートクレーブ滅菌の施行

オートクレーブの性能・特徴は機種によって異なるため、使用している機種および滅菌する物品に基づき、オートクレーブの製造業者の取扱説明書でオートクレーブ・サイクルの条件を確認する。

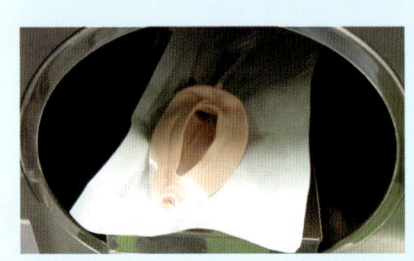

オートクレーブ滅菌専用の袋に入れたLMA™をオートクレーブ内に入れる。

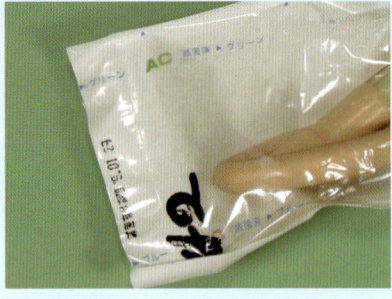

オートクレーブ終了後、収容していた袋のマーカーでオートクレーブが正常に行われたことを確認する。またLMA™は室温まで冷却してから使用する。

正しい設定温度と滅菌時間を設定する。

表23-2：スチーム滅菌（132～135℃）での最短滅菌時間

オートクレーブ	包装	無包装（フラッシュ）
重力置換式	10～15分	10分[*1]
プレバキューム（前真空）式	3～4分	4分[*1]

*1: 多孔性の物品（シリコン部位）および無孔性の物品（金属など）を一緒に無包装条件で滅菌する場合の時間。LMA ProSeal™とそのイントロデューサあるいはFastrach™の滅菌がこれに該当する。

エビデンス研究

研究28

比較： サイズ4のLMA Classic™20個のカフ内に水を0、0.25、0.5、0.75、1.0mℓ注入した後に、オートクレーブ滅菌処置を行い、カフの性能検査を施行した。滅菌処置前後に同量の空気注入時のカフの形状と、カフ内圧を比較した。

結果： ごく少量の水がカフ内に入っていても、オートクレーブ滅菌後にはカフ内圧は低下した（**図23-1**）。1.0mℓの水を入れたLMA™のいくつかはカフが完全に破裂した。破裂しなかったカフも、カフ内に30mℓの空気（製造元の示す推奨最大空気量）を注入しても変化は認められなかったが、45mℓの空気（製造元の示す推奨最大空気量の1.5倍量）ではカフの変形が明らかになった（**図23-2**）。

解釈： ごく少量の水がカフ内に入っていても、オートクレーブ滅菌後にはカフの性能は低下する。そのため、リユーサブルLMA™を使用する場合は、絶対にカフ内に水を注入してはならない。またカフ性能試験は、製造元の示す推奨最大空気量の1.5倍量でカフを膨らませて検査する必要がある。

出典： Asaiら. Anaesthesia 1997; 52: 977-981.

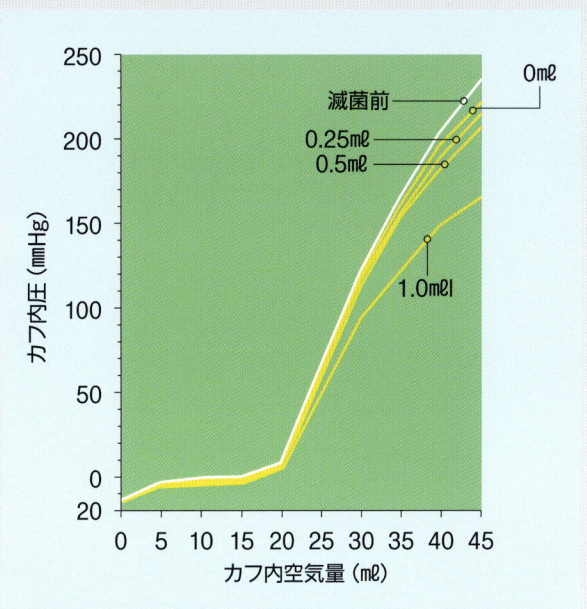

図23-1：カフ内水分が滅菌後のカフ内圧に及ぼす影響

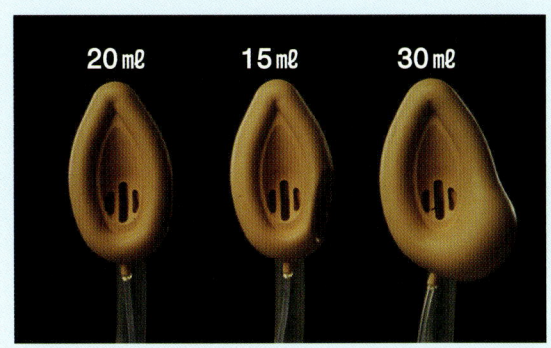

図23-2：カフの性能が落ちたLMA Classic™（サイズ3）。左より20mℓ（1倍量）、15mℓ、30mℓ（1.5倍量）でカフを膨らませたところ、1.5倍量でカフ異常が明らかになっている。

👉 ここがポイント！

- リユーサブルLMA™は正しい方法で洗浄、滅菌をすべきである
- 滅菌はオートクレーブによる方法だけが適切で、化学薬品は用いてはならない

III. 気管挿管のためのLMA™

24. LMA Classic™を用いた気管挿管

経LMA™挿管の何が有用？

　LMA™が正しい位置に挿入されると、マスクの開口部は声門に面する。そのため気管チューブをLMA™のチューブ内へ通すことにより、気管に容易に挿入できる、というのが経LMA™挿管のアイデアである。しかし、実際にはチューブをLMA Classic™内に盲目的に進めても気管へ挿入される確率は低い。それどころか、挿管に何度も失敗して喉頭痙攣が発症したり、出血や気道浮腫を誘発して気道が閉塞すると、命にもかかわる事態になる。そのため気道確保が困難な症例では、無理に盲目的気管挿管は行わないようにすべきだ。

　挿管困難な症例では気管支ファイバースコープによる気管挿管がよい適応となる。しかし、実はこの方法はそう簡単でない。一方、LMA Classic™を用いると、気管支ファイバースコープによる挿管がぐっと容易になるので活用しよう。

気管支ファイバースコープ挿管はむずかしい

　気管挿管が困難な症例には気管支ファイバースコープを用いるのが最も有用とされているが、実際にはなかなかスムーズにできない。

欠点1：全身麻酔と筋弛緩薬の投与により、咽頭腔は閉塞する（第6章参照）。その狭い咽頭腔を通って気管支ファイバースコープで声門を見つけるのは容易でない。

欠点2：声門を確認できても、気道が変形していると、ファイバースコープの先端を思うように気管に挿入できないことがある。ファイバースコープは長くて柔らかすぎるのが問題だ。

欠点3：ファイバースコープが気管に挿入されても、ファイバースコープ越しに進めた気管チューブの先端が披裂軟骨などに衝突したり、食道に迷入して、しばしば気管内に進められないことがある。

欠点4：このように気管挿管に手間取っていると、低酸素血症に陥るため、せっかく挿入した気管支ファイバースコープを抜去して、マスク換気をせざるを得なくなる。

LMA™でファイバースコープ挿管の問題解決

　LMA Classic™を通して気管支ファイバースコープによる挿管を試みると、気管支ファイバースコープ単独使用による問題を解消できる。

利点1：LMA Classic™を正しく挿入すると、マスク開口部は声門と3～4cmの距離をおいて真正面に向きあう。そのためClassic™に気管支ファイバースコープを挿入するだけで、すぐに声門の確認ができる。

利点2：気管支ファイバースコープをClassic™に通していると、その先端の角度だけを調節できるため、喉頭が多少変形していても容易に気管に挿入できる。

> **利点3**：気管チューブをClassic™を通して進めると、チューブの先端は左右にずれにくくなる。そのため通常は何の抵抗もなく気管に挿入することができる。
>
> **利点4**：もしファイバースコープを気管に挿入するのが困難であっても、操作中にClassic™を介して酸素や吸入麻酔薬を吸入させることができる。

　LMA Classic™を併用すると、ファイバースコープによる挿管が容易となることはすでに多くの研究で確認されている（**エビデンス研究29**）。しかし、気道確保が困難な症例で実施する前に、マネキンでしっかり操作の手順をマスターしておこう。

　通過可能な気管チューブや気管支ファイバースコープは、LMA Classic™のサイズにより違う（**表24-1**）。例えばサイズ3あるいは4には内径6.0mmの気管チューブが挿入できる。ただし、気管チューブの外径には製造元により微妙な差があったり、カフの大きさが異なるため、気管チューブがClassic™内を通過できるか否かをあらかじめ確かめておこう（**図24-1**）。大きなパイロットバルーンが付いている気管チューブは、通過できないことがあり、注意を要する。

表24-1：LMA Classic™のチューブ内を通過する気管チューブの最大径と気管支ファイバースコープ径（mm）

LMA™のサイズ	気管チューブ	気管支ファイバースコープ
1	3.5	2.7
1.5	4.0	3.0
2	4.5	3.5
2.5	5.0	4.0
3	6.0（カフつき）	5.0
4	6.0（カフつき）	5.0
5	7.0（カフつき）	5.5

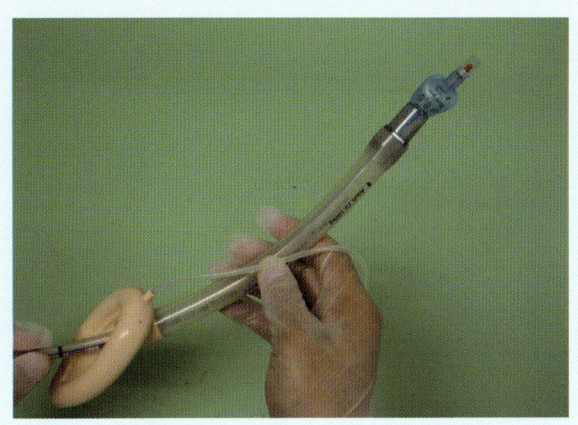

図24-1：気管チューブのカフが大きすぎると、LMA™を通過できない。

エビデンス研究

研究29

比較：60人を3群に分け、気管に挿入した気管支ファイバースコープ越しにチューブを進め、気管への挿入の難易度を比較した。
　F8群：従来の気管支ファイバースコープ挿管／気管チューブ内径8mm
　F6群：従来の気管支ファイバースコープ挿管／気管チューブ内径6mm
　LMA群：LMA Classic™を介したファイバー挿管／気管チューブ内径6mm

結果：チューブを抵抗なく気管に挿入できたのはF8群で2/20例、F6群で11/20例、LMA群で18/20例であった。F8群では2人において食道挿管になった。

結論：LMA Classic™により、気管支ファイバースコープ挿管が著明に容易になる。

出典：Kogaら．Anaesthesia 1997; 52: 131-5

気管支ファイバースコープを用いた経LMA Classic™挿管

LMA Classic™を挿入したのちに、気管支ファイバースコープ挿管を試みてもよいが、この方法だと、気管チューブの先端がマスクの開口部バーに衝突することがある。この問題は、気管チューブをあらかじめ挿入したLMA Classic™を挿入すると解決する。是非やってみよう。

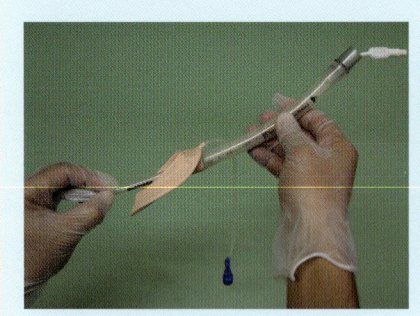

使用する予定の気管チューブが、パイロットバルーンを含めてLMA Classic™を通過できることを確かめる。	気管チューブをLMA™に挿入し、その先端がマスク開口部バーの間を少しだけ通過した状態にする。	気管チューブ入りのLMA™を挿入し、カフを膨らませる。
気管支ファイバースコープを挿入し、声門が見えることを確認する。声門が見えにくい場合は、気管チューブを少し引き抜く。このように対処して声門が見えない時はLMA™を再挿入する。	声帯が確認できればファイバースコープを気管内に挿入し、ファイバースコープに沿って気管チューブを進める。	気管チューブのカフを膨らませたのちに換気を行い、聴診およびカプノグラフにより正しく気管挿管されたことを確認する。

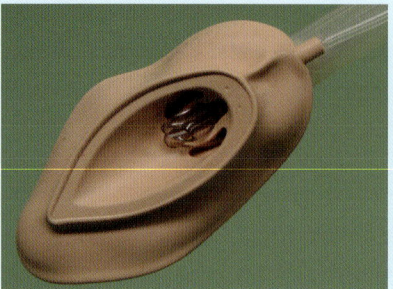

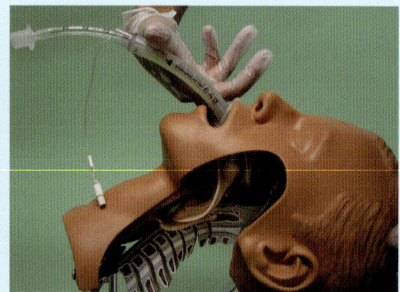

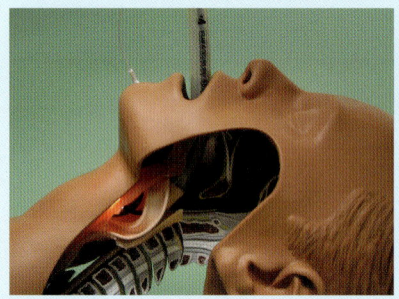

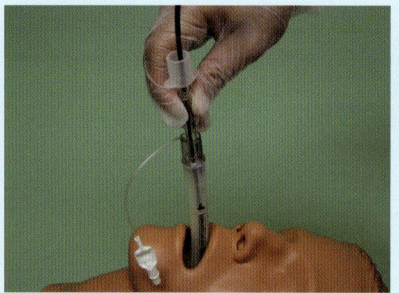

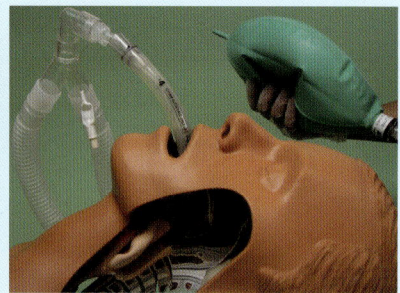

気管挿管後のLMA Classic™の抜去

気管挿管が行われたならばLMA Classic™は抜去すべきだが、その際には工夫が必要だ。

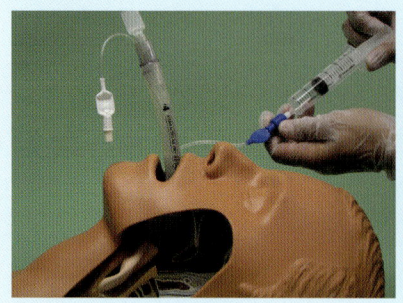

LMA™のカフを脱気する。	挿管されたチューブのコネクタをはずす。	LMA™に挿入できるサイズで、カフのない気管チューブを挿管したチューブの近位部にあてる。

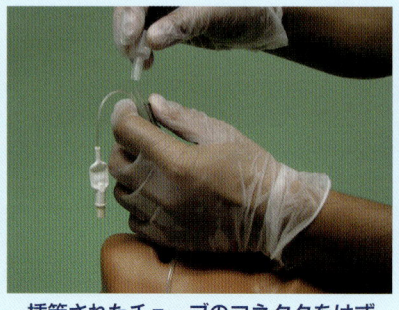

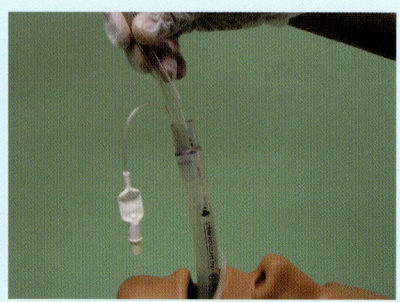

24. LMA Classic™を用いた気管挿管

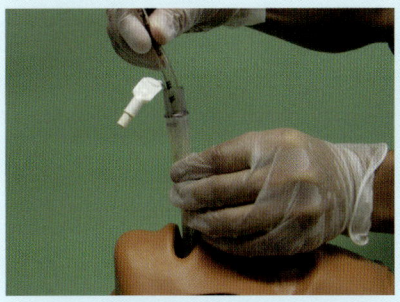

2本目の固定用チューブがLMA™に入るまでチューブを進める。	固定用のチューブをしっかり保持したまま、チューブ越しにLMA™を抜く。

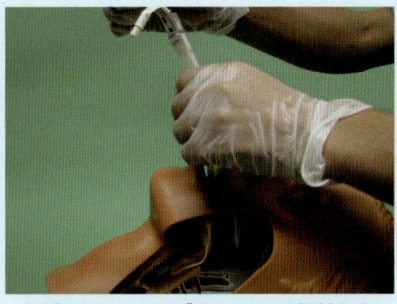

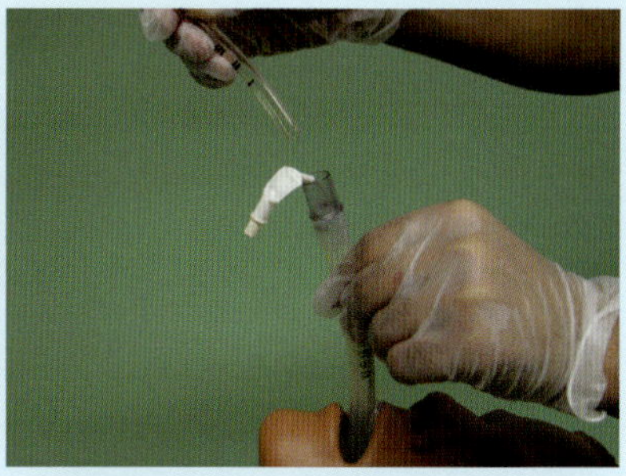

挿管されたチューブのパイロットバルーンがLMA™のコネクタに近づいた時、固定用のチューブを抜去する。

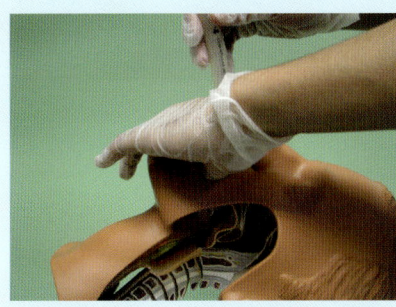

手袋をした手を口腔内に挿入し、挿管されているチューブをしっかりと保持する。

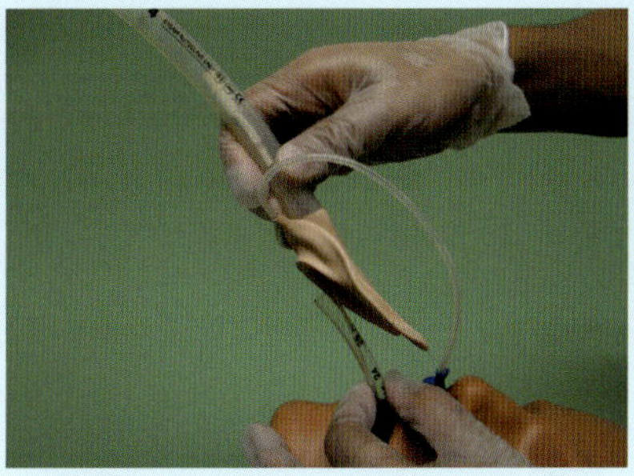

気管チューブのパイロットバルーンがLMA™内、とくに開口部バーで捕られてチューブが抜けないように注意しながらLMA™を完全に抜去する。

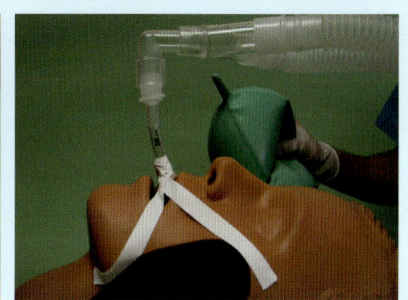

気管チューブのコネクタを接続し、換気が可能なことを再確認する。

ここがポイント！

- LMA Classic™を介して気管挿管が可能である
- 盲目的に気管チューブをLMA Classic™に通しても、気管挿管になる確率は低い
- 挿管困難な症例では、気管支ファイバースコープを用いた気管挿管は結構むずかしい
- 気管支ファイバースコープをLMA Classic™に通すと挿管が容易になる
- サイズ3と4のLMA Classic™を通過できる気管チューブの最大内径は6.0㎜、一方サイズ5では7.0㎜である

25. 気管挿管にはLMA Fastrach™

Fastrach™のどこが優れてる？

LMA Classic™は気管挿管の補助具としても有用だが、限界がある。後から開発された気管挿管専用のLMA Fastrach™の登場により、気道確保が困難な症例においてその実力を十分に発揮できるようになった。

Fastrach™の特徴は、金属製でエアウェイチューブにハンドルが付いていることと、喉頭蓋持ち上げ弁があることである。Fastrach™を挿管困難な症例において、高い頻度で気管挿管ができたと報告されている（**エビデンス研究30～32**）。ではFastrach™はClassic™に比べてどの点で優れているのだろうか？

LMA Classic™を介した挿管の問題点

確かにLMA Classic™を介しての気管挿管は有用である（**第24章参照**）。しかし、いくつかの欠点があることも明らかだ。

欠点1：頸椎可動域制限のため頭頸部をスニッフィング位にしないと、LMA Classic™の挿入が困難となる。

欠点2：もし挿入したClassic™が声門に対して理想的な位置に留置されていない場合、マスクの位置を微調整するのは容易でない。当然マスク開口部が声門の真正面に向いていなければ、挿管の成功率は低下する。

欠点3：サイズ3あるいは4を使用した場合、内径6mm、またはそれ以下の太さの気管チューブしか通すことはできない。

欠点4：気管チューブをClassic™内に進めていくと、チューブ先端がマスク開口部バーにひっかかり、それより先に進められないことがある（**図25-1**）。また喉頭蓋が倒れ掛かっていると挿管が困難になる。

欠点5：Classic™内を盲目的に気管チューブを進めると、チューブの先端は咽頭後壁に向い、しばしば食道に挿入されてしまう。

欠点6：通常の長さ（28～29cm）の気管チューブをClassic™を介して挿入した場合、チューブはマスクより8～9cm突出する（**図25-2**）。マスクの開口部から声門まで約3～3.5cmのため、気管チューブは十分な深さに挿入されず、カフが声門部に位置することが多く、声帯麻痺を起こす危険性がある。

欠点7：気管挿管されたのち、Classic™を抜去するが、手を口腔内奥深くに挿入しないとマスクを抜去時に気管チューブも抜去される危険性がある。

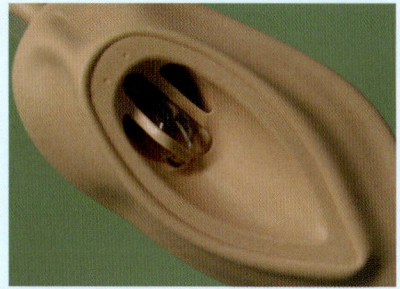

図25-1：チューブ先端が柵にひっかかっている

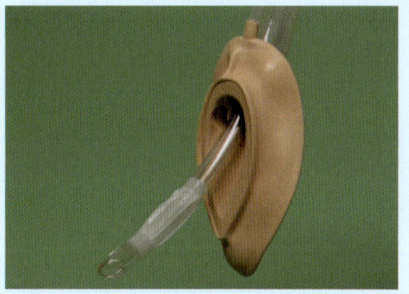

図25-2：Classic™のマスクより気管チューブは約8cmしか突出しない

LMA Fastrach™で問題解決

　LMA Fastrach™はClassic™の持つ上記の全ての問題点を補い、よりスムーズな気管挿管が行えるように工夫されている。

利点1：頭頸部を水平に固定した状態では、Fastrach™の挿入はClassic™に比して容易である（**エビデンス研究30**）。

利点2：LMA Fastrach™の近位端にハンドルがついており、全体の形状は変化しない。そのため、挿入後にハンドルを用いて、声門に対するマスク位置を微調整することができる。

利点3：Fastrach™の金属エアウェイチューブはClassic™に比して太く、内径8mmの気管チューブを通過させることができる（**図25-3**）。

利点4：マスク開口部には開口バーがないため、気管チューブをスムーズに進められる。そのかわり、Fastrach™には三角形の「喉頭蓋持ち上げ弁」がついている（**図25-4**）。気管チューブを進めるとこの持ち上げ弁が押し上げられ、その先端が声門に倒れかけている喉頭蓋にちょうどひっかかる長さに設計されている。従って、この仕組みにより、気管チューブを進めるだけで、自動的に気管挿管の通路から喉頭蓋をとり除き、気管挿管の成功率が上がる。

利点5：Fastrach™の金属チューブ遠位端からマスク開口部の大彎側には隆起があり、これにより気管チューブを通した場合、チューブがマスク開口部を出て前方（つまり喉頭側）に向くようになっている。またこの隆起は正中で低く、側方で高いV字型の溝になっており（**図25-5**）、その溝を気管チューブが通過するため、チューブが左右にずれる可能性が減少する。

利点6：Fastrach™のチューブの長さは15cmと、Classic™のチューブ長に比し5cm短くなっている（**図25-6**）。そのためFastrach™に通した気管チューブのカフが声門に位置する危険性は低い。

利点7：同様の理由で、気管挿管の後、Classic™に比し、Fastrach™の方が抜去しやすい。

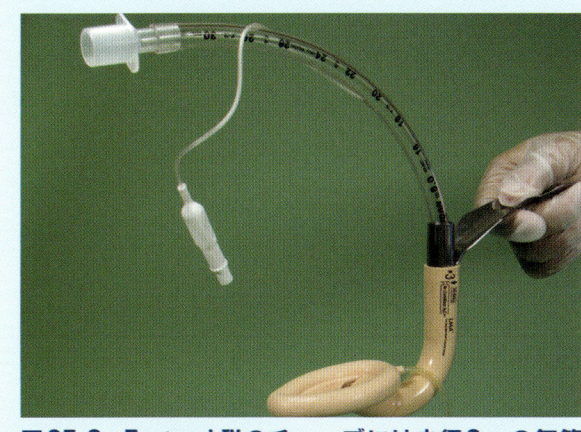

図25-3：Fastrach™のチューブには内径8mmの気管チューブが通過する

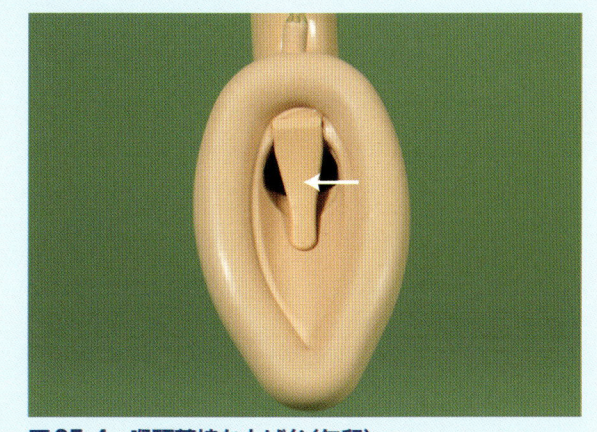

図25-4：喉頭蓋持ち上げ弁（矢印）

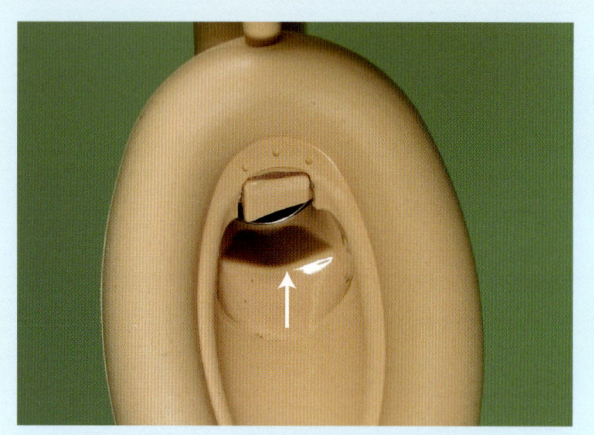

図25-5：気管チューブの左右へのズレを防止

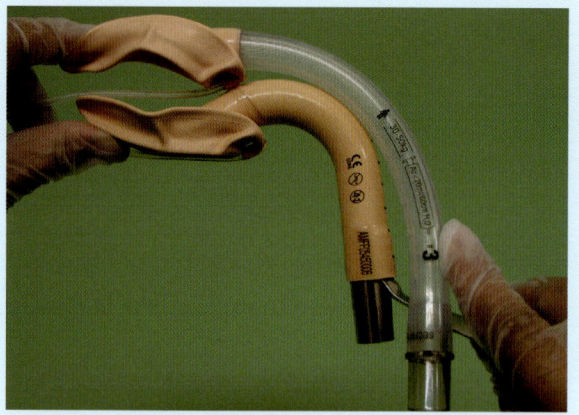

図25-6：Fastrach™とClassic™のチューブ長の比較

エビデンス研究

研究30

比較：84症例を対象に、頭を枕の上に乗せた状態と枕をはずして頭頸部を水平に固定した状況下で、気管支ファイバースコープ単独の気管挿管とLMA Fastrach™を挿入し、それを介してファイバースコープを用いて挿管する方法を、2分以内の挿管成功率で比較した。

結果：気管支ファイバースコープ単独の気管挿管では、20人中8人（40％）でしか成功しなかったが、枕に頭を乗せた状態では42人中31（73％）で成功した。一方、Fastrach™を介したファイバースコープ挿管の成功率は、水平に固定した状況下（20人中19人（95％））と枕に頭を乗せた状態（42人中37人（88％））とでは差がなかった。

解釈：頸椎保護のために頭頸部を水平固定した状態では、気管支ファイバースコープ単独の気管挿管は困難である。一方、Fastrach™を介したファイバースコープ挿管では、体位は成功率に影響しないため、Fastrach™の使用が有効である。

出典：Asaiら. Can J Anaesth 2000; 47: 843-848.

研究31

検討：気管挿管があらかじめ困難と予測された、あるいは判明した254例において、LMA Fastrach™を挿入し、盲目的あるいは気管支ファイバースコープガイド下に気管挿管を試みた。その際のFastrach™の挿入および気管挿管の成功率を調査した。

結果：Fastrach™の挿入は1～3回の試技で全例成功した。盲目的挿管の成功率は96.5％、気管支ファイバースコープガイド挿管は100％だった。

出典：Fersonら. Anesthesiology 2001; 95: 1175-1181.

研究32

比較：頸椎が不安定な症例を想定し、枕をはずして、頭をベッド上に直接置き、頭頸部を両手で固定した状態（頭頸部水平固定）で、LMA Fastrach™とClassic™の挿入成功率および難易度を、25名の対象例において比較検討した（クロスオーバー試験）。

結果：頭頸部を水平に固定した状況下では、Fastrach™の挿入は全例で、一方Classic™の挿入は25

例中22例で成功した。Fastrach™の挿入はClassic™に比し容易であり、挿入に要した時間も短かった。

出典：Asaiら．Br J Anaesth 1999; 82: 712-714.

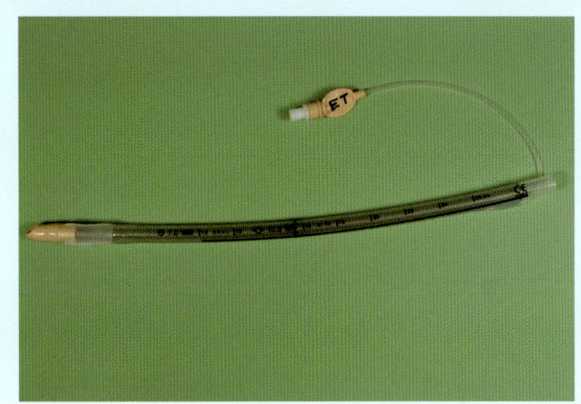

LMA Fastrach™用気管チューブ

　ブレインはLMA Fastrach™による気管挿管の成功率を高めるために、シリコン製スパイラル気管チューブを開発した（**図25-7**）。このチューブにはリユーザブルとシングルユースがあり、両者に各サイズがある（**表25-1**）。

　この気管チューブには彎曲はないが、柔軟性がある。脱気したカフはチューブの上でしわを作らないため、Fastrach™の金属製エアウェイチューブ内をスムーズに進むことができる（**図25-7**）。また先端部分は特に柔らかく、丸められているのが特徴である（**図25-8**）。そのためチューブ先端が声門周囲に当たっても、柔くて角度がないため気管に挿入されやすい（**図25-9**）。

　気管チューブには向きを示すために、縦に黒い線がある。またチューブの先端から15cmの部位に、垂直に黒線が入っている（**図25-10**）。この気管チューブをFastrach™に挿入すると、黒線がFastrach™のエアウェイチューブ近位端に到達した時点で、気管チューブ先端が喉頭蓋持ち上げ弁に届いたことを示す（**図25-11**）。気管チューブ側面には先端からの距離が印字されているため、気管チューブが喉頭蓋持ち上げ弁からどのぐらい先に進められているかを確認できる。

　リユーサブルのFastrach™用気管チューブのカフは低容量で高カフ内圧である。しかし、ガス漏れを防ぐことができる最少量の空気でカフを膨らませれば、気管粘膜に過剰な圧が加わることはない。一方、シングルユースタイプ（2009年1月現在、本邦未発売）のカフは高容量で、低カフ内圧を特徴としている。

図25-7：LMA Fastrach™用気管チューブ

表25-1：LMA Fastrach™用気管チューブのサイズ

	6.0	6.5	7.0	7.5	8.0
LMA Fastrach™用気管チューブ（リユーザブル）	○	○	○	○	○
LMA Fastrach™用気管チューブ（シングルユース）	○	○	○	○	○

○：本邦で入手可能
○：本邦未発売（2009年1月現在）

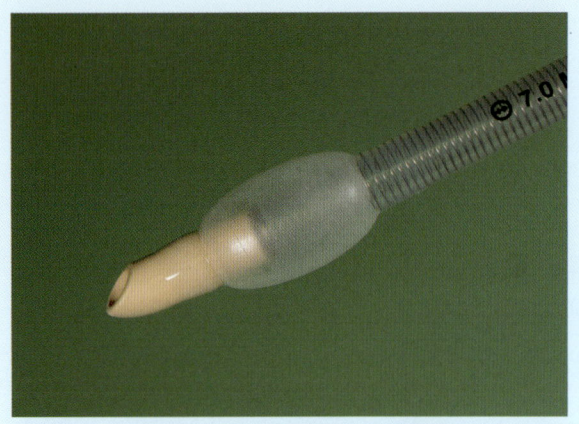

図25-8：LMA Fastrach™用チューブ先端

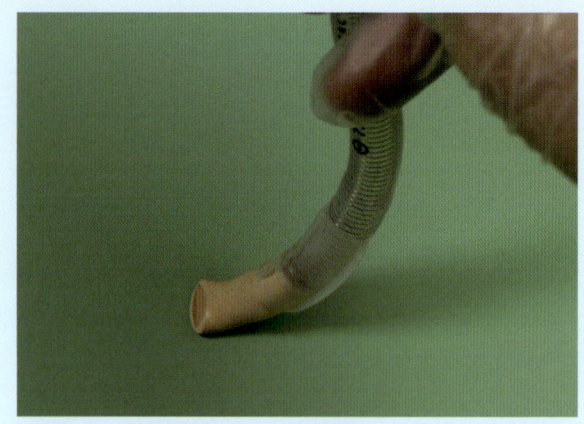

図25-9：専用気管チューブの先端

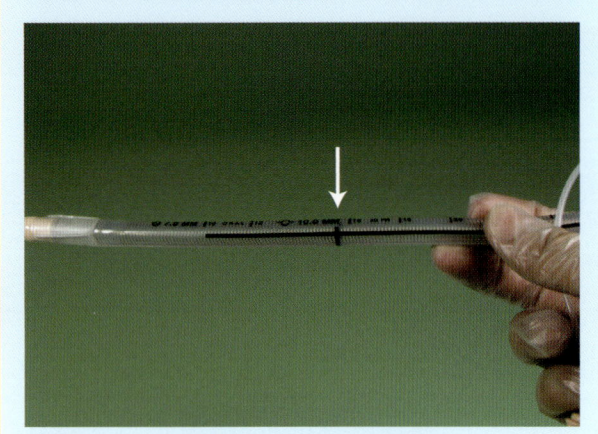

図25-10：LMA™用チューブ15cm黒線

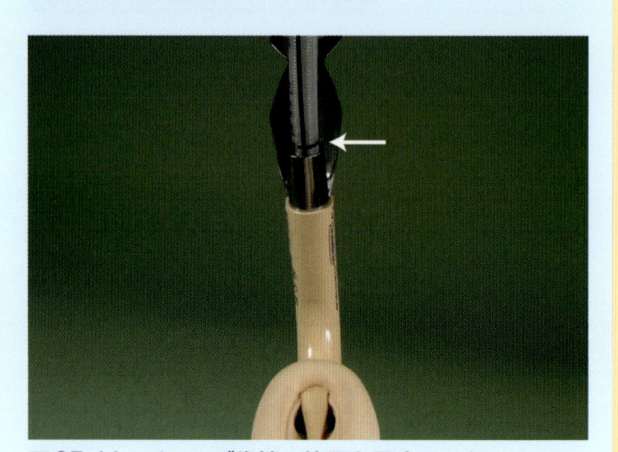

図25-11：チューブ先端の位置を示すマーク

LMA Fastrach™を介した気管挿管

　LMA Fastrach™を介する気管挿管は、気管支ファイバースコープ補助下に行うのが理想である。一方、盲目的挿管もClassic™使用時に比べて、より高い確率で挿管できるため、気管支ファイバースコープがない場合には試みる価値がある。ただし、Fastrach™を介した盲目挿管の場合、気づかれていなかった食道憩室を破って死に至らせしめた症例が報告されており、チューブを無理に進めてはならない。

　まずは、適切なサイズのFastrach™と気管チューブを選択する。基本は、Classic™と同じで、男性ではサイズ5、女性にはサイズ4を選択し、気管チューブは男性で内径7.5〜8.0mm、女性では7.0〜7.5mmを選択しよう。

気管支ファイバースコープガイド下の気管挿管

　挿管困難な症例でも、LMA Fastrach™と気管支ファイバースコープを併用すると高い挿管成功率が得られるので、ぜひマスターしよう。

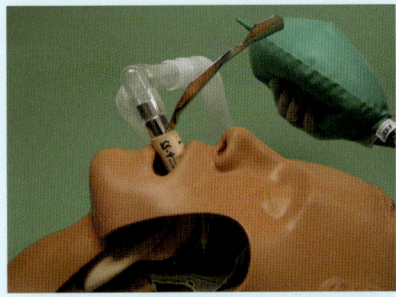

LMA Fastrach™を介して換気が可能であることを確認する。

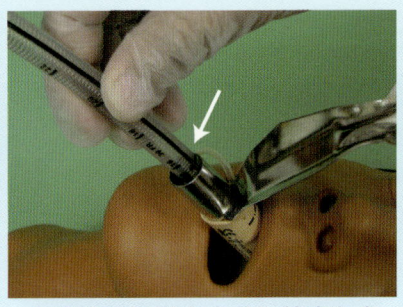

水溶性潤滑剤を十分に塗布した気管チューブを、15cmの黒線がFastrach™近位端に到達するまで挿入する。

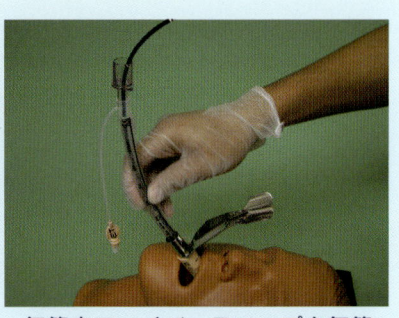

気管支ファイバースコープを気管チューブの中に挿入する。気管チューブ先端が喉頭蓋持ち上げ弁に面しているのが見えるはずだ。

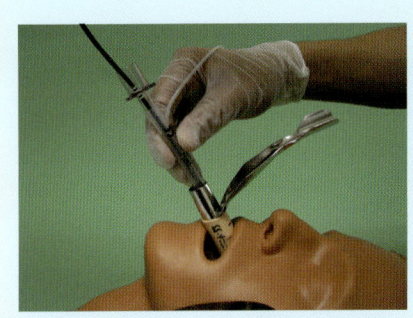

ファイバースコープで観察しながら気管チューブを進めると、喉頭蓋持ち上げ弁が持ち上がっていき、声門が見えるはずだ。

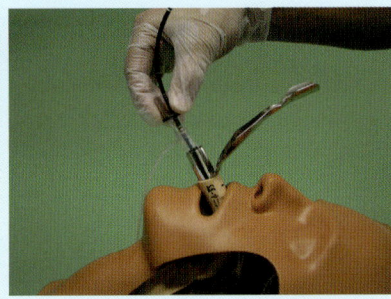

ファイバースコープを気管に挿入し、それをガイドにチューブを気管内に挿入する。

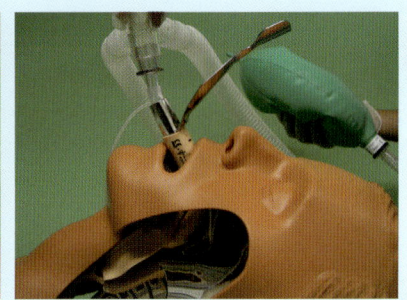

気管挿管ができていることを確認する。

盲目的気管挿管

　LMA Fastrach™を介した盲目的挿管は、LMA Classic™を介した場合に比べて成功率が高い。気管支ファイバースコープがない場合は、この盲目的挿管を試す価値がある。

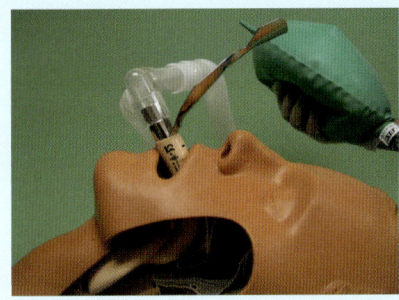

Fastrach™を挿入し、正しい位置に留置されていることを確認する。

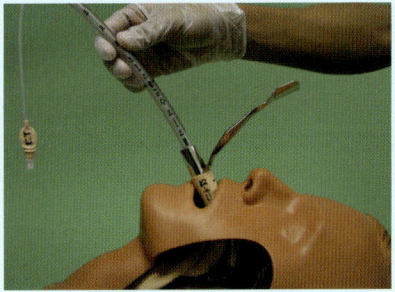

水溶性潤滑剤を十分に塗布した気管チューブをFastrach™に通し、スムーズに動くことを確認しておく。

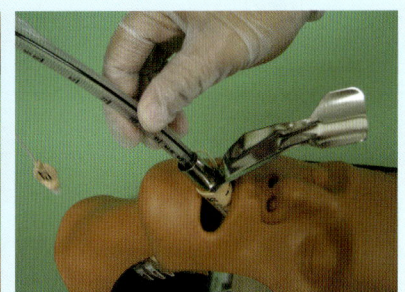

気管チューブをFastrach™に挿入し、チューブに印字されている黒色の縦ラインをFastrach™のハンドル側に向ける。

Ⅲ．気管挿管のためのLMA™ | 113

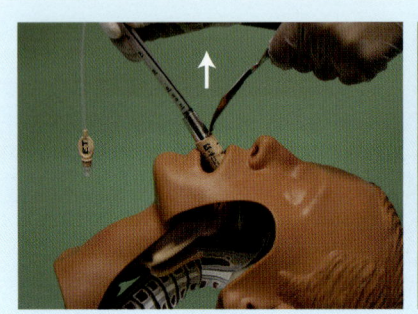

ハンドルをしっかり握り、Fastrach™を数ミリメートル天井に向かって持ち上げる。

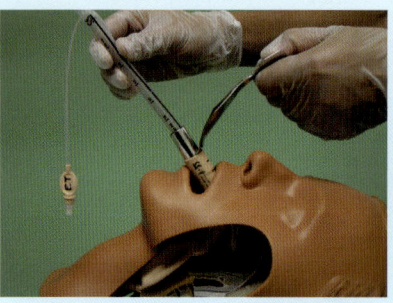

Fastrach™のハンドルを持ち上げたまま、15cmの横線を1.5cm程度超えるところまで気管チューブをゆっくり進める。このとき抵抗を感じなければ、意図したとおり喉頭蓋持ち上げ弁によって喉頭蓋が持ち上がっているはずだ。

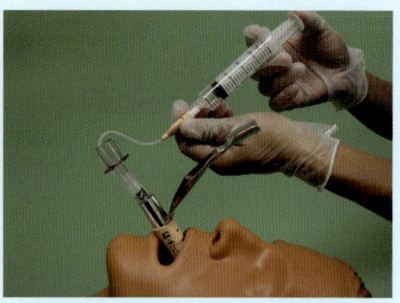

そのまま気管チューブを押し進めたのち、カフに空気を注入し、気管挿管されたことを確認する。

LMA Fastrach™を介した気管挿管の秘訣

　LMA Fastrach™の金属チューブにつけられた彎曲が各症例における口蓋－咽頭後壁のつくる彎曲と一致するとは限らない。そのため、マスク開口部が声門に対して深すぎたり、あるいは浅すぎることがある。この問題を解決する秘訣が3つある。

秘訣1：LMA Fastrach™開口部を声門に向ける

　LMA Fastrach™のマスクが声門に向き合っていないと、気管挿管の成功率が下がってしまう。気管支ファイバースコープで確認し、金属ハンドルを用いてマスクの位置を微調整するのが理想だが、できない場合は以下の方法を試してみよう。

1. 一方の手で用手換気をしながら、もう一方の手で金属ハンドルを持ちながらマスクを多少抜いたり押し込んだりする。マスクが浅すぎても深すぎても換気がしにくいはずだ（図25-12）。
2. 換気が最も容易にできる時点では、マスク開口部が声門に向きあっているはずなので、この位置を保持する。

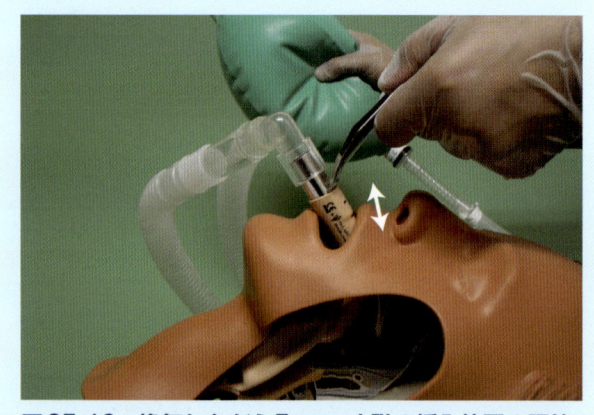

図25-12：換気しながらFastrach™の挿入位置の調節

25. 気管挿管にはLMA Fastrach™

秘訣2：気管チューブを食道に迷入させない

　マスク開口部が正しく声門に面していても、気管チューブを進めると、マスクと喉頭背面の隙間を通って食道入口部に迷入することがある。これを防止するためには、マスクを喉頭背面に密着させるとよい。

1. LMA Fastrach™が正しく挿入されても、エアウェイチューブの形状は固定しているため、喉頭背面とマスクとの間に隙間ができることがある。そのため、気管チューブを進めるとその隙間からチューブが食道に迷入する可能性がある（**図25-13**）。
2. ハンドルを天井に向けて持ち上げたまま気管チューブを進めるとこの隙間が狭くなるため、気管に挿入される確率が高くなる（**図25-14**）。

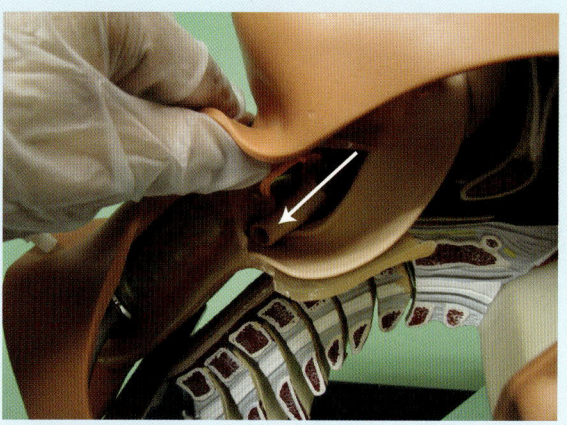

図25-13：気管チューブの食道迷入

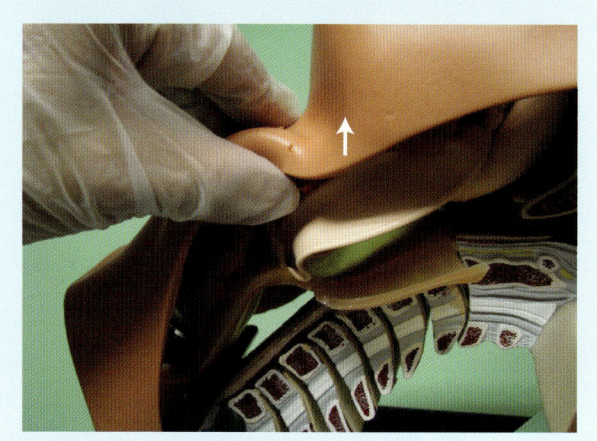

図25-14：ハンドル持ち上げによる対策

秘訣3：気管チューブを進めているときに抵抗を感じる位置で問題を把握する秘訣

　LMA Fastrach™を通してもチューブがスムーズに気管に入らないことがある。気管チューブの黒の横ライン（15cmのデプスマーク）より何センチぐらい先で抵抗を感じるかにより、挿入困難の原因が推測できる（**図25-15**）。推測された原因に対して適切に対処すると、挿管の成功率が上がる可能性があるので試してみる。

- ●抵抗位置：0～0.5cm。
  原因：LMA Fastrach™が大きすぎて、喉頭蓋エレベーティングバーが披裂軟骨の背側にひっかかっている可能性がある。
  対処：サイズが一つ小さいFastrach™を挿入する。

- ●抵抗位置：約2cm。
  原因：気管チューブの先端で喉頭蓋を押し倒している。
  対処：マスクのカフを抜かずにFastrach™を数センチ引き抜き、再びもとの位置に挿入する。

- ●抵抗位置：約3cm。
  - 原因：Fastrach™のサイズが小さすぎて、喉頭蓋持ち上げ弁が喉頭蓋に到達していない可能性がある。
  - 対処：サイズが一つ大きいFastrach™を挿入し直す。ただし、喉頭が押し倒されている場合も同じような現象が起こるので、鑑別が必要だ。

- ●抵抗位置：4～5cm。
  - 原因：Fastrach™が大きすぎ、気管チューブがマスクの先端部と輪状軟骨の間に挟まれている可能性がある。
  - 対処：サイズが一つ小さいFastrach™を使用する。

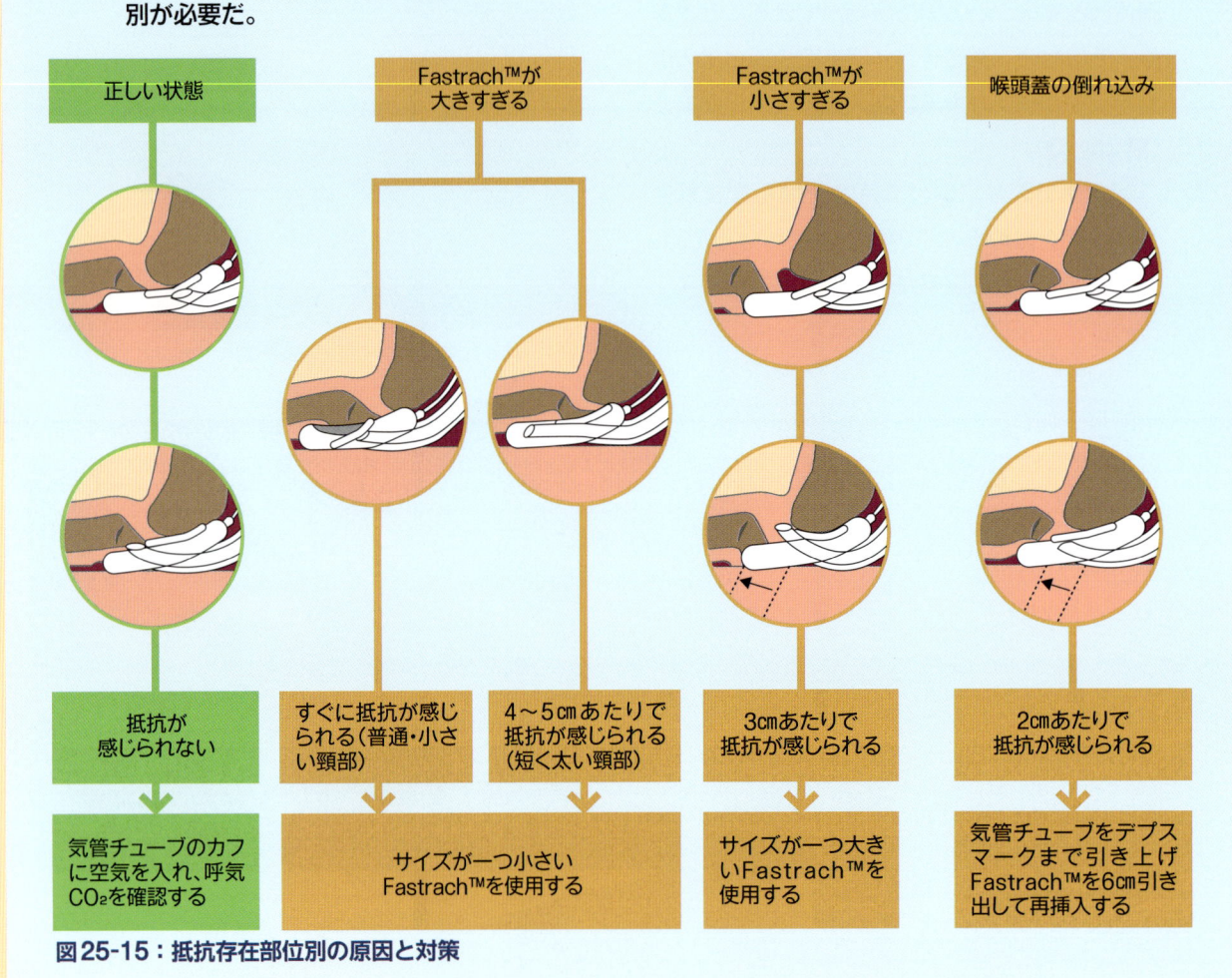

正しい状態	Fastrach™が大きすぎる	Fastrach™が小さすぎる	喉頭蓋の倒れ込み
抵抗が感じられない	すぐに抵抗が感じられる（普通・小さい頸部）	4～5cmあたりで抵抗が感じられる（短く太い頸部）	3cmあたりで抵抗が感じられる	2cmあたりで抵抗が感じられる
気管チューブのカフに空気を入れ、呼気CO₂を確認する	サイズが一つ小さいFastrach™を使用する	サイズが一つ小さいFastrach™を使用する	サイズが一つ大きいFastrach™を使用する	気管チューブをデプスマークまで引き上げFastrach™を6cm引き出して再挿入する

図25-15：抵抗存在部位別の原因と対策

気管挿管後にはLMA Fastrach™を抜去する

LMA Fastrach™のエアウェイチューブは金属製で硬いため、長時間留置していると接触している組織の虚血性変化を起こしうる（**エビデンス研究33**）。そのため気管挿管に成功したならば、LMA Fastrach™は必ず抜去する。

気管挿管後のLMA Fastrach™抜去法

LMA™の抜去時に、せっかく挿管したチューブが抜けたり、パイロットチューブを破損したりしないよう注意をしよう。

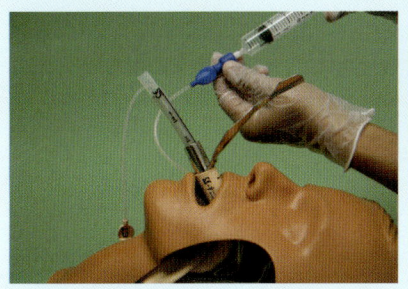

十分に酸素化したのち、気管チューブのコネクタを取り外し、Fastrach™のカフを脱気する。

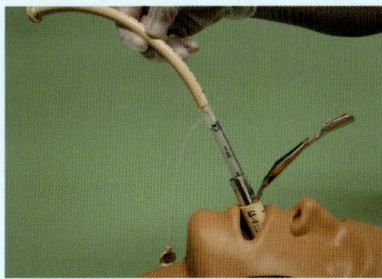

気管チューブの近位端に固定用ロッドを接続する。

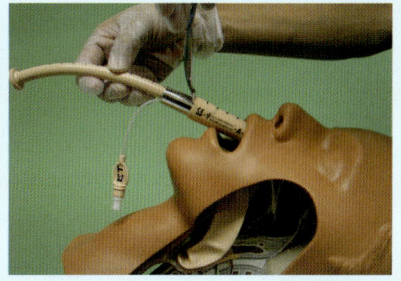

固定用ロッドで気管チューブを固定しながら、Fastrach™の抜去を開始する。

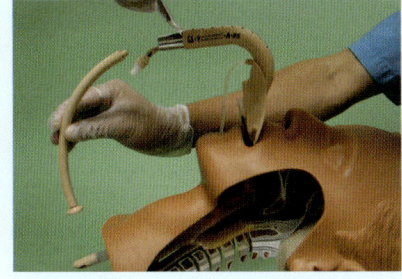

Fastrach™のカフを口内から取り出せた時点でロッドを抜き取る。

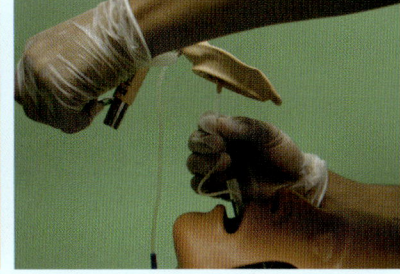

気管チューブのパイロットバルーンがひっかかって事故抜管しないように、気管チューブをしっかり保持しながらFastrach™を抜き取る。

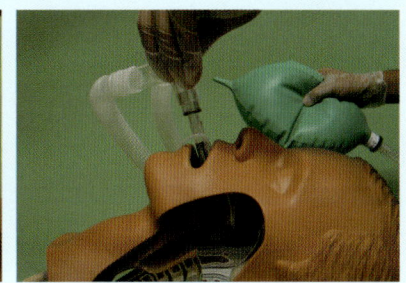

気管チューブにコネクタをつけ、正しく気管に入っていることを確認する。

これらは不適切だ！

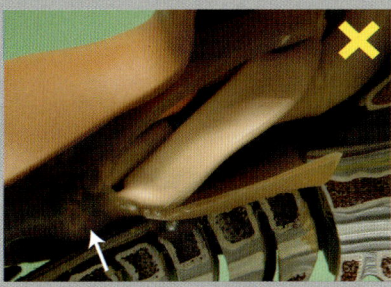

食道病変または咽頭病変（矢印）が認められる患者には、LMA Fastrach™を介した気管挿管を行ってはならない。食道穿孔の報告がある。

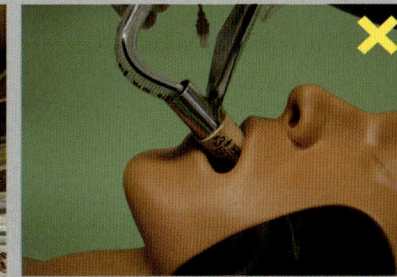

気管チューブの挿入中に抵抗がある場合には無理やり進めてはならない。組織損傷の危険性がある。

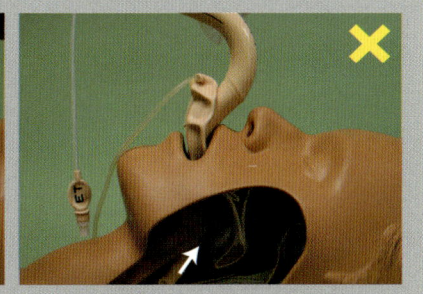

気管挿管後にFastrach™を無謀に抜いてはならない。事故抜管や気管チューブのパイロットバルーンまたはインフレーションチューブの破損の原因となる。

エビデンス研究

研究33

比較：遺体でLMA Classic™あるいはFastrach™が頸椎に及ぼす圧を測定した。

結果：LMA Classic™が頸椎に与える圧は15cmH$_2$O程度であったが、Fastrach™の場合には100cmH$_2$O前後の高い圧が持続して加わっていた。

解釈：Fastrach™を介して気管挿管したあとは、Fastrach™を速やかに抜去すべきである。

出典：Kellerら. Anesth Analg 1999; 89: 1296-1300.

ここがポイント！

- LMA Fastrach™は気管挿管の補助具として開発された
- Fastrach™はClassic™の欠点を補っており、経Fastrach™盲目挿管の成功率はClassic™を用いたときに比べて高い
- 金属製エアウェイチューブの近位端にハンドルがあり、これによりマスクの声門に対する位置を調節できる
- Fastrach™のエアウェイチューブは金属製なので、気管挿管後には速やかに抜去すべきである

26. C-Trach™は究極の挿管器具!?

C-Trach™は理論的には完璧な器具だ！

　LMA C-Trach™はFastrach™の機能と気管支ファイバースコープ・ビデオ機能を兼ね備えた器具である。そのため気管支ファイバースコープを使わずに、声門や気管チューブの走行などが確認でき、理論上では究極の器具と言えよう。

　発表された研究論文数が少なく、また限定された著者らによる報告だけであるが、予想通りの高い成功率を得ている（**エビデンス研究34**）。C-Trach™の挿入と換気の成功率は100％に近く、また95％以上の症例ではC-Trach™を介した気管挿管が1回で可能、と報告されている。

　しかし、C-Trach™を挿入し、カフを膨らませただけでは声門を確認できないことが多く、位置の調整が必要となる。これはFastrach™と同様で（**第25章参照**）、エアウェイチューブの形状が固定されているためであり、各症例の口腔・咽頭の彎曲や下咽頭までの深さに違いがあるからであろう。また位置を調整しても、10〜15％の症例ではモニター上に声門が確認できない。しかし、興味深いのは、声門が確認できなかった症例においても高い確率でチューブを気管に挿入できた、と報告されていることである。

LMA C-Trach™を用いた気管挿管

C-Trach™単独で、声門と声門内に挿入される気管チューブを確認することができる。

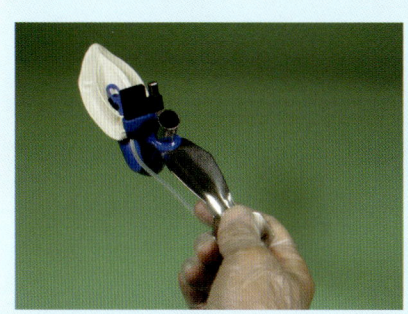

LMA C-Trach™本体からモニター部分をはずしておく。

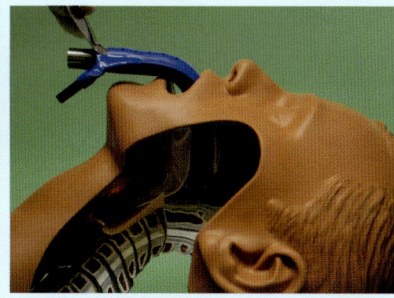

C-Trach™本体をFastrach™と同様の方法で挿入する。

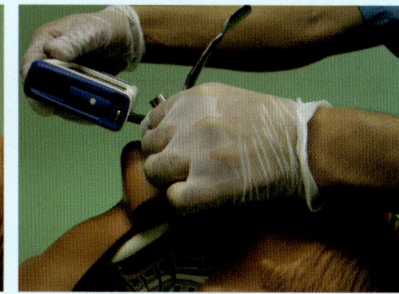

モニター部分を接続する。

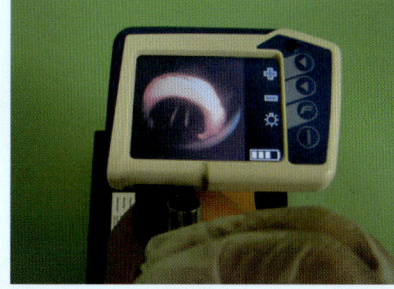

モニター上に、声門が最もよく確認できるように、カメラアングルや焦点を調節する。

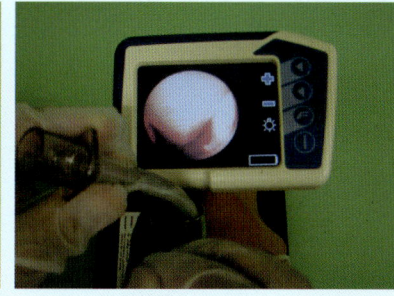

モニターで確認しながら、チューブを気管に挿入する。

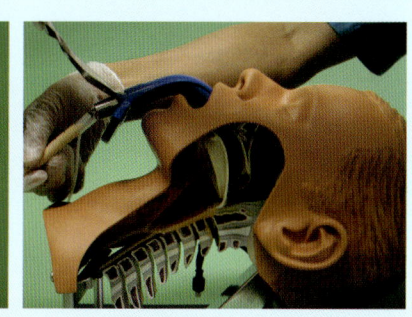

C-Trach™本体からモニター部分をはずし、つぎにC-Trach™本体をFastrach™と同様の方法で抜去する。

エビデンス研究

研究34

比較：271人でLMA C-Trach™あるいはFastrach™を用い、気管挿管の成功率を比較した。

結果：C-Trach™を介した気管挿管は93%（125/134人）で、一方、Fastrach™を介した気管挿管は68%（93/137人）でそれぞれ1回目に成功した。

出典：Liu ら. Anesthesiology 2008; 108: 621-626.

ここがポイント！

- LMA C-Trach™はFastrach™をさらに進化させたもので、マスクが声門に正しく面しているかを確認しながら、マスクの位置が調節できる
- また気管チューブが声門に挿入されていくのを確認できる

27. LMA™の気管挿管への応用

気管チューブ抜去後のLMA™

　気管挿管をされている症例では、チューブという異物が気管内にあるため、麻酔からの覚醒時に強い気道反射が誘発され、血圧が上昇するなど身体への負荷が加わることがある。このような負荷により悪影響が生じる可能性がある場合は、麻酔から覚醒する前に、すなわち深い麻酔状態で気管チューブを抜去するとこの問題は解決する。しかし、この対処法では、抜管後に上気道閉塞を起こす危険性がある。

　ここでLMA™の登場である。深い麻酔下に気管チューブを抜去したあと、LMA™を用いても上気道閉塞を回避するというアイデアだ。気管チューブを抜去してからLMA™を挿入するのもよいが、もしLMA™の挿入に失敗したり、挿入により喉頭痙攣などを誘発しては元も子もない。そのためLMA™を挿入してから気管チューブを抜去するのがスマートだろう。気管チューブが挿入された状態ではLMA™を正しくは挿入できないのではないか、と疑問に思うかもしれないが、実はまったく問題はない。気管チューブは気管に、LMA™は下咽頭に挿入されるものであるからだ。一度試みてみると意外に簡単なことが実感できるだろう。

　考えられる適応としては、気管チューブの存在でバッキングなどの気道反射が起こり、それが身体に悪影響を及ぼす危険性がある場合であろう(**表27-1**)。

表27-1：気管挿管後のLMA™使用の適応症例

血圧、脳圧、眼圧などの上昇が好ましくない症例
動脈瘤 　異常高血圧 　緑内障
不安定頸椎、頸椎固定術後、
気管支喘息

経口挿管からLMA™への交換

　経口挿管されている状態でLMA™を挿入し、その後に気管チューブを抜管しよう。ただし、この場合には気管チューブ抜管前にLMA™が正しく挿入されていることを確認しておくことが重要だ。

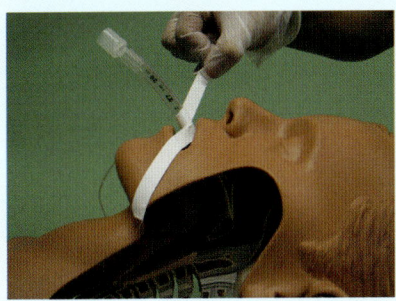

麻酔深度が十分な状態でバイトブロックを抜去し、気管チューブを下顎の正中部に固定し直す。

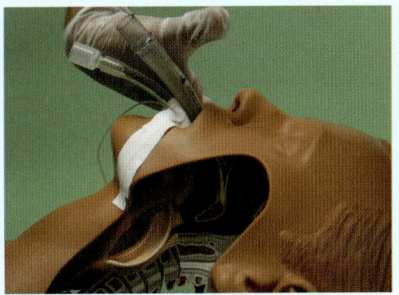

気管チューブを挿入したまま、LMA™を通常通りの方法で挿入し、カフを膨らませる。

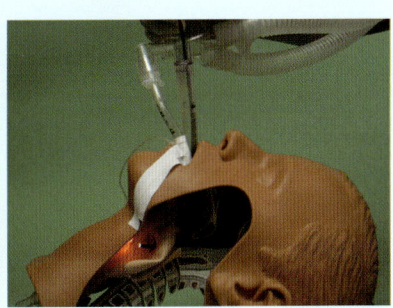

気管支ファイバースコープをLMA™に挿入し、マスクが正しい位置に存在していることを確認する。気管チューブの声門への挿入が直視できるはずだ。

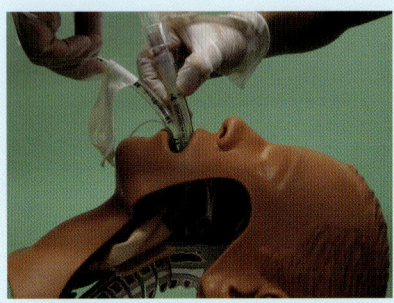

麻酔回路を気管チューブからはずしてLMA™に接続したのち、LMA™のエアウェイチューブを保持しながら、気管チューブを抜去する。

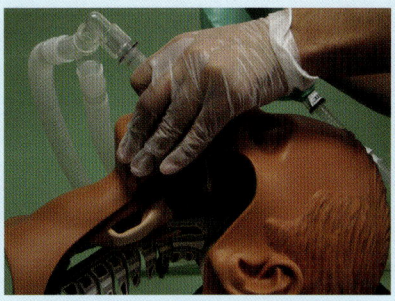

LMA™を介して換気が可能であることを確認する。

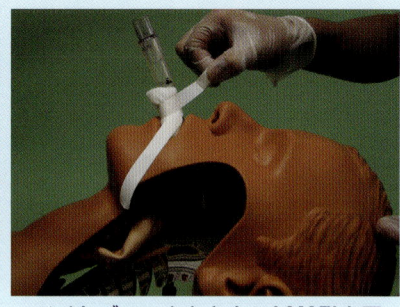

バイトブロックとともにLMA™を固定し、一連の操作を終了する。

気管チューブ交換へのLMA™

　気道確保が困難な症例で気管チューブの交換が必要となることがある。たとえば、長期に挿管した場合やカフが破損した場合などである。このチューブ交換が失敗すると、気道確保が失われて低酸素血症にもなりかねない。そのような場合は、チューブエクスチェンジャをまず挿管されている古いチューブに挿入してチューブを抜去し、新しいチューブをエクスチェンジャを介して気管に挿入するのが一般的である。しかし、気管チューブをエクスチェンジャを介して進めても、気管にスムーズに入らないことがよくある。そこで、ここでもLMA™を用いると、気管チューブの交換成功率がグッと上がる。

LMA™を用いた気管チューブ交換

　LMA™を用いたほうが気管チューブの交換をより確実に行える。アイデアは、気管チューブを保持した状態でのLMA™の挿入と、経LMA™気管挿管を組み合わせたものだ。

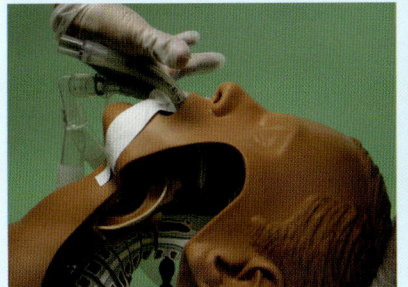

気管チューブを挿管したまま、LMA™を通常通りの方法で挿入し、カフを膨らませる。

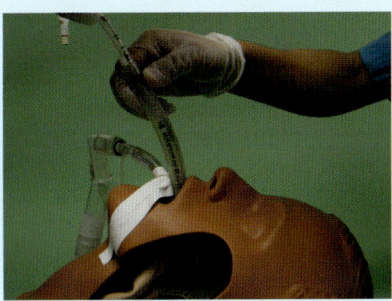

LMA™に新しい気管チューブを挿入する。

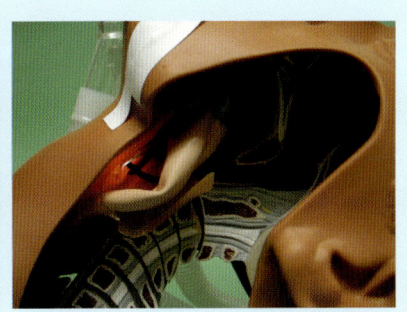

気管支ファイバースコープをLMA™に挿入し、声門へと向かわせる。

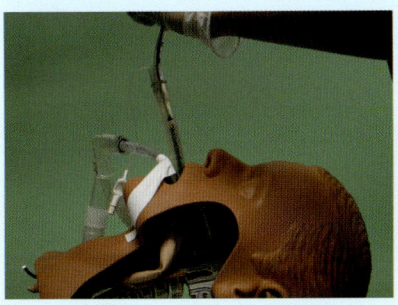

古い気管チューブのカフを脱気し、ファイバースコープ先端を気管と古いチューブの間に挿入する。

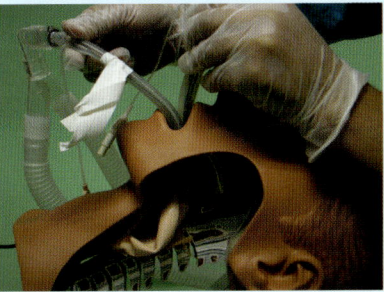

古い気管チューブを抜去する。

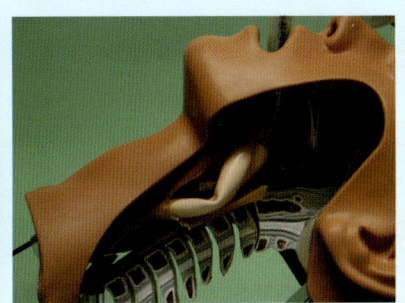

LMA™内の新しい気管チューブをファイバースコープ越しに気管に進める。

気管切開術へのLMA™

　長期に気管挿管が行われている症例では、気管切開が適応となる。この場合では、気管切開中にいかに適切に気道を確保するかが腕の見せどころだろう。問題は、気管切開で気管に穴を開ける時に挿入されている気管チューブが障害物になることだ。従来、この時点でチューブの先端が気管切開口より頭側に引き抜いて気道を確保する。しかし、チューブの先端部だけが喉頭に入っている状態であり、事故抜管の危険性が高くなる。

　ここでもLMA™が役に立つ可能性がある。LMA™を挿入したのちに気管チューブを抜去すると、気管に障害物がなくなり、また事故抜管の危険性も減るためである。LMA™の利点はもうひとつある。気管切開、とくに経皮気管切開の場合は、気管切開口が左右にそれないように留意する必要がある。しかし、その確認は意外と困難であった。一方、LMA™を挿入しておくと、気管穿刺針の位置を、LMA™に挿入した気管支ファイバースコープで確認することができる。

気管切開中のLMA™

LMA™を挿入しておくと、気管切開中も換気が可能で、また穿刺針の位置も確認できる。

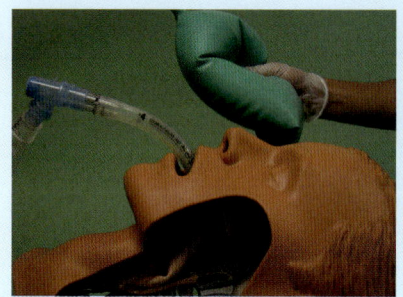

LMA™を通常の方法で挿入し、換気が可能であることを確認する。

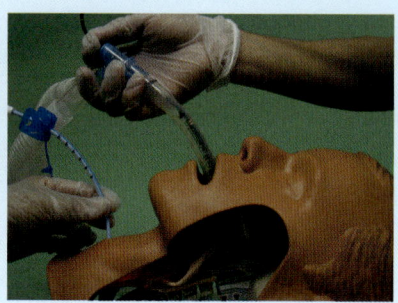

気管支ファイバースコープをLMA™に挿入し、穿刺針および気管切開チューブが正しく気道の正中に穿刺されていることを確認する。

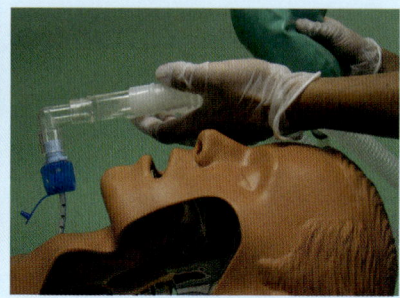

呼吸回路を気管切開チューブに接続し、LMA™を抜去する。

気道確保が困難な症例でのLMA™

　気道確保が困難な症例ではLMA™が有用なことは疑いがない。フェイスマスクによる換気が困難で低酸素血症に陥り、「あわや!」と思われた時点で咄嗟にLMA™を挿入したところ、直ちに換気が可能となり、患者の命が助かった、という報告がいくつもある。またLMA™を挿入したあと、それを介して気管挿管も可能である。そのため各国学会発行の「気道確保困難な症例の管理に対するガイドライン」においても挿管困難症例でのLMA™の有用性が指摘されている。

　LMA™の気道確保困難症例における役割については、主に麻酔の導入前から気道確保が困難と予測されている場合と、麻酔導入後に気道確保が困難と判明した場合の二つの状況に分けて考える必要がある。

気道確保困難が予測される場合

術前に気道確保が困難と予測される場合は、原則として麻酔導入前に気道を確保する必要がある。ただ鎮静下に喉頭鏡あるいは気管支ファイバースコープを用いて挿管しても、スムーズに対処できるとはかぎらず、苦痛を伴うこともある。このような場合は鎮静下にLMA™を挿入し、その後それを介して気管挿管を行う方法がある。

喉頭鏡による覚醒下挿管はつらい！

喉頭鏡を用いた意識下挿管（あるいは鎮静下挿管）は、よほど上手に行わないと患者に与える侵襲が大きく、つらい思いをさせるだけでなく、脳圧や眼圧を上昇させたり、心血管機能障害を悪化させる危険性がある。またフルストマックの場合は、挿管操作により嘔吐を誘発するため誤嚥の危険性を高くする。

意識下ファイバー挿管は容易？

気管支ファイバースコープを用いた挿管は喉頭鏡使用時に比べて侵襲が小さいとされている。また挿管困難の症例では鎮静下ファイバースコープ挿管が最も信頼のおける方法であるが、実際はそう簡単ではない。

問題点1：鎮静薬で意識レベルを低下させると舌根が沈下した状態となるため、狭くなった咽頭腔を通してファイバースコープで声門を見つけるのは容易でない。とくに不安定頸椎を有する症例において頸椎が固定されていると、ファイバースコープの気管への挿入がさらに困難となる。

問題点2：スコープ先端で舌根部を突くと、生唾を飲み込まれたり、あるいは嘔吐反射が誘発されて、ファイバースコープの先端位置が大きくずれる。これでは、迅速に声門を見つけることはできない。

問題点3：意識下ファイバースコープ挿管が常に安全ではない。気道が完全に閉塞し、緊急気管切開を行わざるを得なくなったという報告が何例かある。

問題点4：挿管時に激しく咳きをさせていることがあるが、これで本当に頸椎に負担をかけていないと言えるのか？

からだに優しいLMA™

一方、LMA™の挿入はその柔らかい素材のため、心循環系に及ぼす影響が小さい。また喉頭や気管に触れないので喉頭反射や嘔吐反射を引き起こすことは少ない。鎮静薬を投与したのちに、局所麻酔が必要と思われる場合は口腔内に投与する。

LMA™を介した気管挿管

鎮静下に上手にLMA™を挿入でき、気管支ファイバースコープで声門が確認できれば、LMA™を介して気管挿管を行う。しかし、気管挿管の刺激はやはり大きいため、場合によっては挿管前に全身麻酔を導入すべきかもしれない。その可否は換気が可能か、誤嚥の危険性がないかにより判断する。また、より慎重に行うのであれば、自発呼吸を残したままセボフルレンなどで麻酔を導入するとよい。ただし、挿管刺激による喉頭痙攣を抑えるほどの深い麻酔に維持することが重要である（**エビデンス研究35**）。

胃内容物を誤嚥する危険性がある症例では、原則としてLMA™は禁忌である。しかし、意識下にマスクを挿入した場合、喉頭反射は失われていないため誤嚥の危険性は少ない。その後，意識下あるいは急速導入後にLMA™を介して気管挿管を行うことが可能である。ただし、急速導入後に挿管を行う場合は、通常通り輪状軟骨の圧迫が必要である。

麻酔の導入後に気道確保困難であることが判明した場合

　麻酔の導入後に気管挿管が不可能であることが判明し、その上フェイスマスクによる換気が困難な場合は、LMA™を挿入して換気を試みるのがよい。しかし、LMA™を用いても換気ができるという保証はないため、緊急気管切開の用意を同時にしておくべきである。

　胃内容物が残留している患者での麻酔導入時は、輪状軟骨への圧迫が必要となるが、これによってもLMA™の挿入が困難となるので注意する（**第17章参照**）。一方、LMA™を挿入した後に輪状軟骨を圧迫すると、胃内容物の逆流防止に有効に作用するし、マスクがずれることもない。しかし、この操作時により換気量は減少する。したがって、誤嚥の危険性がある症例で麻酔導入後にLMA™の挿入が必要となった場合は、挿入時に輪状軟骨への圧迫を一時的に緩め、挿入直後に再度圧迫を強めるとよい。

エビデンス研究

研究35

比較：不安定頸椎を有する20症例において、局所麻酔を用いずにミダゾラムとフェンタニルでの鎮静を試み、呼名反応が得られる程度の鎮静状態でLMA Fastrach™を挿入した。その後、セボフルランで自発呼吸を保ったままFastrach™を介して気管支ファイバースコープ挿管を試みた。

結果：LMA Fastrach™の挿入はすべての症例において可能であり、挿入時に咳き込みや嘔吐反射を呈した者はいなかった。セボフルラン麻酔後の経Fastrach™挿管も全例で成功した。

出典：Asai ら. Acta Anaesthesiol Scand 2001; 45: 818-22.

ここがポイント！

- 気管挿管がなされている症例で、麻酔からの覚醒前に気管チューブをLMA™に交換しておくと、覚醒時のストレスを軽減できる
- LMA™は気管チューブの交換に有用である
- LMA™により、気管切開時の換気が容易となる
- LMA™は気道確保が困難な症例で重要な役割がある

Ⅳ. トラブル解消の秘訣

28. こういうトラブルに遭遇したら…

　LMA™を使用していると、換気が困難となったり誤嚥が発生するなどのトラブルがたまに起こってしまう。その場合、的確に原因を把握するとともに、迅速で適正な対応が必要となる。しかし、臨床の場では、原因をなかなか見つけ出すことができず、麻酔中にLMA™の使用を断念した、という話を聞くことがある。こういう経験を繰り返すと、LMA™の使用に自信を持てなくなり、LMA™懐疑派になりかねない。確かにトラブルの原因がわからないこともあるが、多くの場合は対処が可能である。ここでは臨床使用中に見られるいくつかの例を示すので、原因とその対処法を考えてみよう。

例1：カフ変形による気道閉塞

症例

　74歳の男性。165cm、68kg。鼠径ヘルニア根治術が予定された。使用前にサイズ4のLMA Classic™のカフを30mLの空気で膨らませ、カフに異常がないことを確認した。麻酔導入後にそのLMA™を挿入し、カフに20mLの空気を注入したところ、マスク周囲からの漏れもなく調節換気が可能となった。全身麻酔はセボフルレンと亜酸化窒素で維持し、筋弛緩薬を適時追加投与した。

　手術開始後1時間ころにマスク周囲からガスが漏れ始めた。カフ内圧を推測するためにパイロットバルーンを触知したところ、カフ内圧の過剰な上昇はないようであった。1回換気量を減らすとガス漏れが減少し、換気も十分であったため様子を観察した。

　ところが30分後に突然換気が不能となったため、筋弛緩薬を投与したのちにLMA™を抜去したところ、カフが変形して、一部が大きく異常に突出していた。LMA Unique™を挿入し、手術および麻酔を無事に終了した。

なにが起こったのか？

　カフの性能が低下したLMA Classic™を用い、麻酔中に亜酸化窒素によってカフが膨張し、カフの脆弱な部位が過膨張したことにより、気道閉塞を起こしたと思われる。カフ内のガス量が増加してもカフが変形したため、カフ内圧は上昇しなかったと思われる。

どうすべきだったか？

　リユーサブルLMA™の使用前性能検査では、製造元の推奨する最大カフ量の1.5倍量（45mL）でカフを膨らませ、カフの変形の有無を確認すべきであった（第9章参照）。この症例では、事前にカフ性能試験を行っていたが、サイズ4のカフに30mLしか注入しておらず、カフの劣化した部位を発見できなかった可能性が高い。

例2：LMA™挿入後の換気ガス漏れ

症例

18歳の男性。182cm、78kg。ラグビーの試合中に右鎖骨を折り、数日後に観血的骨整復術が予定された。

プロポフォール240mgの投与後に、両側下顎挙上を行っても体動のないことを確認後、サイズ4のLMA Classic™を挿入した。30mLの空気でカフを膨らませたところ、調節換気時にマスク周囲よりガス漏れがあったため、カフに10mLの空気を追加注入した。しかし、ガス漏れはさらに増え、換気が十分行えなくなったため、LMA™を抜去して気管挿管を行った。

なにが起こったのか？

身長182cmと大柄な青年にサイズ4は小さすぎるため、マスク周囲から換気ガスの漏れが起こったと思われる。また製造元の示す最大推奨空気量を超える空気でカフを膨らませたため、ガス漏れが多くなったのであろう。

どうすべきだったか？

サイズ5のLMA™を使用すべきであった（第11章参照）。また、まず15mL程度の空気でカフを膨らませてから換気を試みるべきであった（第14章参照）。本症例のように製造元の示す最大カフ量の注入でもガス漏れを生じたからといって、カフ量をそれ以上追加すべきでない。マスク周囲のガス漏れを最小限に抑えたい場合は、LMA ProSeal™を選択すべきである（第20章参照）。

例3：LMA™挿入時の咳き反射、喉頭痙攣

症例

36歳の女性。162cm、50kg。子宮筋腫に対して開腹子宮筋腫核出術が予定された。胸部硬膜外チューブ挿入後、仰臥位で酸素を投与した。フェンタニル100μg投与後にプロポフォール100mgを静注し、サイズ4のLMA ProSeal™を挿入したところ、激しく咳き込んだ。そのため、LMA™を抜去したが、シーソー様呼吸となり、フェイスマスク換気も不可能であった。ロクロニウムを投与して気管挿管を行った。

なにが起こったのか？

麻酔深度が不十分な状態でLMA™を挿入したため、咳が誘発されたのであろう。またその状態でLMA™を抜去したため、喉頭痙攣に移行したと思われる。

どうすべきだったか？

LMA™の挿入により生じる気道反射を抑制するのに十分な麻酔深度を得るべきであった。プロポフォールの平均必要量は2.5mg/kgであり、50kgの症例に対してプロポフォール100mg（2mg/kg）の投与では不十分だったと思われる（**第12章参照**）。麻酔が十分かどうかは、挿入前に両側の下顎挙上を行い、体動がないことを確認することで可能となる。またフェンタニルの静注により咳を誘発することがあるので、プロポフォールの投与後にするほうがよい。

咳、しゃっくり、喉頭痙攣などが発生しているときに、LMA™を抜去しようとすると、さらに症状が悪化する危険性が高い。このような場合には、直ちにプロポフォールなどを投与し、反射を抑えるべきである。また必要と判断されたならば筋弛緩薬を投与すべきである（**第20章参照**）。

例4：麻酔中の気道閉塞

症例

56歳の女性。152cm、56kg。右乳房切断術が予定された。プロポフォール100mgとフェンタニル50μgで麻酔を導入し、ロクロニウム40mg投与後にサイズ4のLMA Classic™を挿入し、カフを20mlの空気で膨らませた。1回換気量560ml、換気回数10回/分の調節換気で気道内圧は18〜20cm H_2O で、マスク周囲からのガス漏れはなかった。胸部聴診上も呼吸音は正常であったため、手術を開始した。術中は亜酸化窒素およびプロポフォールをTCI（target controlled infusion）上の効果器濃度を2.0〜2.5μg/mlに設定して持続投与した。筋弛緩薬の追加投与は行っていない。

手術開始後約30分ごろから気道内圧が22〜26cm H_2O に上昇し、マスク周囲から換気ガスが漏れ始めた。聴診上、頸部において呼吸の閉塞音が認められた。しかし、1回換気量を450mlに減らすと、ガス漏れを軽減できたので、様子観察とした。

その後約30分に麻酔担当医が一時的に交代したところ、その5分後に突然気道内圧が上昇し、いびき様の大きな音とともに、マスク周囲から換気ガスが大量に漏れ出した。カプノメータで得られる二酸化炭素の波形も乱れ、十分な換気ができていないことは明らかであった。カフに5mlの空気を追加したが、ガス漏れはさらに増加した。手術を中断させ、用手換気を試みたが、不可能であった。マスクがずれたと考え、LMA™を抜去してフェイスマスクで換気を試みたが換気はさらに困難で、動脈血酸素飽和度も92％にまで低下した。

ロクロニウムを20mg追加して、気管挿管を試みたが、術野が近いこともあり、失敗した。動脈血中酸素飽和度がさらに低下してきたため、フェイスマスクで換気を試みたところ今度は容易に実行でき、酸素飽和度も100％に上昇した。その後、覆布を避けて、気管挿管を施行し、手術を再開した。

なにが起こったのか？

多彩な原因が考えられるが、発生時期と気道閉塞時に頸部で気道閉塞音が聴取されたことより、比較的浅い麻酔下に筋弛緩薬の効果が減弱し、術中に声門が閉鎖したと思われる。手術刺激により声門が徐々に閉鎖し、従量式調節換気により気道内圧が上昇したが、その後の対処が不適切であったため、気道はさらに閉塞し、気管挿管を要することになったと思われる。

その他、LMA™が正しい位置に挿入されていないにもかかわらず、乳房切断術のために頭頸部を側方に向けたためマスクが、徐々にずれてきた可能性もある。

どうすべきだったか？

プロポフォールには筋弛緩作用がないため、比較的深い麻酔にすべきであった。頸部の聴診により徐々に増大する閉塞音があったことから、筋弛緩薬を追加投与すべきであった（第20章参照）。換気量は体重あたり6〜7mg/kgと少なめにしておくと気道内圧の上昇も起こらない可能性がある（第20章参照）。術野が顔に近い場合、LMA Classic™に比べLMA Flexible™を用いるほうが、布片などの重みによりマスクの位置がずれる危険性は少ないと思われる。

例5：覚醒時の嘔吐、誤嚥

症例

　8歳の男児。朝8時過ぎに学校に向かう途中で転倒し、右上腕を骨折したため病院に搬送された。同日の18時に観血的骨接合術が予定された。最終摂食は朝7時過ぎにおにぎり2つで、最終飲水は午前9時過ぎであり、嘔吐も認められなかった。

　プロポフォールとロクロニウムを投与したのち、LMA Classic™を挿入した。麻酔はセボフルレンと亜酸化窒素で維持し、フェンタニルを適時投与した。約1時間後に手術が終了したため、吸入麻酔薬の投与を終了するとともに、筋弛緩薬に対して拮抗薬を投与した。レントゲン撮影のために右腕を動かしたところ、突然に咳きこみ、大量に嘔吐し、誤嚥した。

なにが起こったのか？

　手術終了後で麻酔からの覚醒が不十分な時に、レントゲン撮影のために腕を動かしたのが刺激となり、咳き込み、その結果嘔吐したと思われる。

どうすべきだったか？

　手術が終了してもすべての操作が終了するまでは、十分に深い麻酔を維持しておく必要があった（第15章参照）。また特に小児では外傷時には、食後数時間を経っていても胃内容物が停滞することがあり、誤嚥の危険性が高いと判断すべきである（第8章参照）。

例6：手術終了後の肺水腫

症例

16歳の女性。162cm、53kg。卵巣膿腫に対して腹腔鏡下卵巣摘出術が予定された。

麻酔導入後に筋弛緩薬を投与し、サイズ4のLMA ProSeal™を挿入した。ProSeal™のドレーンチューブを介して胃管を挿入した。麻酔はセボフルレンと亜酸化窒素で維持した。手術が終了した時点で、吸入麻酔薬の投与を中止し、自発呼吸を回復させた。創部に絆創膏を貼った後に砕石位にして婦人科医が内診を行ったところ、突然の大きな体動とともに、激しく咳き込み、間もなく気道閉塞を示すシーソー様呼吸を呈した。セボフルレンの投与を直ちに再開して換気を試みたが、換気はまったくできなかった。LMA™を抜去してフェイスマスクによる換気を試みたが換気不能で、SpO_2が40％台にまで低下した。筋弛緩薬を投与し、緊急に気管挿管を施行した。その後換気を試みたところ、気管チューブからピンクの泡沫状の液体が噴出してきた。

なにが起こったのか？

麻酔が浅い状態では、内診による刺激によって体動と息ごらえが起こり、それが喉頭痙攣に移行した可能性が高い。また強い吸気努力により胸腔内の陰圧度が高まり、肺水腫が発生したと考えられる。

どうすべきだったか？

まずは最後まで麻酔を保っておくべきであった。侵害刺激は手術だけではない。術後の内診や砕石位から仰臥位にもどすために両足などを動かしても、「うっ」と息ごらえを発生することがある。

また気道閉塞が起こっても、直ちにLMA™を抜去すべきではなかった。気道閉塞が起こると、ついLMA™の位置がずれたと考えて、抜去したくなるが、麻酔深度が浅いときに抜去すると、病態をさらに悪化させることがある。まずは麻酔を深くして、場合によっては筋弛緩薬を投与するのが先決だ。また気道閉塞が起こったときには吸入麻酔薬は無効であり、プロポフォールなどの静脈麻酔薬の投与によって対処すべきである。

例7：術後の舌麻痺

症例

52歳の男性。156cm、62kg。重度の糖尿病で腎機能低下、心筋梗塞、右足壊死などを合併していた。右下腿切断術が予定された。止血機能に異常が認められたため、全身麻酔下に手術を行うことにした。

セボフルレンの吸入で麻酔を導入し、約10分後に両側下顎を挙上しても体動がないため、サイズ5のLMA ProSeal™を挿入した。カフに15mlの空気を注入したところ嚥下運動が認められたが、リザーバーバックは呼吸に合わせて動いた。補助的に調節換気を行いながらドレーンチューブの近位端に潤滑剤を少し注入してバブル検査を行ったところ、陽圧を加えるとともに潤滑剤の泡が出てきた。しかし、自発呼吸で換気ができたのでLMA™を入れなおす必要はない、と判断してドレーンチューブの近位端を絆創膏で閉塞した。

2時間半の手術中は自発呼吸を保ちながら、セボフルレンと亜酸化窒素により麻酔を施行した。麻酔から覚醒させ、帰室させた。

手術終了後2時間に患者は舌のしびれを訴え、1週間後にようやく軽快した。

なにが起こったのか？

本症例は身長156cmと比較的低身長であったため、挿入したLMA™のサイズが大きすぎた可能性がある。またProSeal™のドレーンチューブのバブル検査が陽性のため、マスク先端が正しく下咽頭に挿入されておらず、浅すぎた可能性が高い。挿入時に嚥下運動を行うと、下咽頭が締め付けられて、マスクが下咽頭から中咽頭に戻らされることがある。この現象は特に小児で多く起こる。そのため、マスク近位部で舌根部あるいは舌神経が圧迫されて虚血性の変化を生じた可能性がある。

どうすべきだったか？

身長の比較的低い症例では、LMA™の挿入後に開口させてマスク近位部がほとんど見えないことを確認すべきであった（**第16章参照**）。またProSeal™のドレーンチューブのバブル検査が陽性であったときには、換気ガス漏れの防止のためにドレーンチューブを閉塞させないで、挿入し直すべきである（**第16章参照**）。

29. 本当は教えたくない挿入の秘訣

　LMA™の挿入は簡単！　と言いながら、ときどき挿入に失敗したり、さほど無茶をしていないのにマスクに血液がべったりついていたことがないだろうか？　スマートな挿入の理論を理解し、いくつかの秘訣をマスターすると挿入成功率がグッと上がり、出血させることもなくなる。ここではそれらの秘訣をこっそり伝授しよう。

LMA™挿入の秘訣

LMA™挿入の最大の秘訣はこれだ…

LMA™は挿入するのではなく、滑らせていく。

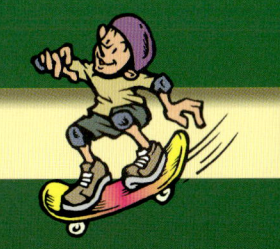

　このことをよく理解している人は、英語論文でinsertion（挿入）ではなく、placement（置きにいく）と表現している。物を口からのどの奥に差し込もうとすると、方向転換が必要となる（図29-1）。はじめは口から背中側（すなわちベッド側）に向けて進め、壁（咽頭後壁）にぶち当たると、今度は尾側に方向転換しなくてはならない。しかし、方向転換できずに壁で立ち往生したり、逆向き（頭側）に転換してしまったりしてしまうことがある（図29-2）。この時点で無理に挿入しようとすると、壁に傷がつく。挿入に失敗したLMA™を抜去したら、マスクに血がべったりついていた、というのはほとんどこれが原因だ。この最大の難関をどうクリヤーするかが挿入成功の決め手になる。

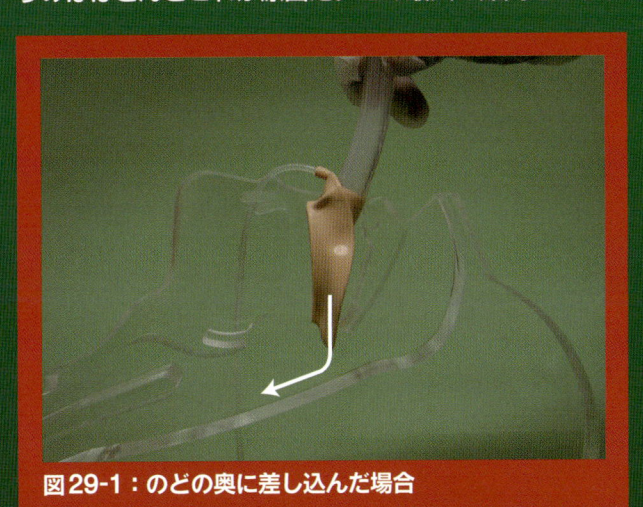

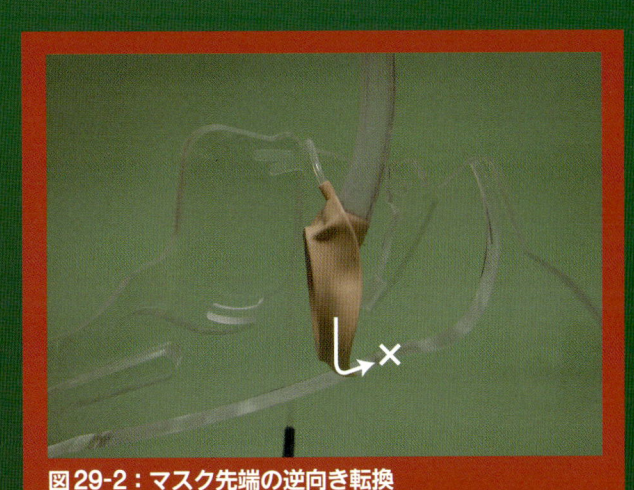

図29-1：のどの奥に差し込んだ場合

図29-2：マスク先端の逆向き転換

LMA™挿入の成功の秘訣は以下の通りだ。
1. LMA™挿入への'道路整備'
2. LMA™'車'を上手く乗りこなす
3. LMA™'車'の整備
4. 障害物を避けて通り抜ける
5. 目的地に達したことを実感する
6. 拒否反応を抑制する
7. LMA Fastrach™、ProSeal™挿入の頭頸位を確認する

秘訣1　LMA™挿入への'道路整備'

　LMA™挿入における第1の秘訣は、'道路整備'をしっかり行うことだ。LMA™という'車'を下咽頭までスムーズに走らせるには、当然ごつごつした道だったり、障害物が道に張り出したりしていないほうがよい。LMA™が通る道、すなわち硬口蓋、軟口蓋から咽頭後壁に到達し、下咽頭に到達するまで、なだらかなカーブになっているほうが、急カーブより走りやすいに決まっている。

　このカーブを変えられるのは口腔軸と咽頭軸の接点しかない（図29-3a, b）。ここをできるだけ180度に近づかせて、なだらかなカーブにしよう。そうするには、頭の下に枕を置いて頭部を後屈させた、いわゆるスニッフィング位にするのが最適だ（図29-3b）。すなわち気管挿管の時と同じ頭頸位である。

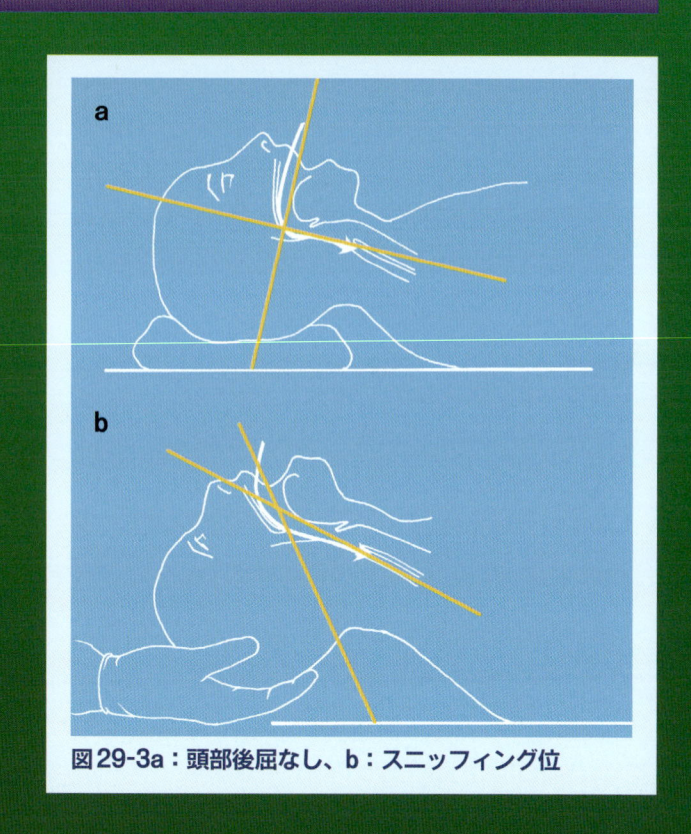

図29-3a：頭部後屈なし、b：スニッフィング位

秘訣2　LMA™'車'を上手く乗りこなす

　第2の秘訣は、LMA™をスマートに操作、運転することだ。走るコースは、車の道路というよりは、スケートボードの競技コースと言ったほうがわかりやすいかもしれない。

1. スケートボーダーのつもりになる

　スケートボードの競技コースを想像してみよう（図29-4a, b）。この彎曲したコース上をスケボー選手はどう進むだろうか？　スタート地点（A）から、地面に向かって落下し、そこから終着点（B）に向かって進むだろうか？　そんなことをすれば、選手は地面（X）に墜落して出血、立ち往生してしまう（図29-4a）。選手は当然、スタート地点（A）からボードを常にコースに押し付けて滑らせながら、自然に通過点Xも越えて終着点Bに到達しようとするはずだ。スケートボードの急な方向転換はずだ（図29-4b）。

　LMA™の挿入も同じである（図29-5a, b）。マスク先端をスタート地点である上の歯の裏側（A）から通過点Xに直接向かわせると、そこで激突、出血させてしまう（図29-5a）。ここはスケートボードと同様、スタート地点Aからマスクを常にコース上を滑らせながら、自然に通過点Xも越えて終着点Bに到着させるのがスマートだ（図29-5b）。すなわち、挿入の最初から最後までマスク背面と硬口蓋・咽頭後壁を滑らせていく。この方法でLMA™を進めると、マスク先端が咽頭後壁での急な方向転換は必要なく、弧を描くように方向が自然に変わっていくはずだ。

図29-4a：落下法での失敗

図29-4b：彎曲に沿って進む

図29-5a：落下法での失敗

図29-5b：彎曲に沿って進む

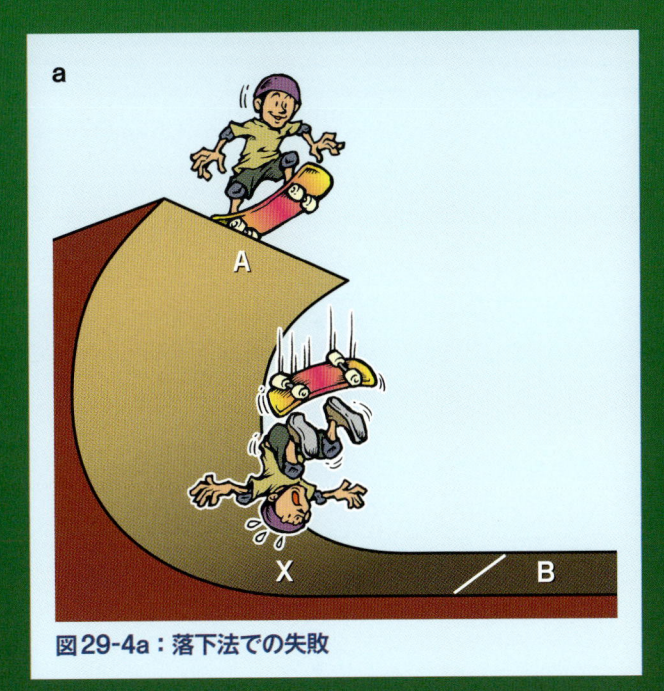

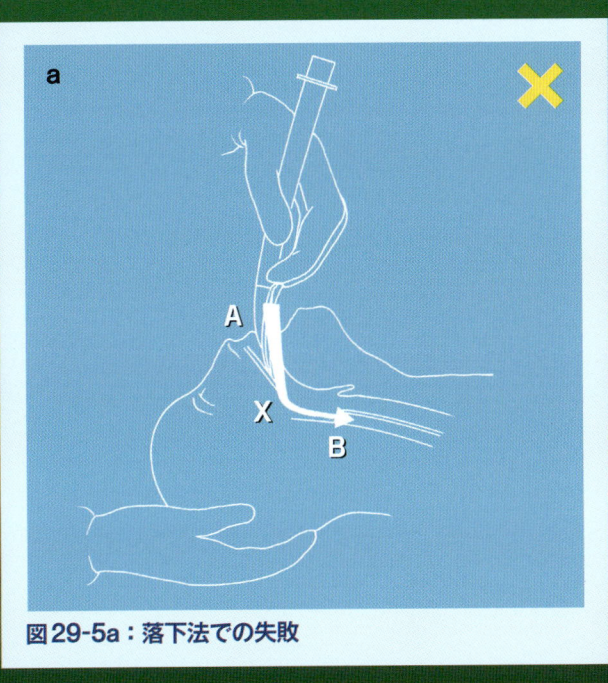

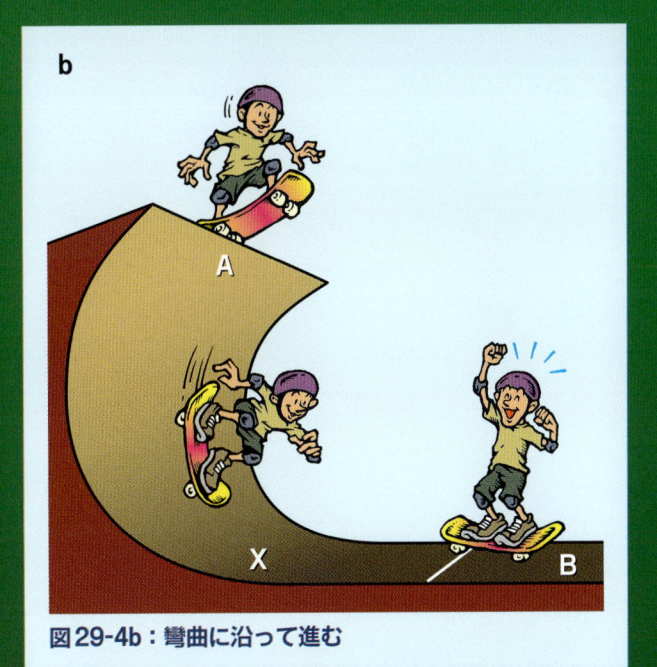

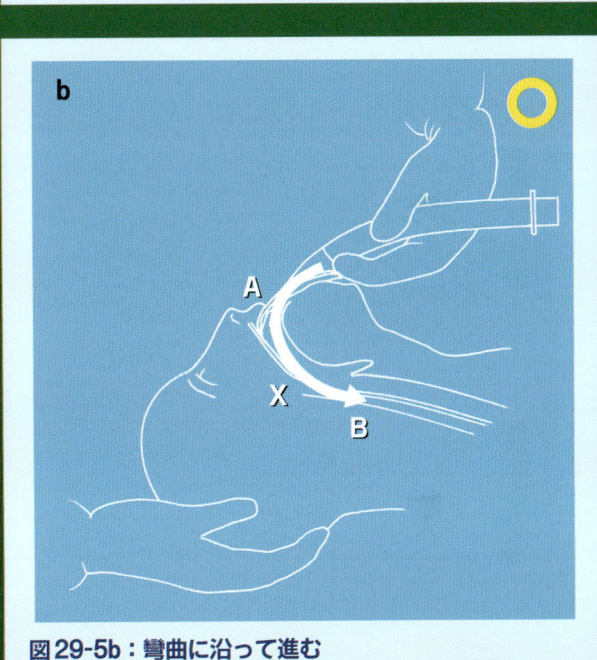

2. マスクをコースにぴったりつける

　LMA™を口蓋・咽頭の彎曲上を滑らせていくには、マスクがコース上に常に接触していなければならない。
　LMA™のエアウェイチューブを持って、スタート地点A付近から普通に挿入してみよう。マスク背面はほとんどコースに接することなく、先端が咽頭後壁にぶつかるのがわかるはずだ（**図29-6**）。LMA™のマスクの背面は彎曲がほとんどなく、逆に少し反り返っているからだ。これではスケートボーダーのようにカッコよくコース上を進むことはできない。

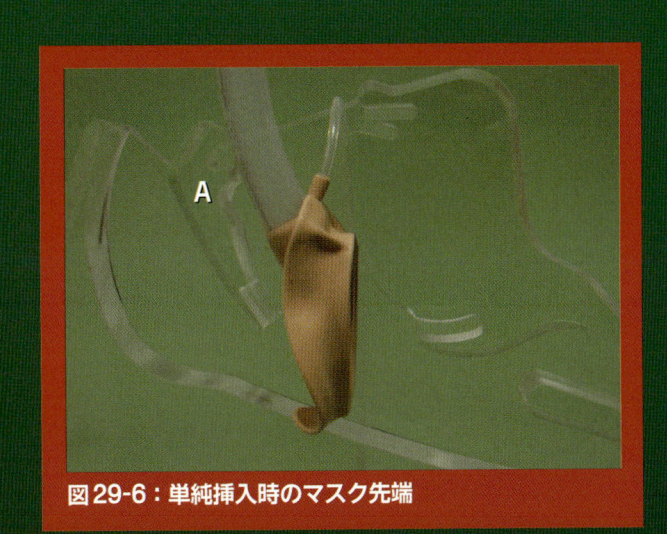

図29-6：単純挿入時のマスク先端

マスク背面を彎曲のあるコースに接触させるには、マスクの形状をコースの彎曲にあわせるしかない。これはコースに向かってマスクを押し付けることにより達成できる（図29-7）。

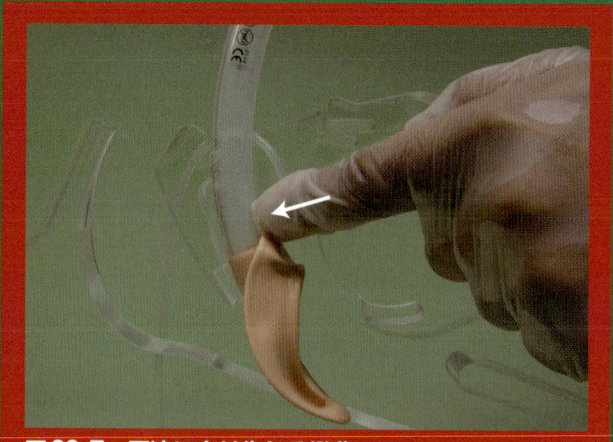

図29-7：圧迫により生じる彎曲

ただマスクの真ん中を押さえながらLMA™を挿入することはできない。一方、マスクとチューブの間に人差し指を入れて圧迫を加えてもマスクを彎曲に合わせることができる（図29-8）。この方法で、マスクの彎曲を保ったままでの挿入が可能となる。この時の人差し指の力の入れる向きをよく覚えてほしい。マスク背面を彎曲にぴったりさせるには、人差し指の腹でエアウェイチューブを垂直方向に押しているはずだ。

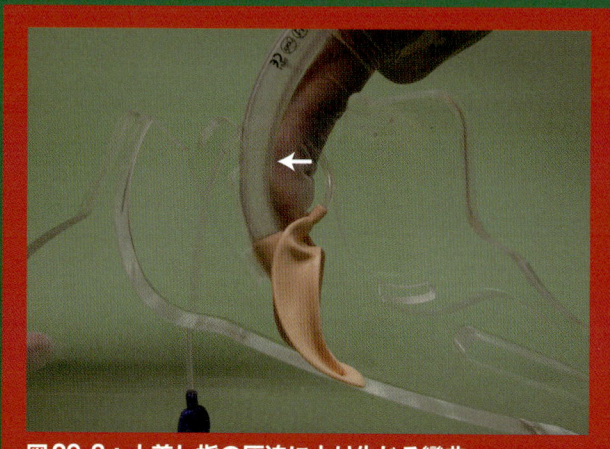

図29-8：人差し指の圧迫により生じる彎曲

3. マネキンでトライ

次にマネキンで試してみよう。人差し指をマスクとチューブの間に差し込み、LMA™を保持しよう。マスク先端を、スタート地点である上の歯列裏の硬口蓋に置き、マスク背面が硬口蓋に隙間ができないように押し付けよう。マスクがすでに良い具合に彎曲するはずだ（図29-9）。

この時、指と手がどうなっているかよく観察しよう。人差し指は手術台には向かっておらず、自分のおへそに向いているはずだ。

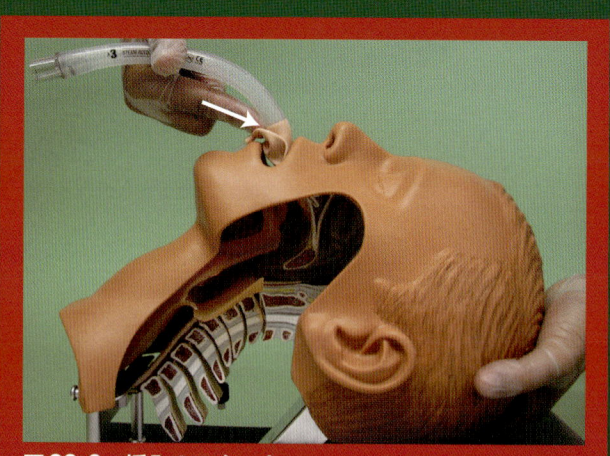

図29-9：挿入のスタート

常に人差し指がコースに向かって垂直の力を加えているだけで、潤滑剤をよく塗ったマスクならば、自然に自分のへそに向かって滑り出してくるはずだ(**図29-10**)。

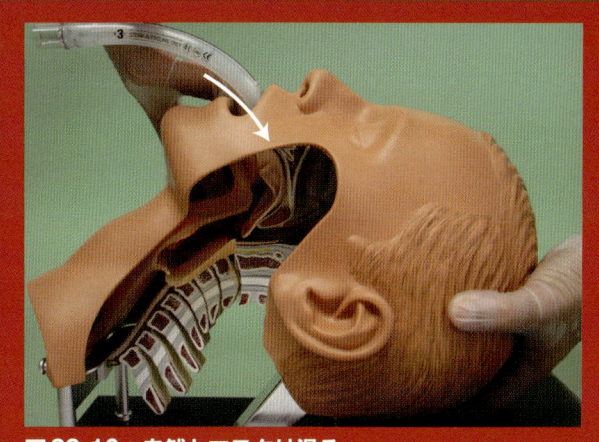

図29-10：自然とマスクは滑る

　人差し指で押さえているマスクが自分のへそに向かって進んでくると、今度は指先が自然に弧を描くように方向転換していく(**図29-11**)。まさにスケボー選手がコース上をスムーズに滑って、方向転換していくような感じになるはずだ。この感覚がつかめればしめたもの。著者が初めてこの感覚が得られたときは少し興奮したのを覚えている。このときマネキンの内部を横から観察すると、マスクが硬口蓋、軟口蓋を経て、咽頭後壁で方向転換しているのがわかる。

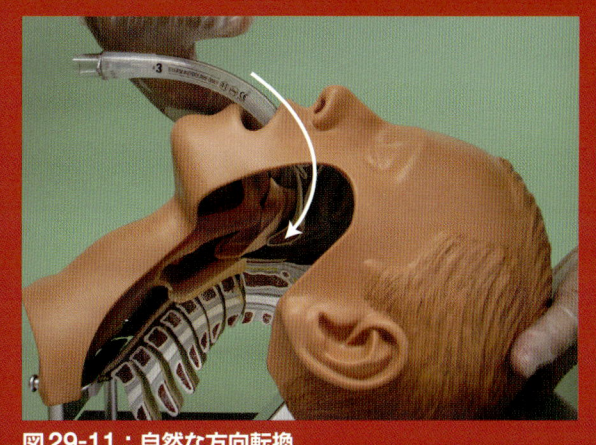

図29-11：自然な方向転換

　人差し指が弧を描くように方向転換していくにつれ、指先(遠位指節間関節)が背側に反り返っていき、方向転換すると、今度は指は自然に自分のへそから遠ざかって、マネキンの足側に向いて進んでいくはずだ。このころには指先は完全に反り返り、指の根元(中手指節関節)も反り返っている(**図29-12**)。
　あとは可能なかぎり指を進めていこう。注意すべきことはこのあたりから指でコースに向かって圧迫を加えるのを忘れてしまわないことだ。意地でも最後まで咽頭後壁との隙間ができないように、人差し指をエアウェイチューブに対して垂直の力を加えて、マスクをグッと組織に密着させておこう。

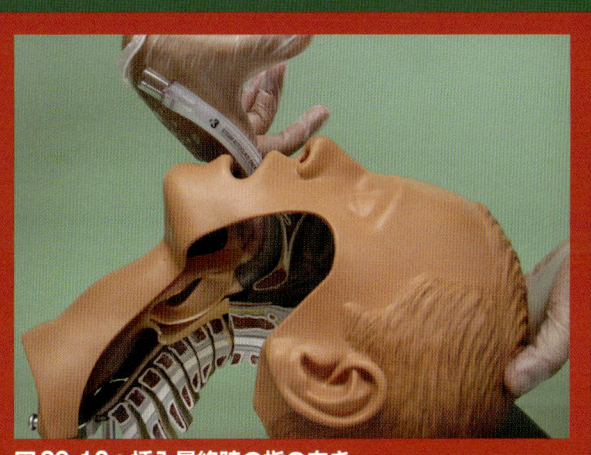

図29-12：挿入最終時の指の向き

Ⅰ. LMA™を知る

Ⅱ. LMA™を使いこなす

Ⅲ. 気管挿管のためのLMA™

Ⅳ. トラブル解消の秘訣

人差し指の動く軌道をイメージするには、LMA Fastrach™の挿入法を分析してみるとよい。彎曲した硬口蓋・咽頭後壁に対し、同様の彎曲を持つFastrach™を挿入するには一つの方法しかない。Fastrach™を挿入しようとすると、マスクの先端は挿入者のへそに向いているのがわかるだろう。挿入するにつれて、マスク先端が下顎の周りをぐるっと回り、最後は患者さんの尾側に向かうようになる。人差し指を用いたLMA Classic™の挿入が、Fastrach™の挿入とほぼ同じであり、マスクの先端が下顎を中心に、ぐるっと半回転しているのがわかるはずだ。

4. 挿入の最終目標を達成させる

　LMA™挿入の最終目標は、マスクの遠位端を下咽頭にすっぽりと挿入することだ。下咽頭の背部はマスクを滑らしてきた咽頭後壁の最終部位なので、マスクを咽頭後壁に密着させて進めれば自然に到達するはずである。しかし下咽頭は普段は虚脱しているため、マスクがちょっとでも咽頭後壁から浮き上がっていれば、下咽頭ではなく、その前にある喉頭に向かってしまう。マスク先端が喉頭に向かわせてしまっては目的を達したことにならない。

　この目標を達成させるには、最後の最後まで圧迫を加えている人差し指から力を抜いてはいけない。マスク遠位部が下咽頭に到達するまでに人差し指を抜いては今までの努力が水の泡となりかねない。

　挿入する人によっては、人差し指を奥まで届けさせられないかもしれない。この場合も、人差し指を抜いてはならない。人差し指をできるだけ奥まで進め、咽頭後壁への圧迫を加えたままにしておく。この状態にしたまま、もう一方の手でエアウェイチューブを保持し、奥に進める(**図29-13**)。これにより、マスクの下咽頭後壁からの浮き上がりを防止する。

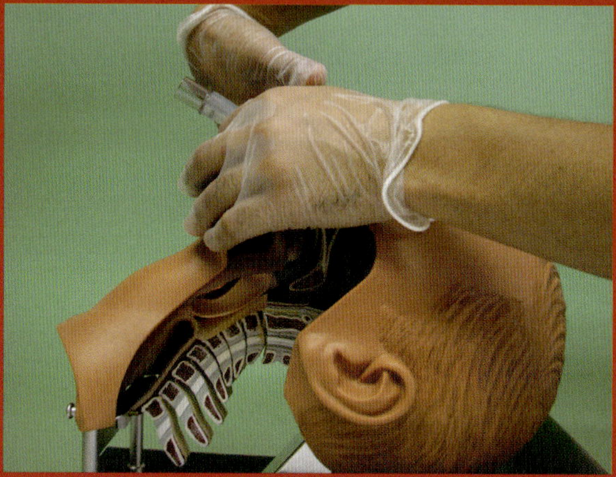

図29-13

秘訣3　LMA™'車'の整備

　なだらかなカーブの上で物を移動させるには、滑らす物の表面も滑らかなほうがよいに決まっている。そのため、LMA™のマスク背面を滑らかにしておく。

　カフの形を調節せずに脱気をすると、表面が凸凹して、いかにも滑りにくそうだ(**図29-14**)。またカフを十分に脱気していないと、滑らせている間にカフの先端が巻き込まれ、滑りにくくなってしまう。カフの空気はしっかり脱気し、マスク全体がしわのないスムーズな形にしておくとスムーズに進められそうである(第10章参照)。

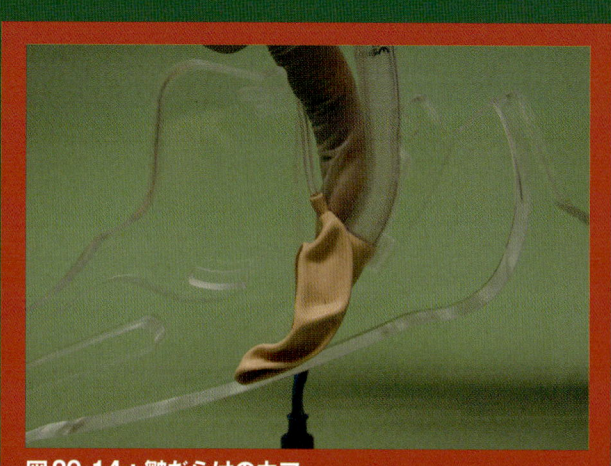

図29-14：皺だらけのカフ

秘訣4　障害物を避けて通り抜ける

　これまで彎曲したコースをLMA™がいかにうまく進んでいくかを考えてきたが、もう1つ考慮すべきことがある。それは進行コース上の空間にはさまざまな障害物があり、それらを避けて通る工夫が必要なことだ。まるで街路樹の枝が道に大きく張り出していたり、放置自転車があったり、低くて狭い高架のある道路を運転しているようなものだ。LMA™のコースの上空には舌や喉頭蓋があり、コース上に扁桃が突出していることもある。特に狭くなっているのが、喉頭蓋と咽頭後壁の間と目的地の下咽頭だ。下咽頭は虚脱しており、普段は隙間がほとんどない。従って、これらの障害物を避けていかにマスクを進めるかが挿入成功のカギとなる。

1. 喉頭蓋を押し倒さない

　1つめの注意点は、マスクで喉頭蓋を押し倒さないようにすることである。普段の生活では、喉頭蓋は声門に近づくことにより気道を閉塞させ、誤嚥を防いでいる。そのためマスクにより喉頭蓋を押し倒して、気道閉塞を起こさせないようにすべきだ。

　まずは喉頭蓋と咽頭後壁の空間をできるだけ広くする。仰臥位で麻酔薬および筋弛緩薬が投与されると、喉頭蓋が咽頭後壁に接近、あるいは接触してしまう（**第6章参照**）。そのためこの状態でマスクを挿入すると、喉頭蓋を押し倒す率が高くなる。枕に乗せた頭を後屈させてスニッフィング位にすると、喉頭蓋を咽頭後壁から離れさせることが可能になる。下顎挙上を追加すると、隙間がさらに広がる（**エビデンス研究36**）。

　次にこの狭い空間にマスクを上手に通過させる必要がある。そのためにはやはりマスクをコース上に密着させて、咽頭後壁から離れることによる喉頭蓋の押し倒しを防止しよう。また当然ながら、カフの空気をしっかり抜き取りマスク先端をかみそりの刃のように薄くしておくと有利に作用する。マスク先端部を前面に反り返らせたり、カフをある程度膨らませた状態で挿入するのを提唱する者もいるが、喉頭蓋を押し倒しやすくなるので賢明な方法とは言えない（**図29-15**）。

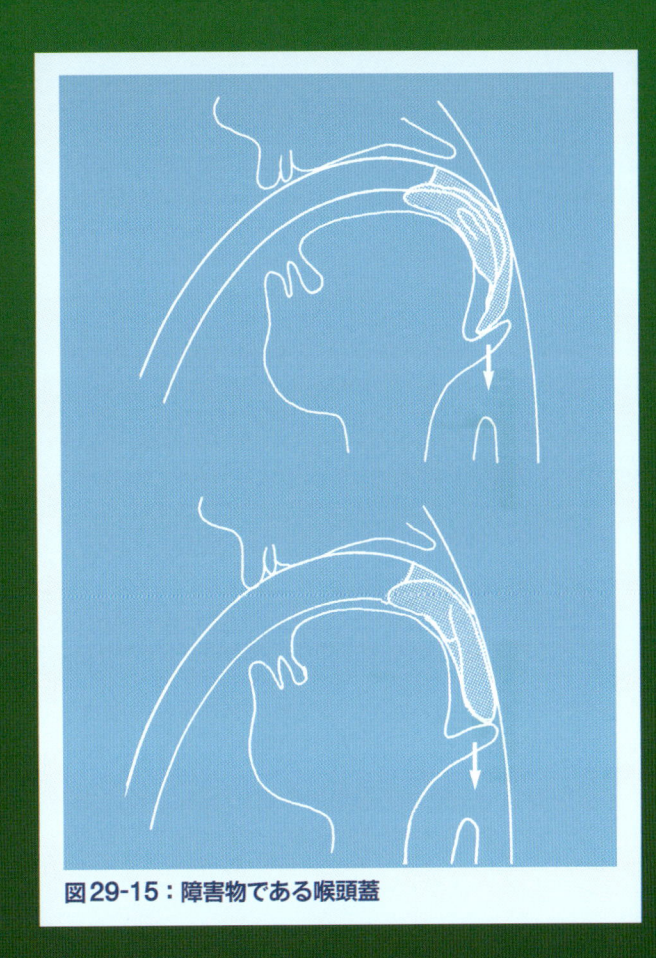

図29-15：障害物である喉頭蓋

2. 虚脱した下咽頭に確実に挿入させる

2つめの注意点は、マスク先端が誤って声門に迷入し、物理的な刺激で咳や喉頭痙攣などが誘発させないようにすることだ。そのためにはマスク遠位端を下咽頭に完璧に挿入させる必要がある。

LMA™を下咽頭に挿入するのは、スリッパを履くようなものと思えばよい（図29-16）。スリッパを履くとき、足先をどうしているだろうか？ 当然、まっすぐ伸ばしているはずだ。このとき足先を上や下にギュッと曲げてスリッパに差し込もうとする人はいないだろう。LMA™の先端も下咽頭というスリッパのような空間に入れると考えると、おのずと適切な挿入法がわかってくるはずだ。下咽頭は通常は虚脱、閉塞しているため、そこにマスクを挿入するには、カフ内の空気を完全に抜いてマスクの先端を平らにしているほうが、カフを膨らませて先端に厚みを持たせているより挿入しやすい。挿入の成功率を上げるため、と称してマスクの先端を前面に反らせたり、カフを半分ぐらい膨らませたりする人がいるが、これらの方法でマスク遠位部が正しく下咽頭に挿入できる率が上がることはない。

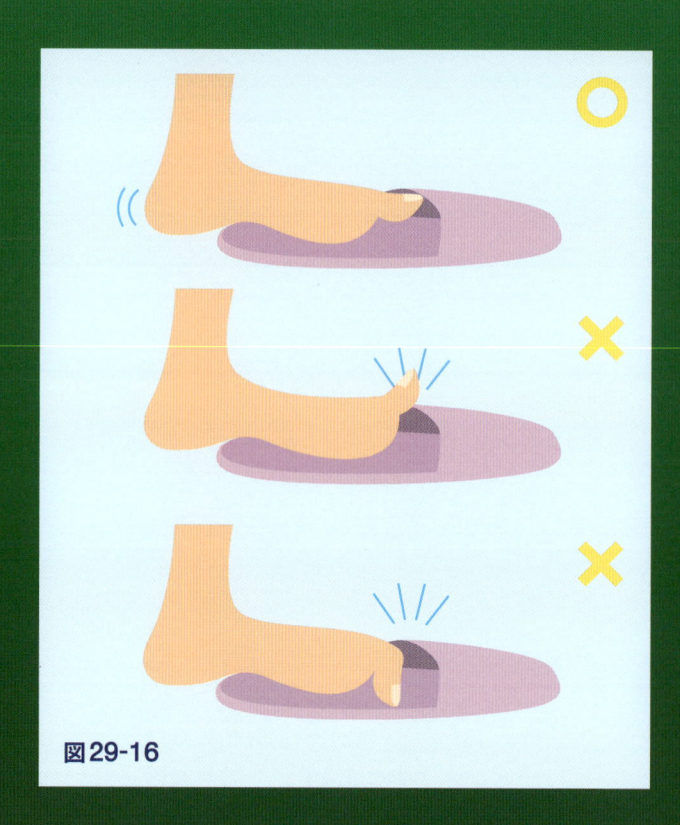

図29-16

エビデンス研究

研究36

比較：全身麻酔および筋弛緩薬が投与された症例で、頭頸部をスニッフィング位にした群とスニッフィング位に下顎挙上を加えた群に分け、喉頭蓋-咽頭後壁間隙の距離をX線撮影により測定した。またLMA Classic™を挿入し、喉頭蓋が押し倒される頻度を比較した。

結果：スニッフィング位では喉頭蓋〜咽頭後壁間の距離は平均すると7.0mmであったが、下顎挙上を併用すると平均値は16.3mmに広がった。一方、マスクで喉頭蓋が押し倒される率は、スニッフィング位のみでは10％あったが、スニッフィング位と下顎挙上を行うと0％であった。

解釈：頭頸部スニッフィング位に下顎挙上を加えることにより、マスクが喉頭蓋を押し倒す危険性を低下できる。

出典：Aoyamaら. Can J Anaesth 1995; 42: 1010-1016.

スニッフィング位のみ　2.5　7.0　13.1mm
スニッフィング位＋下顎挙上　9.1　16.3　25.2mm

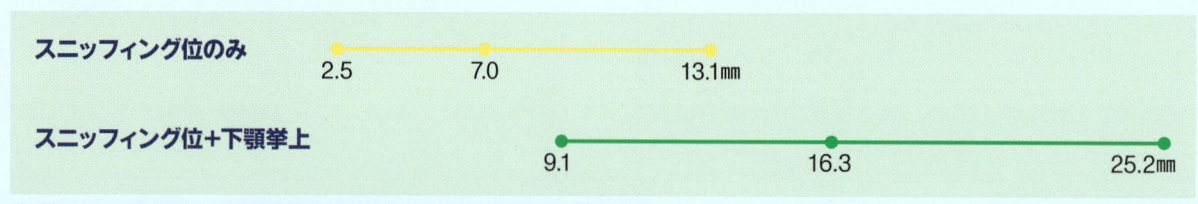

図29-17：喉頭蓋〜咽頭後壁間距離（平均および95％信頼区間）

秘訣5　目的地に到達したのを実感する

　LMA™挿入の第5の秘訣は、マスク遠位部が下咽頭に正しく挿入されたのを実感することである。慣れてくれば挿入している人差し指の感覚で、マスクの遠位部が声門に迷入したか、下咽頭に正しく挿入されたか、を判定できるようになる。

　マスク遠位部が下咽頭に正しく挿入されると、スリッパに足を入れた時のような抵抗感があるはずだ。またこの感覚は、腸管を圧迫したときに感じる独特の「むにゅ」という感触に近いともいえる（**図29-18**）。指を頬の内側に入れてグッと押したときに跳ね返されるような感覚に似ているはずだ。一方、マスク先端が声門に迷入した場合には、鈍い抵抗を感じるだけで、「むにゅ」という弾力性を感じることはない。

　この感覚は、LMA™のエアウェイチューブの中央を持って挿入してはなかなか得られず、マスクとチューブの間に人差し指を添えて挿入するスタンダードな方法を行うと得られる。何度か挿入しているうちにおもしろいように鑑別できるようになるので、ぜひマスターしよう。

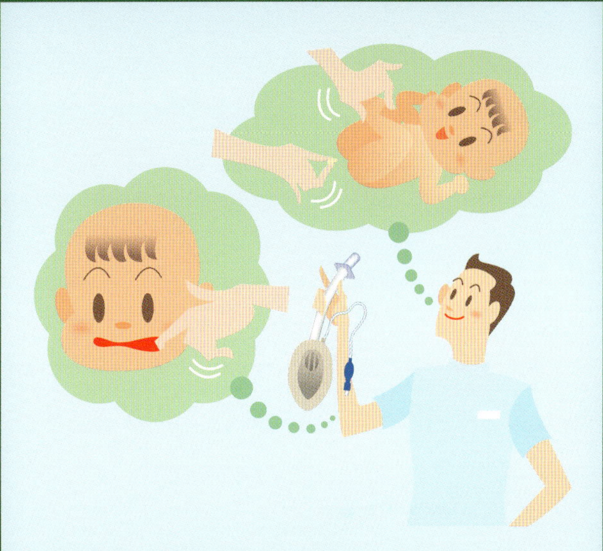

図29-18：「むにゅ」という感触

秘訣6　拒否反応を抑制する

　LMA™の特徴を発揮させるには、筋弛緩薬を用いずに麻酔管理を行うことだ。また気道確保が困難と予測された症例では、鎮静下の挿入が必要となることがある。しかし、刺激の小さいLMA™でも無謀に挿入すると、嘔吐反射や気道閉塞を誘発してしまう。そのため、これらの拒否反応が起こらないように挿入する必要がある。

1.「オエッ」とさせないように挿入しよう

　そもそも口や咽頭は食べ物を受け入れる器官であるから、口の中に物を入れること自体には苦痛はなく、「オエッ」となることもない。われわれが普段、どのように「オエッ」とならずにご飯を食べているかを考えてみよう。食べているとき、われわれは誤嚥しないように食べ物を咽頭後壁に圧迫しながら、「ごくん」と嚥下して食道の方へと移動させている。このとき、ほとんど舌根部には食べ物が接触しない。一方、食べ物が誤って舌根部から気管に入りそうになった場合は、嘔吐反射が誘発されて、誤嚥しないようにしている。

　このため、理論的にはLMA™の挿入経路を、食物の摂取経路と同じにすればよいはずだ。秘訣1～5の方法で挿入すると、この条件を満たすことができる。カフを膨らませた状態で挿入したり、回しながら挿入したりする方法もあるが、舌根部に触れて嘔吐反射を誘発しやすくなり、行うべきではない。もし挿入できても嘔吐反射を誘発したり、LMA™を吐き出されてしまったり、指を噛まれたりする危険性が高くなる。

　食物が硬口蓋を刺激することにより嚥下反応が起こる。そのため発明者のブレインは、潤滑剤をよく塗ったLMA™の先端部で上歯列の裏側の硬口蓋を何度か刺激するとこの嚥下運動が誘発され、マスクを円滑に挿入できるとしている。ただし深い麻酔下でマスクの挿入が嚥下運動を誘発するか否かは不明だ。

2. LMA™の挿入直後、気道閉塞が起こってもパニックにならない！

　LMA™挿入後に、調節換気を試みても換気が困難な場合がある。マスクの挿入位置が不適切なために気道が閉塞されている場合もあるが、LMA™の挿入によりいわゆる息ごらえをし、20〜30秒間声門が閉鎖していることも多い。これは食物を飲み込むときは、咽頭から食道開口部が刺激されると、誤嚥を防ごうとして声門が一時的に閉鎖する反応と同じメカニズムである。そのため、ある意味では生理的反応といえる。

　この時点でマスクを不用意に抜去すると、それが刺激となり喉頭痙攣に移行する危険性が高くなる。動脈血ヘモグロビン酸素飽和度が低下し始めていない場合は、プロポフォールなどの静脈麻酔薬を追加投与しながら調節換気を持続することにより気道が開通するのを待つとよい。一方、麻酔が十分なレベルにあるにもかかわらず気道閉塞が解除できない場合は、不適切に挿入されたマスクが気道を閉塞していると考えられる。その様な場合にはマスクを抜去し、再挿入あるいは気管挿管を行う。現実には、この2つの原因の鑑別が困難なことも多いので、このような状況を避けるためにも十分に深い麻酔を得てからLMA™を挿入すべきだ。

秘訣7　LMA Fastrach™, ProSeal™挿入の頭頸位を確認する

　LMA Fastrach™やProSeal™の適切な挿入法の理論は、基本的にはClassic™と同じだが、エアウェイチューブの形状の違いにより、理想的な頭頸位に差があるので注意しよう。

　LMA Fastrach™挿入の最大のコツは、Classic™挿入の場合と違う頭頸位にすることだ。Fastrach™の金属エアウェイチューブは、低い枕の上に頭を置いて仰臥位となっているときの口蓋および咽頭後壁の彎曲にあわせてデザインされている。そのため頭部を伸展せず、自然な頭頸位のまま挿入する（表29-1）。マスクの先端部が口腔内に入ったら、ハンドルの端を持って下顎から頭頂に向かって、弧を描くように挿入するとよい。

　ただし、最も幅が広いマスクとチューブ接合部が上下歯列間を越えるのが困難なことがある。そのような場合は、スニッフィング頭頸位にすると開口が大きくなるため、この接合部が超える時に限ってスニッフィング位で挿入してもよい。

　LMA ProSeal™の挿入に適した頭頸位は、挿入方法により異なる。人差し指を用いる場合は、Classic™と同じスニッフィング位に、一方、挿管器具を使う場合はFastrach™と同じ水平位にする（表29-1）。

表29-1：各LMA™挿入時の頭頸部の最適体位

LMA™の種類	最適頭頸位
Classic™	スニッフィング位
Fastrach™	水平位
ProSeal™ 　人差し指法 　挿入器具使用	スニッフィング位 水平位

LMA™挿入の上達ドリル

誰でも自信を持ってLMA™が挿入できるようになりたい、と思っているに違いない。特に、小児でLMA™が血まみれにならないように挿入できたり、フェイスマスク換気が困難なときにLMA™を確実に正しい位置に挿入し、換気ならびに経LMA™挿管ができるようになると、心強いはずだ。

しかし、臨床の場でどのように上達できるのか、またどのように教育すべきか、適切な症例選びに苦労している人もいるようだ。ここでは、そのステップバイステップの1方法を紹介する。

初級

初級ではLMA™を正しい位置に挿入できるようになるのが目的だ。

ステップ1　マネキンでの挿入

まずは挿入の理論をよく理解した上で、マネキンで自分が納得いくまで挿入練習をしよう。少しでも疑問に思うことがあれば、この時点で解決しておこう。ここでの達成目的で最も重要なのは、換気ができることではなく、常にマスク遠位端を正しく下咽頭に挿入できるようになることだ。

ステップ2　筋弛緩薬が投与された成人で挿入

ステップ2では、麻酔導入後に筋弛緩薬が投与された成人症例で挿入を試みよう。はじめのうちは、口がよく開き、あまり太っていない症例での挿入を試みるとよい。挿入と換気に成功したら、可能であれば気管支ファイバースコープを用いて、マスク開口部が声門に正しく向き合っているかを確認するとよい。20～30例において正しい位置に挿入できたら、ステップ3に進もう。

ステップ3　筋弛緩薬が投与された小児で挿入

ステップ3では筋弛緩薬が投与された小児で挿入してみよう。基本的には成人での挿入法となんら変わらないが、小児の身長・体重は多様なので、各症例の口腔・咽頭の深さを予測しながら挿入しよう。またLMA™の適切なサイズを選ぶ訓練にもなる。20症例程度で確実に挿入でき、麻酔中に換気トラブルがなければ、次のステップに進もう。

ステップ4　筋弛緩薬が投与された成人でLMA Flexible™の挿入

このころになると、LMA Classic™をかなりの自信を持って挿入できるようになっているはずだ。ステップ4ではFlexible™の挿入に挑戦しよう。

Flexible™は完璧に挿入しないと、マスクが下咽頭まで十分深く挿入されないので、挿入法を完全にマスターできたかどうかを判定できる。マスクが適切に挿入されたかを簡単に確かめるには、換気が可能であることを確認したのち、エアウェイチューブ上の縦の黒線がねじれたり、左右にずれたりしていないかを確かめる。また開口させてマスクが見えてないかどうかも確認しよう。10例全例で正しく挿入できれば、かなり上手くなっていると判断してよいだろう。

ステップ5　筋弛緩薬が投与された成人でLMA ProSeal™の挿入

　端的にいうと、LMA ProSeal™の挿入はClassic™に比べてむずかしい。マスクが比較的大きくて分厚いし、正しい位置に挿入されないとドレーンチューブから換気ガスが漏れて十分な換気量が得られないからである。しかし、挿入のコツはClassic™と基本的には同じだ。Classic™の正しい挿入法がマスターできていれば、ProSeal™の正しい位置への挿入も可能だ。ブジーなどに頼らずに挿入できるようになったら、中級に上がろう。

中級

　初級ではLMA™の挿入だけに集中してきたが、中級では筋弛緩薬を投与していない症例で、トラブルフリーのLMA™の挿入が可能になるのが目的だ。これには、LMA™の挿入で舌根部や声門を刺激して咽頭・喉頭反射を誘発しない技術と、適切な麻酔深度を保つ配慮が要求される。

ステップ6　筋弛緩薬が投与されていない成人で挿入

　このステップでは麻酔導入後に、筋弛緩薬を投与せずにLMA™を挿入しても、激しい体動、嘔吐反射、喉頭反射が誘発されないような麻酔レベルの維持と、できるだけ刺激の少ないLMA™挿入法をマスターしよう。また麻酔から覚醒するまで、気道閉塞や嘔吐などの合併症を起こさせない、適切な麻酔深度や換気法を選択できるようになる必要がある。さらに反射が起こった時に適切な対処が行えるようになるのが目標だ。LMA™の挿入で気道閉塞が起きた時に対処が遅れてしまうようでは、次のステップに進まないほうが身のためだ。20人ほどの成人でトラブルフリーにLMA™を用いて気道確保ができるようになったら、ステップ7に進もう。

ステップ7　筋弛緩薬が投与されていない小児で挿入

　プロフェッショナルとしての技を十分に示すことができるのが、小児で筋弛緩薬を投与しない状態でのLMA™の挿入だ。小児は成人に比べて麻酔深度をより適切に保っていないと、すぐに喉頭痙攣や嘔吐反射を誘発してしまう。また挿入できたと思っても、油断して麻酔が不十分になっていると、直ちにマスクを吐き出してしまう。20～30人の小児で、筋弛緩薬を投与することなくLMA™を挿入し、術中も自発呼吸を保って気道確保ができれば、LMA™の挿入のみならず全身麻酔投与法に関しても指導医クラスと判定してもよいだろう。いよいよ上級に進もう。

上級

ステップ8　扁桃肥大のある症例でのLMA Flexible™挿入

　ここまでくればLMA™の挿入はお手のもののはずだ。ステップ8では扁桃肥大のある症例で、LMA Flexible™の挿入をしてみよう。扁桃肥大2度の症例で、狭くなった扁桃間隙を上手にFlexible™を進められるようになるのが目標だ。正しい挿入法でマスクを進めていくと、扁桃間隙で自然にねじれるが、そこを過ぎると再びまっすぐに進み目的地の下咽頭に到達できるようになるはずだ。無理をして出血させるのはご法度だ。3～4の症例で出血させずに挿入できれば合格としていいだろう。

ステップ9　経LMA Classic™挿管成功率＞90％

　ステップ9ではLMA™を完璧に正しい位置に挿入できるようになるのが目標だ。マスク遠位端を適切に下咽頭に挿入させて、マスク開口部の真正面に声門を位置づけるのはもちろんのことながら、ここでは特に喉頭蓋を倒してしまわないような技術を身につける必要がある。このためには適切なマスクサイズ、頭頸部位置、ならびにマスクの進め方が要求される。

　気管支ファイバースコープを用いて経LMA Classic™挿管を試み、90％以上の症例で1回目に気管挿管ができれば完璧だ。

ステップ10　鎮静下のLMA™挿入

　ファイナルステップは、覚醒・鎮静下でのLMA™挿入だ。LMA™の適切な挿入のみならず、鎮静・鎮痛薬の投与や挿入のタイミングなども間違えてはならないので、最高の技量が要求される。「オエッ」とさせたり、激しく咳き込ませたりせずに挿入できれば、LMA™挿入のワールドエキスパートと公言してもよいだろう。

番外編

裏技．気管挿管された症例での挿入

　LMA™の挿入後に気管支ファイバースコープでマスク位置を確認すると、その間は換気ができにくかったり、手術開始が遅れたりしかねない。また普通はLMA™を絆創膏で固定する前にファイバースコープで確認するので、不注意にマスク位置をずらしてしまう危険もある。これらの理由から、複数の研修医や学生に供覧させるには限界がある。ここで裏技の登場だ。

　対象は、気管挿管がなされている症例だ。手術の終了後に気管挿管をしたままの状態で、通常通りの方法でLMA™を挿入する（**第27章参照**）。こうすることにより、LMA™の挿入経路および目的位置は気管挿管とは違うため、正しい挿入法を行えば容易に挿入できることが理解されよう。また気管支ファイバースコープをLMA™に挿入すると、換気の心配をすることなく、マスクの位置が確認できる。気管支喘息や循環動態の変動を避けたい症例などで、手術後に気管挿管からLMA™に交換したい症例（**第27章参照**）で是非やってみよう。

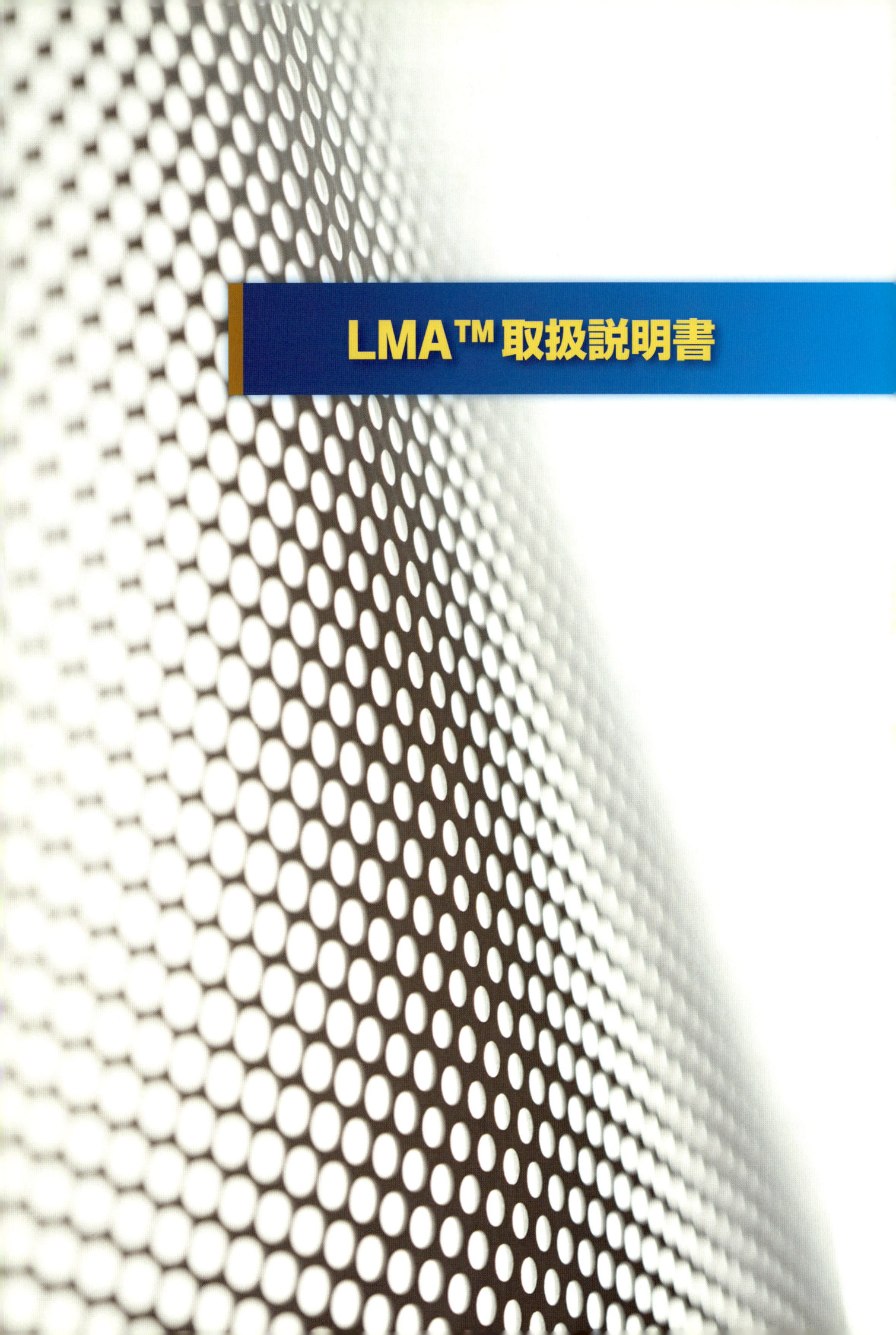

LMA™ 取扱説明書

LMA™ 取扱説明書

2005年改訂版

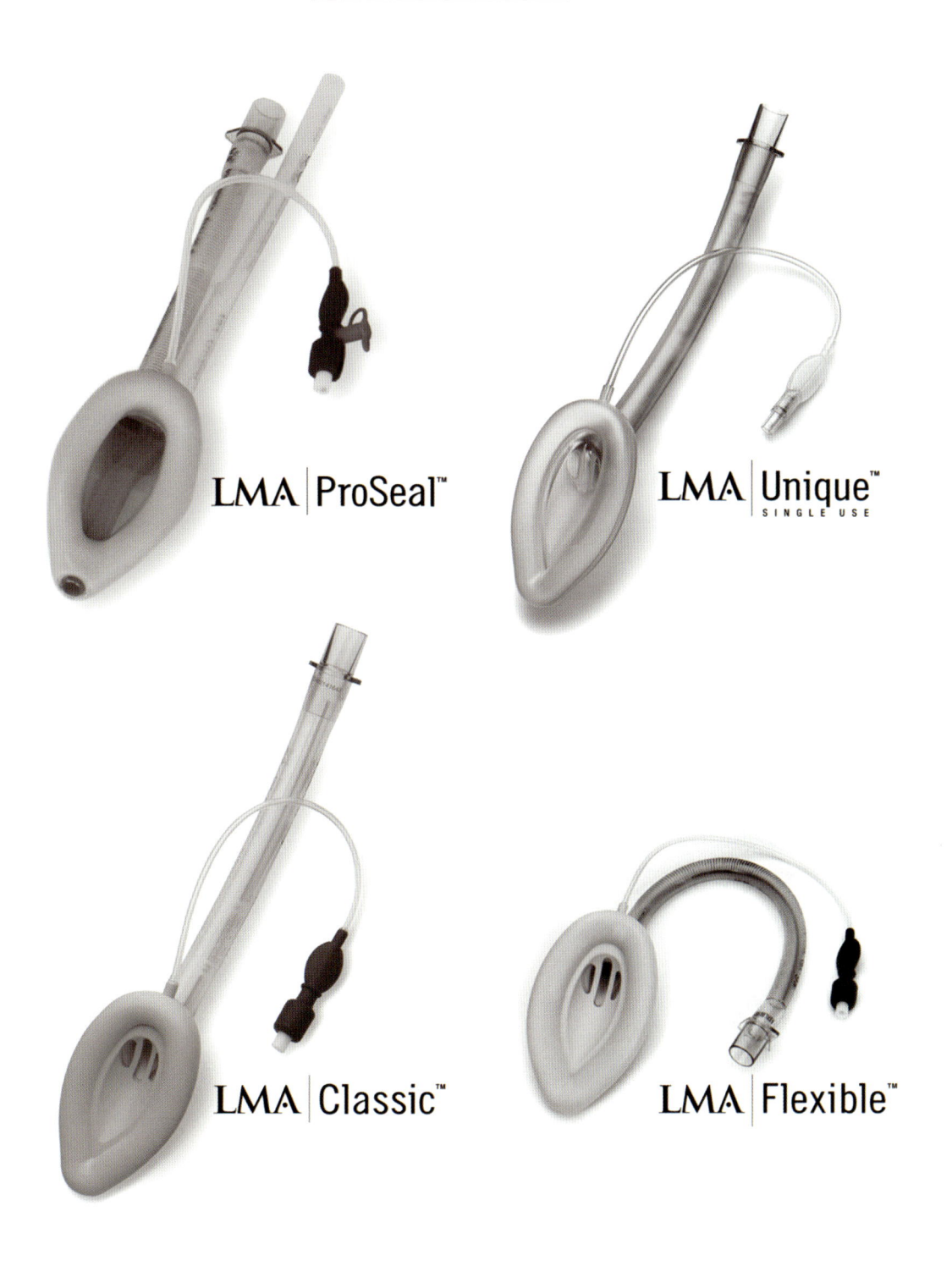

LMA|ProSeal™

LMA|Unique™ SINGLE USE

LMA|Classic™

LMA|Flexible™

LMA™の概要

LMA™ (日本での導入年)	主用途	PPV	自発呼吸	再使用可能か (Y／N)	大人用 サイズ	小児用 サイズ	挿入 しやすさ	MRIとの 併用
LMA Classic™ (1989年)	通常の全身麻酔手術	20 cm H₂O 以下	+++	Y	4、5	1、1.5、2、2.5、3	++	++
LMA ProSeal™ (2001年)	高いシール圧が必要な手術(特にPPV使用時)胃管挿入が望ましい手術	30 cm H₂O 以下	++	Y	4、5	1.5、2、2.5、3	+	+
LMA Flexible™ (1994年)	頭頸部手術、特に耳鼻咽喉科および眼科手術	20 cm H₂O 以下	+	Y	4、5	2、2.5、3	−	+
LMA Unique™ (2004年)	通常の全身麻酔手術 気道確保用救急カートの備品	20 cm H₂O 以下	+++	N	4、5	2、2.5、3	++	++
LMA Fastrach™ * (1998年)	挿管補助	20 cm H₂O 以下	++	Y	4、5	3	+++	−

(−)＝適さない
＋＝適している
＋＋＝非常に適している
＋＋＋＝最も適している
＊製品取扱いの詳細は別の取扱説明書をお読みください。

目次

1	製品説明	154
2	適応	155
3	禁忌	155
4	警告	155
5	使用上の注意	156
6	副作用	156
7	使用前の準備	156
7.1	リユースのLMA™の洗浄	156
7.1.1	LMA Classic™とリユースのLMA Flexible™の洗浄	157
7.1.2	LMA ProSeal™の洗浄に関する追加説明	157
7.2	リユースのLMA™の滅菌	157
7.2.1	LMA Classic™、LMA Flexible™および赤色プラグがついていないLMA ProSeal™の滅菌	157
7.2.2	赤色プラグ付のLMA ProSeal™の滅菌	157
7.3	オートクレーブの設定	157
7.4	特別に考慮すべき事項	157
7.5	性能試験	157
8	挿入	158
8.1	挿入前の準備	158
8.2	概要	159
8.3	挿入方法	159
8.4	挿入時の問題	160
8.5	カフへの空気注入	160
8.6	麻酔器への接続	160
8.7	マスクの固定	160
8.8	LMA ProSeal™の留置位置の診断	160
9	麻酔の維持と回復	161
9.1	自発換気	161
9.2	陽圧換気（PPV）	161
9.3	挿入後に起こり得る問題	161
9.4	麻酔からの覚醒とLMA™の抜去	162
10	特定用途	163
10.1	小児への使用	163
10.2	LMA™を用いた胃ドレナージ	163
10.2.1	LMA Classic™、LMA Unique™およびLMA Flexible™	163
10.2.2	LMA ProSeal™	163
10.3	LMA Flexible™の使用	163
10.3.1	LMA Flexible™を用いた換気	163
10.3.2	LMA Flexible™と咽頭パックの併用	163
10.4	磁気共鳴映像法の使用（MRI）	163
10.5	内視鏡とファイバースコープを用いた挿管	163
10.6	LMA™を介した盲目的気管挿管	164
11	参考文献	164
12	付録	165

製造元の保証について

The Laryngeal Mask Company LimitedはLMA™製品の材質や製造に欠陥がないことを保証いたします。リユースのLMA™は取扱説明書に記載された手順に従って製品を使用するという条件の下で、40回の再使用または納入日から1年間のいずれか早く到来する期日まで製品を保証いたします。

製造不良品については不良品の検査のため、使用記録を記入したLMA™のレコードカードまたは履歴表とご使用のLMA™とを併せてご返送ください。また、シングルユース製品はお客様への納入時点で材質や製造に欠陥がないことを保証いたします。なお、製品の保証は代理店を通じて製品を購入した場合にのみ適用されます。**The Laryngeal Mask Company Limitedは上記に明言された保証内容以外の市販性、特定目的との適合性などの点を含むがこれらに限定されない明示的または黙示的な保証は一切行いません。**

本書のいかなる部分も事前に出版元の許諾を得ることなく電気的または機械的、写真複写、録音、その他いかなる形においても無断で複製、情報検索システムへの保存または送信することを禁じます。LMA™、LMA ProSeal™、LMA Classic™、LMA Unique™、LMA Flexible™およびLMA Fastrach™はThe Laryngeal Mask Company Limitedの商標です。

© April 2005 The Laryngeal Mask Company Limited. All rights reserved.

本取扱説明書はIntermed Japan, Inc. がThe Laryngeal Mask Company Limited (以下LMC) から許諾を得て、LMCが作成しLMA North America, Inc.が発行した「LMA™ AIRWAY INSTRUCTION MANUAL」(2005年改訂版: P/N: 3000327-1-04/05)を日本語に翻訳して出版したものです。なお、本書の記載内容には、LMCの了承を得て日本市場にあわせて若干改筆している部分があります。本書に掲載のイラスト、文章等の無断転載を禁じます。日本語版に関するすべての著作権はIntermed Japan, Inc.に帰属します。

© October 2007 Intermed Japan, Inc. All rights reserved.

1 製品説明

LMA™は声門上部で気道管理するエアウェイ器具です[1]。LMA™は1988年の市場導入以来、通常の医療現場あるいは救急現場で2億人以上の患者に使用されてきました。

LMA™製品群には5種類のLMA™とさまざまなアクセサリーがあり、全製品ともラテックスフリーです。本書の表紙裏に「LMA™製品の概要一覧表」を掲載しています。本書では4種類のLMA™製品 (LMA ProSeal™、LMA Unique™、LMA Classic™およびLMA Flexible™) の取扱い方法を説明しています。気管挿管補助用にデザインされたLMA Fastrach™ の説明は別冊子の取扱説明書に記載しています。

すべてのLMA™製品は3つの主要部品であるエアウェイチューブ、マスクおよびインフレーションチューブから構成されています。エアウェイチューブには標準タイプの15mm径コネクターがついており、マスクは下咽頭にぴったりフィットしてチューブの内腔が喉頭口に向かい合うようにデザインされています。

LMA™は低刺激性の器具として開発されたものです。推奨の挿入方法を使用してLMA™を十分な深さまで挿入すると、LMA™のカフの先端部が上部食道括約筋に入ります。このとき、LMA™のカフの両側は梨状陥凹に面し、カフの上縁部は舌根部後方に位置します。

LMA Classic™、LMA ProSeal™およびLMA Flexible™は医療グレードのシリコンを主な原材料とする再使用可能な (リユースの) 器具です。The Laryngeal Mask Company Limitedはリユースの LMA™の再使用回数を40回までと推奨しています。LMA Unique™は主に医療グレードのPVCを原材料とする滅菌済みのディスポーザブル器具です。

LMA Classic™ / LMA Unique™

LMA Classic™は上記の基本機能と構成部品を備えたオリジナルのLMA™です。シングルユースのLMA Unique™はLMA Classic™のディスポーザブルタイプです。

LMA ProSeal™

LMA ProSeal™は進化型のLMA™でありLMA Classic™と同じ適応症に使用できますが、患者管理の追加機能を備えており、適応範囲を拡大することが可能です。LMA Classic™は低圧の陽圧換気 (PPV) 下で使用できますが、特にProSeal™はPPV下で気道内圧を高くして筋弛緩剤を用いて (または用いないで) 使用する目的でデザインされています。ただし、ProSeal™は逆流および誤嚥から気道を保護する器具ではありません。

ProSeal™のカフはClassic™のものよりもサイズが大きく柔らかい材質でできており、シール力をさらに高めるバックカフつきのダブルカフ構造になっています。インフレーションチューブのパイロットバルーンおよびバルブには手動の赤色プラグが装着されています。オートクレーブ滅菌時はこのプラグを開け、カフの膨張を防止します。マスク内にはマスク先端部につながっているドレーンチューブが見えます。ドレーンチューブは上部食道括約筋に入り導管の役割を果たします。エアウェイチューブにはワイヤー強化タイプのキンク防止チューブを使用しています。

着脱可能な挿入補助具であるProSeal™イントロデューサを使用すれば、患者の口内に指を入れずにProSeal™を挿入できます。また、専用の脱気用器具 (ProSeal™用デフレタ) を使用すれば、カフを十分に脱気してProSeal™を最適な状態に挿入し留置することができます。

よく知られているLMA Classic™の特徴に加え、ProSeal™のデザインには以下の付加機能が備わっています。

- 大人用サイズのProSeal™はClassic™よりもカフが柔らかくマスクの窪み部分が深い上にカフの形が独特であるため、所定の内部カフ圧下ではClassic™よりもシール力が高い[2,3,4]。
- ドレーンチューブを上部食道括約筋に入れることにより、あらゆる体位の患者に対してMagill鉗子を使わずに胃のガス抜きおよび標準タイプの胃管の盲目的挿入ができる。
- ダブルチューブ構造により、器具が回転しにくい。ダブルチューブに加えて改良型カフを装着したことにより、器具を適正な位置に固定できる。
- 一体型バイトブロックによってエアウェイチューブの閉塞および破損を防止できる。
- 手動で挿入するときはイントロデューサの挿入口に人差し指または拇指を入れて挿入することもできる。
- カフ内部の中央にあるドレーンチューブによって喉頭蓋によるエアウェイチューブの閉塞を防止できる。ProSeal™にはマスク内にドレーンチューブがあるため、開口部バーは不要である。

LMA Flexible™

LMA Flexible™はワイヤー強化タイプの柔軟なエアウェイチューブを備えており、術野からエアウェイチューブを離して留置できるようになっています。Flexible™は特に頭頸部手術などの手術部位が麻酔経路にあたる場合に有用です。

エアウェイチューブが柔軟であるため術中に喉頭でのカフのシールを損なうことなく、口のあらゆる角度から器具を容易に連結でき、左右に位置を変えることができます。エアウェイチューブはキンクしにくく、硬質の開口器による屈曲や圧迫にも耐性があります。ただし、この強化タイプのフレキシブルエアウェイチューブは咬合による閉塞に対する耐性はありません。

LMA™は器具の種類によってエアウェイチューブの長さや直径が異なります。「LMA™の種類と各サイズのエアウェイチューブの寸法」は表1 (本書の最終ページに掲載) に記載しています。

2 適応

LMA™は通常および緊急の医療現場でフェイスマスクの代替として気道確保し、気道管理を維持する目的で使用します。
LMA™を気管内チューブの代替として使用しないでください。なお、LMA™は気管挿管が必要でない待機手術での使用が最適です。LMA™は既知または予想外の気道確保困難患者にも適応できます。
LMA™は人工呼吸の必要性が考えられる、舌咽神経（嘔吐）反射および喉頭反射が消失している意識不明患者の救急蘇生時に気道を開通する方法として使用することもできます。このような場合は、気管挿管が不可能である場合にのみLMA™を使用します。

3 禁忌

以下の待機手術を受ける患者または非緊急治療の気道確保困難患者には逆流および誤嚥のリスクが考えられるため、LMA™を気管内チューブの代替として使用しないでください。
- 絶食状態にない患者（絶食状態が確認できない者も含む）。
- 病的肥満、妊娠14週以降、多発損傷、重度の損傷、急性腹部損傷、急性胸部損傷、胃内容排出遅延関連症状または絶食前にオピエート剤を使用した患者。

以下に該当する患者もLMA™が禁忌となります。
- 肺線維症などの肺コンプライアンスが低下している患者（LMA™は喉頭周囲を低圧でシールするため）。
- 最大吸気圧が以下を上回ると予想される患者
  - 20cm H$_2$O：LMA Classic™、LMA Unique™、LMA Flexible™
  - 30cm H$_2$O：LMA ProSeal™
- 指示が理解できない成人患者または病歴に関する質問に的確に答えられない成人患者はLMA™の使用が禁忌となる可能性があります。

救急蘇生が必要な無反応の患者または緊急治療時の気道確保困難患者（いわゆる「挿管不能、換気不能」患者）にLMA™を使用するときには、逆流および誤嚥のリスクよりも気道確保のメリットの方が勝るでしょう。ただし、救急蘇生または救急現場において意識障害の深度が軽く、LMA™の挿入に耐えられないと思われる患者にはLMA™を使用しないでください。

4 警告

本書では全体を通じて、LMA™の使用に伴って起こり得る安全上の問題、使用時の制約、問題発生時に取るべき措置を説明しながら適切な警告事項を記載しています。ユーザーはLMA™の使用前に以下に記載する警告事項を理解しておいてください。

使用前の準備

- リユースのLMA™製品（LMA Classic™、LMA ProSeal™およびLMA Flexible™）は購入時に未滅菌の状態であるため、初回使用および再使用の前には洗浄・滅菌してください。
- シングルユースのUnique™は洗浄・滅菌して再使用しないでください。
- リユースのLMA™を洗浄、滅菌するのに殺菌剤、消毒剤または化学薬剤（グルタルアルデヒド（Cidex®）、エチレン・オキサイド（EO）、フェノール基材の洗剤、ヨウ素含有洗剤または第4アンモニウム化合物など）を使用しないでください。LMA™が上記の物質を吸収して患者に重度の組織の熱傷をもたらし、器具を劣化させる可能性があります。上記の物質にさらされたLMA™は使用しないでください。
- リユースのLMA™を適切に洗浄、濯ぎ、乾燥できていない場合は器具に有害な残留物が沈着し、十分に滅菌できなくなる可能性があります。
- 本書に記載しているすべての非臨床試験（性能試験）はLMA™の使用前に実施しなければなりません。性能試験のうちのひとつでも不合格であれば、器具の有効期限が過ぎているということです。器具の使用を中止して新しいものに交換してください。
- LMA™またはアクセサリーが破損しているときは破損状態に関係なく、その器具の使用を中止してください。
- パイロットバルーンが球形または凸凹である場合はカフ圧を測定しにくい可能性があるため、器具を使用しないでください。
- ドレーンチューブが破損または閉塞しているLMA ProSeal™を使用すると胃のガス抜きまたは胃管の挿入が阻害され、胃膨満が起こり、逆流するおそれがあります。また、マスク内にあるドレーンチューブに穴開きや裂け目があるとカフから空気が抜けたり、麻酔ガスが漏れる原因になる可能性があります。

挿入

- 臨床使用時はカフから空気が抜けないようにProSeal™の赤色プラグを必ず閉じてください。
- 潤滑剤の誤嚥を防止するために、潤滑剤はカフの背面のみに塗布してください。
- 外傷を防ぐために、LMA™の挿入時またはProSeal™のドレーンチューブを介した胃管の挿入時には力をかけないようにしてください。
- LMA™の挿入後はカフに空気を入れすぎないようにしてください。
- 過剰な内部カフ圧は誤留置ならびに咽頭痛、嚥下障害、神経損傷などの咽喉頭疾患の原因になります。
- バイトブロックを使用するとエアウェイチューブが閉塞または破損しにくくなります。LMA™の使用時は常にバイトブロックを併用し、LMA™の抜去時まで留置しておいてください。
- マスクが不適切な位置に留置されるとエアウェイチューブが不安定になり、閉塞することがあります。ProSeal™の場合には胃から液体やガスを流すドレーンチューブが正しく留置されず、PPV使用時に胃膨満が起こる可能性が高くなります。挿入後は器具が正しい位置に留置されているかどうかを必ずチェックしてください。

使用方法

- LMA™は逆流および誤嚥から患者を保護する器具ではありません。
- 絶食状態であるが胃内容が残留しているリスクのある患者にLMA™を使用するときは、胃内容排出の予防対策と適切な制酸薬治療を実施してください。絶食状態であるが胃内容が残留しているリスクのある患者の例には、裂孔ヘルニア、中程度の肥満患者などが挙げられます。
- 重度の口腔咽頭外傷のある患者の場合は、LMA™以外のあらゆる方法を試しても気道確保に失敗するときにのみLMA™をご使用ください。
- LMA™を使用して気道疾患が持続するか、十分な換気が確立できないときはLMA™を抜去し、他の方法を用いて気道確保してください。
- 胃管を留置しても逆流の可能性を排除することはできません。むしろ胃管の留置によって下部食道括約筋が機能せず逆流しやすくなる可能性があります。
- 食道病変が認められる場合または疑われる場合にはProSeal™のドレーンチューブを介して胃管を挿入しないでください。
- 上部食道括約筋損傷を防止するためにProSeal™ドレーンチューブの先端部から直接吸引しないようにしてください。
- 現段階では1.5Teslaを越える静磁場または他の条件でMRシステムおよびLMA™を使用して磁気共鳴映像法（MRI）を実施したときの影響に関する試験は実施しておりません。
- ProSeal™およびFlexible™が1.5Tesla のシールド型MRシステム（最大空間勾配 450 gauss/㎝）に曝露している間は、並進力および回転力（トルク）に関する磁場の相互作用が生じます。ただし、上記のLMA™を正しく留置して粘着テープなどで固

定していれば、1.5Tesla以下の静磁場のシールド型MRシステムを使用したときにLMA™の移動やずれのリスクが増すことはありません。このため、MRIを使用するときには、LMA™エアウェイチューブが正しい留置位置に維持されていることを確認するために細心の注意を払い、患者を注意深くモニタリングしなければなりません。

5 使用上の注意

本書にはLMA™を安全かつ効果的に使用するための使用上の注意点が多く記載されています。ユーザーおよび使用前の器具の準備に携わる方は本書の内容をよく理解し、順守してください。

使用前の準備

- 器具の取扱いにはご注意ください。LMA™は医療グレードのシリコンまたはPVCでできており、破れることや穴があくことがあります。鋭利なもの、先の尖ったものには接触させないようにしてください。
- リユースのLMA™に関して、バルブ（青色のパイロットバルーンから突出している白色のプラスチック製の挿入口）は洗浄液にさらさないでください。初期故障の原因となるおそれがあります。
- ProSeal™を洗浄するときはバルブを洗浄液にさらさないように赤色プラグを必ず閉じてください。
- 高温かつ低圧のオートクレーブでは、Classic™、Flexible™または赤色プラグがついていないProSeal™のカフ内に空気または水分が残留していると膨張し、カフまたはパイロットバルーンに修復不可能な破損（裂け目）が生じます。
- 赤色プラグが付いているProSeal™を滅菌するときはカフが破損しないように赤色プラグを必ず開けてください。（現在販売中のProSeal™は全て赤色プラグ付です）
- 滅菌温度が135℃を超えるとリユースのLMA™の材質に悪影響を及ぼす可能性があります。
- 器具の汚染を最小限に抑えるため、器具の準備時および挿入時には手袋を着用してください。

使用方法

- LMA™を留置した状態で1.5TeslaのMRシステムを使用し、さまざまなパルスシーケンスを用いてMRIを実施するとアーチファクトが生じます。この情報を考慮すると、ProSeal™またはFlexible™の留置場所とMRIを撮影したい部位が重なっている場合や近接している場合にはMRの画質が損なわれる可能性があります。また、アーチファクトを避けるため、インフレーションチューブの先端にあるバルブ部分（パイロットバルーン）をMRIで撮影したい部位から離して留置してください。
- Flexible™を使用するときは、挿入前に器具類を使用する必要があるかどうかを慎重に考えて検討してください。Flexible™に通せない器具が必要になると予想される場合には、他の種類のLMA™または他の方法を用いて気道管理することを考えてください。

6 副作用

既刊文献ではLMA™の使用後に生じる軽度の副作用（咽頭痛など）および重度の副作用（誤嚥など）が報告されていますが[5]、文献を再検討すればLMA™の使用による誤嚥の発生率は低く（0.012％）、誤嚥の主な原因は不適応の患者への使用と麻酔深度が浅い状態での挿入であることが示されています。

LMA™の使用による咽頭痛の発生率は約13％であり、通常その症状は軽度かつ短期的なものですが、適切に洗浄、滅菌されていないリユースのLMA™を使用した患者では嚥下障害または組織の熱傷を伴う重度または長期的な咽頭痛が生じることがあるとも報告されています。

発生頻度はきわめて低いがLMA™の使用によって発生したと報告されている神経血管の症状には舌下神経損傷、舌神経損傷に伴う舌の痺れ、舌のチアノーゼ、巨大舌、反回神経損傷、声帯麻痺などがあります。このような合併症はLMA™の誤留置または過剰な内部カフ圧による神経または血管の圧迫によって発生する可能性が高いです。カフの誤留置または過剰なカフ圧は不適切なサイズのマスクの使用、長時間にわたる手術および亜酸化窒素の使用によって悪化する可能性があります。

LMA™の使用によって発生したと報告されている有害事象には以下が挙げられます。気道閉塞、披裂軟骨脱臼、誤嚥、出血、呼吸停止、気管支攣縮、咳、歯牙損傷／義歯損傷、口渇／喉の渇き、構音障害、嚥下障害、発生困難、不整脈、耳痛、嘔吐反射、胃拡張／胃膨満／胃破裂、声門閉鎖、頭頸部浮腫、聴覚障害、しゃっくり、嗄声、過流涎、舌下神経麻痺、低酸素症、喉頭血腫、喉頭痙攣、舌神経麻痺、口内炎、心筋虚血、悪心、耳下腺膨張、咽頭感覚異常、咽頭潰瘍、肺水腫、反回神経損傷、逆流、吐気、咽痛、口痛、咽頭痛、喘鳴、顎下腺膨張、下顎脱臼、組織の外傷（喉頭蓋、喉頭、口唇、口、後咽頭壁、軟口蓋、口蓋垂、扁桃）、舌のチアノーゼ、巨大舌、声帯麻痺および嘔吐。

7 使用前の準備

リユースのLMA™を適切に洗浄し、滅菌して取扱いすれば、40回までご使用いただけます。LMA™を40回まで繰り返し安全にご使用いただくには適切な洗浄と滅菌が不可欠です。

警告： リユースのLMA™製品（LMA Classic™、LMA ProSeal™およびリユースのLMA Flexible™）はいずれも未滅菌の状態で納品されるため、初回使用および再使用の前には器具を必ず洗浄し、滅菌してください。なお、パッケージはオートクレーブの高温には耐性がないため、滅菌前に廃棄してください。

注意： 器具の取扱いには十分注意してください。LMA™は医療グレードのシリコンまたはPVCでできており、破れることや穴があくことがあります。鋭利なもの、先の尖ったものには接触させないようにしてください。

警告： シングルユースのLMA Unique™を洗浄して再使用しないでください。

ProSeal™用イントロデューサおよびProSeal™用デフレタなどのLMA™のアクセサリーはLMA™と同じ方法で洗浄し、滅菌してください。

7.1 リユースのLMA™の洗浄

温水で希釈した重炭酸ナトリウム水溶液（8～10％v/v）を用いて目に見える異物が取り除かれるまで器具を十分に洗い流してください。10％の重炭酸ナトリウム溶液は10カップの水に1カップのベーキングソーダを混ぜて作成できます。

製造メーカーの使用説明書に従って中性洗剤または酵素洗剤をご使用いただけます。洗剤は皮膚や粘膜の刺激物が含まれていないものを使用してください。LMA™に最適な専用洗剤はEndozime®（Ruhof、Valley Stream、NY）です。

警告： リユースのLMA™を洗浄、滅菌するのに殺菌剤、消毒剤または化学薬剤（グルタルアルデヒド（Cidex®）、エチレン・オキサイド（EO）、フェノール基材の洗剤、ヨウ素含有洗剤または第4アンモニウム化合物など）を使用しないでください。LMA™が上記の物質を吸収して患者に重度の組織の熱傷をもたらし、器具を劣化させる可能性があります。

上記の物質にさらされたLMA™は使用しないでください。

注意： リユースのLMA™に関して、バルブ（青色のパイロットバルーンから突出している白色のプラスチック製の挿入口）は洗浄液にさらさないでください。初期故障の原因となる

おそれがあります。

バルブに水がついているときは、タオルの上にバルブをポンポンと軽くたたきつけて余分な水を取り除いてください。

7.1.1 LMA Classic™とLMA Flexible™の洗浄

エアウェイチューブは約12.5mm径の小さめの毛ブラシを使って洗います。毛ブラシはClassic™またはFlexible™の開口部バーからバーを破損しないように注意しながらそっと差し込み、エアウェイチューブ内に挿入します。

水道から温水を流しながらカフとチューブを十分に濯ぎ、残留物を洗い流します。洗い終わった後は目に見える異物が完全に取り除かれているかどうかを注意深く点検してください。

必要に応じて上記の手順を繰り返してください。

7.1.2 LMA ProSeal™の洗浄に関する追加説明

ProSeal™を洗浄するときはバルブを洗浄液にさらさないように赤色プラグを必ず閉じてください。水が浸入した場合は、赤色プラグを開け、タオルの上にポンポンと軽くたたきつけて余分な水を取り除いてください。

注意： *ProSeal™を洗浄するときはバルブを洗浄液にさらさないように赤色プラグを必ず閉じてください。*

ProSeal™を洗浄して濯ぐときには、イントロデューサ挿入口の裏側やマスク内のドレーンチューブの下側も必ず洗浄してください。大人用サイズのProSeal™のドレーンチューブは約6mm径の小さめの毛ブラシを使って洗います。毛ブラシはドレーンチューブを破損しないように注意しながらマスク前方からそっと差込みます。

7.2 リユースのLMA™の滅菌

LMA™を滅菌する推奨方法は「オートクレーブ」のみです。器具を破損することなく滅菌するには以下の方法を順守することが重要です。

7.2.1 LMA Classic™、LMA Flexible™および赤色プラグがついていないLMA ProSeal™の滅菌

Classic™、Flexible™および赤色プラグがついていないProSeal™を滅菌するときは、オートクレーブ滅菌の直前にシリンジを後方に引いてカフを脱気し、カフ内を真空状態にします。

カフを十分に脱気するには、ProSeal™用デフレタのご使用を推奨します。カフの脱気に使用するシリンジもバルブも乾いた状態であることを確認してください。

シリンジをバルブポートに入れるときには過剰な力をかけないようにしてください。バルブを破損しないように、オートクレーブの前にはバルブポートからシリンジを抜いてください。

Classic™、Flexible™または赤色プラグがついていないProSeal™のカフを脱気してシリンジを抜いた直後にカフが自然に膨らむ場合には、その器具をオートクレーブして再使用しないでください。この現象は器具に欠陥があることを示しています。ただし、シリコンゴムの材質はガス透過性であるため、数時間にわたって徐々にカフが膨らむのは正常な現象です。

注意： *高温かつ低圧のオートクレーブでは、LMA Classic™、Flexible™または赤色プラグがついていないProSeal™のカフ内に空気または水分が残留していると膨張し、カフまたはパイロットバルーンに修復不可能な破損（裂け目）が生じます。*

7.2.2 赤色プラグ付のLMA ProSeal™の滅菌

ProSeal™を滅菌するときはオートクレーブの前にカフを脱気する必要がありません。このため、オートクレーブから赤色プラグを開けた状態のProSeal™を取り出したときにカフが膨らむのは正常な状態です。

注意： *ProSeal™を滅菌するときはカフが破損しないように赤色プラグを必ず開けてください。*

7.3 オートクレーブの設定

オートクレーブを実施するときは、オートクレーブの業者または製造メーカーの推奨に従ってください。一般にオートクレーブの最高温度を135℃以下に設定すれば、多孔性製品にはすべてのオートクレーブサイクルをご使用いただけます（表2）。

注意： *オートクレーブの温度が135℃を超えるとLMA™の材質に悪影響を及ぼすおそれがあります。*

表2　最短滅菌時間

オートクレーブ	包装	無包装（フラッシュ）
重力置換式	10〜15分	10分*
プレバキューム式	3〜4分	4分*

オートクレーブサイクルの温度設定：132℃〜135℃
＊多孔性および無孔性の物品が混合しているもの

出典：AAMI Standards and Recommended Practices[6]

オートクレーブのデザインや性能・特徴は機種によって異なります。このため、ご使用のオートクレーブの機種および滅菌する物品に基づき、オートクレーブの製造業者の取扱説明書でオートクレーブ・サイクルの条件を必ず確認してください。

医療施設のスタッフは従事する施設で指定され、認証された滅菌手順を順守し、滅菌処置を管理しなければなりません。こうした規定を順守しない場合は、施設での滅菌処置が許可されなくなる可能性があります。

オートクレーブ終了後は、LMA™を室温まで冷却してから使用してください。

7.4 特別に考慮すべき事項

世界保健機構（WHO）のガイドラインおよび既刊文献[7, 8]では、前述のLMA™の洗浄・滅菌手順によって一般的な病原体（バクテリア、菌類およびウイルス）を十分に不活性化できると示されています。伝染性海綿状脳症患者または同病の疑いのある患者の場合はWHOのガイドライン[7]に従い、使用後のLMA™を再使用せずに廃棄するか、シングルユースのLMA™をご使用になることを推奨します。さらに、WHOは高水準のリユース用医療機器の除染手順の実施を希望する施設向けにガイドラインを提供しています。LMCは試験を実施してLMA™が最長20分の滅菌時間で40回のオートクレーブサイクルに耐性があるかどうかを確認しています。この場合も洗浄液に関するすべての注意事項および警告（化学薬剤を使用して洗浄しないことなど）を順守しなければならないことにご留意ください。

7.5 性能試験

以下に記載する性能試験（非臨床試験）はLMA™の使用前に必ず実施してください。性能試験は認可された医療現場と同等の場所と方法を使用して実施しなければなりません。このような条件で性能試験を実施することによって、挿入前のLMA™の汚染を極力低減できます。

警告： *LMA™またはアクセサリーが破損していれば破損状態に関係なく、その器具の使用を中止してください。*

警告： *性能試験のうちのひとつでも不合格であれば器具の有効期限が過ぎているということです。器具の使用を中止して新しいものに交換してください。*

注意： *LMA™の汚染を極力低減するため、器具の準備時および挿入時には手袋を着用してください。*

性能試験1：目視検査
エアウェイチューブ、LMA ProSeal™のドレーンチューブおよびコネクター

- LMA™のエアウェイチューブおよびProSeal™のドレーンチューブの表面に切れ目、裂け目、擦り傷などの破損がないかどうかを点検します。
- エアウェイチューブおよびProSeal™のドレーンチューブの内腔を点検し、閉塞していないこと、剥離物がないことを確認します。チューブ内にある粒子(埃や塵)は除去してください。
- チューブが透明であるかどうかを点検します。リユースのLMA™は使用の繰り返しによって徐々に変色します。

警告： チューブが変色しているLMA™は洗浄時に異物を適切に取り除くことができず、使用時に逆流物を目視確認できないため使用しないでください。

警告： LMA™が破損している場合は使用しないでください。また、エアウェイチューブから目に見える異物を取り除けない場合も使用しないでください。器具の挿入後に患者が異物を吸入するおそれがあります。

- Classic™またはUnique™のエアウェイチューブの矢印の部分を持ち、矢印方向に180°まで曲げます。チューブがキンクした場合にはClassic™またはUnique™を廃棄してください。

警告： Classic™またはUnique™のエアウェイチューブを180°まで曲げたときにチューブがキンクする場合は使用中に閉塞する可能性があるため、器具を使用しないでください。

- 15mmコネクターを点検します。コネクターはエアウェイチューブの外端部分にしっかりフィットしていなければなりません。ほどほどの力をかけても手ではコネクターを引き抜くことができないことを確認してください。コネクターの密着を損なうおそれがあるため過剰な力をかけて引いたり、コネクターをねじ曲げたりしないでください。

警告： コネクターがエアウェイチューブの外端部分にしっかりフィットしていない場合はLMA™を使用しないでください。

マスクのカフとくぼみ部分
- カフの表面に切れ目、裂け目、擦り傷などの破損がないかどうかを点検します。
- マスクのくぼみ部分の内部を点検し、妨害物や剥離物がないことを確認します。塵やほこりは取り除いてください。
- Classic™、Flexible™またはUnique™の開口部分を点検します。2本の開口部バーをそっと点検し破損していないことを確認してください。開口部バーが破損していると喉頭蓋によって気道が閉塞する可能性があります。

警告： LMA™の開口部バーが破損している場合は器具を使用しないでください。

- ProSeal™のマスク内にあるドレーンチューブに破れや穴あきがないこと、マスクとチューブの間が汚れていないことを確認します。
- ProSeal™のバックカフに破損の原因となり得るしわや折れ目がないかどうかを点検します。

性能試験2：カフの空気注入と脱気
- シリンジをバルブポートに慎重に挿入し、カフの上部と下部がぴったりくっついて平らになるまで十分に脱気してください。ProSeal™を脱気するときは赤色プラグを必ず閉じてください。バルブポートからシリンジを抜き、カフの上部と下部がぴったりくっついて平らな状態であるかどうかを点検します。

警告： 脱気直後にカフが少しでも自然に膨らむ場合は器具を使用しないでください。

- 十分に脱気したLMA ProSeal™のマスクに破損の原因となり得るしわや折れ目がないかどうかを点検します。明らかにしわがある場合にはバックカフが大幅に破損する可能性があるため器具を使用しないでください。
- 推奨最大空気注入量の1.5倍の空気量をカフに注入します(表3を参照)。空気を注入してから2分以内にカフから空気が抜けるようであれば、空気漏れしている可能性があります。空気を注入した状態でのカフの左右対称性を点検します。カフの両端および左右の部分に凸凹や膨隆がないことを確認します。

表3 カフテスト時の超過注入空気量

LMA™のサイズ	空気容量*
1	6mℓ
1.5	10mℓ
2	15mℓ
2.5	21mℓ
3	30mℓ
4	45mℓ
5	60mℓ

＊上記の空気容量は試験の目的のみに使用してください。患者の体重別のカフの最大空気注入量に関しては、本書の最終ページに掲載している表4を参照してください。

警告： カフから空気漏れする場合またはカフに凸凹の膨隆部がある場合には器具を使用しないでください。

- カフに推奨最大空気注入量の1.5倍の空気量を入れたまま、パイロットバルーンを点検します。適正なバルーンの形は薄型かつやや平坦であり、楕円形です。

警告： パイロットバルーンが球形または凸凹である場合はカフ圧を測定しにくい可能性があるため、器具を使用しないでください。

カフに推奨最大空気注入量の1.5倍の空気量を入れたまま、ProSeal™のドレーンチューブの内部を点検します。チューブが潰れていないこと、チューブに穴が開いていないことを確認してください。

警告： ドレーンチューブが潰れていたり、閉塞していると胃のガス抜きや胃管の挿入を阻害し、胃膨満および逆流が発生する可能性があります。また、マスク内にあるドレーンチューブに穴開きや裂け目があるとカフから空気が抜けたり、麻酔ガスが漏れる原因になる可能性があります。

8 挿入

8.1 挿入前の準備
LMA™ Classic、LMA™ Unique、LMA™ Flexible の脱気方法

器具を挿入する前に、カフから空気を抜き、平らなくさび形に整えます。カフの表面にしわがなく、マスクの周縁は開口部と反対側に向いた状態にします。カフをこのような形にするには、マスクの開口部を下向きにして清潔で平坦な平面に開口部のある面を向けて置き、マスクの少し手前の部分を指で押し当てて下さい。くさび形に整えることにより、挿入時に患者に外傷を与えることなく、正しい位置に挿入することができます。また、カフ先端が喉頭蓋谷や気道に入ったり、喉頭蓋や披裂軟骨に引っかかったりすることがありません。

LMA™ ProSealの脱気方法

LMA™の挿入前には、カフがしわのないスムーズなくさび形にな

るようにしっかり脱気します。マスクを正しいくさび形にするには人差し指と拇指でマスクの先端部分をはさみながら脱気します。別の方法として、ProSeal™用デフレタをご使用いただくこともできます。脱気中はカフを正しい形にするために、インフレーションチューブを優しく後方に引いてください。

　臨床使用時はProSeal™を脱気する前に赤色プラグを必ず閉じてください。

　カフを十分脱気できており、カフの先端部分がスムーズであれば挿入しやすく、喉頭蓋の倒れ込みや先端部分の声門内への侵入を回避することができます。カフを適切に脱気できればLMA™の挿入に成功しやすく、なおかつマスクを正しい位置に留置しやすくなります。

　潤滑剤は乾燥しないように挿入直前にカフの後面に塗布してください。少量の潤滑剤を脱気したカフの後端に塗布します。マスクの表面(前面)に潤滑剤を塗布する必要はありません。

警告：　気道閉塞や潤滑剤の誤嚥を回避するため、潤滑剤はカフの後面にのみ塗布してください。

　潤滑剤はK-Yジェリーなどの水溶性のものをご使用ください。シリコン基材の潤滑剤はシリコン製部品を劣化させるため使用しないでください。リドカイン含有の潤滑剤の使用は防御反射の回復を遅らせ、アレルギー反応を誘発し、声帯を含む周辺組織に影響を及ぼすおそれがあるため推奨しません。

8.2 概要

　ユーザーはLMA™の使用前に、本書に記載されている取扱方法を理解しておいてください。器具を正しく挿入できないと器具が不安定になり、閉塞する可能性があります。さらに、マスクが正しく留置されていなければ胃液や胃のガスがProSeal™のドレーンチューブを通過できなくなるだけでなく、PPVの使用時に胃膨満の可能性が高くなります。挿入後は器具が正しい位置に留置されているかどうかを必ずチェックしてください(セクション8.4、8.5および8.8を参照)。

警告：　マスクが正しく留置されていないと、胃液や胃のガスがProSeal™のドレーンチューブを通過できなくなるだけでなく、PPVの使用時に胃膨満の可能性が高くなります。挿入後は器具が正しい位置に留置されているかどうかを必ずチェックしてください。

挿入前は以下の点に注意してください。
- 器具のサイズが患者に適しているかどうかをチェックしてください(本書の後付に掲載している表4を参照)。この表に記載している患者の体重は大体の目安です。臨床判断によって適切なサイズを選択してください。
- カフはインフレーションチューブを後方にそっと引っ張りながら、脱気用シリンジをしっかり引いて必ず十分に脱気してください。
- 前述のように、カフの形が適正であること、潤滑剤が正しく塗布されていることをチェックしてください。
- 予備の滅菌済みLMA™をすぐに使えるように用意しておきます。できるだけ、別のサイズのLMA™も用意しておくとよいでしょう。
- 患者を前酸素化し、標準的な方法でモニタリングします。
- LMA™は十分な麻酔深度に到達してから挿入してください。抵抗または嚥下反射が感じられる場合は麻酔深度が浅いということです。また、患者が吐気を示す場合は麻酔深度が浅いか挿入方法が不適切であるということです。使用経験の浅いユーザーは麻酔深度を深めに設定する方がよいでしょう。
- 通常、最適な頭位は気管挿管時に使用する頭部を伸展させて頸部を屈曲させた体位(「sniffing position」)です。患者をこの体位にするには、器具の挿入時に利き手ではない方の手で背後から頭を押さえておきます。頸部を屈曲させておくために枕を使用するのもよいでしょう。
- 挿入中は過剰に力をかけないでください。
- ProSeal™用イントロデューサを使用するときは頭頸部を伸展、屈曲させなくともよい場合があります。
- 臨床使用中はProSeal™の赤色プラグを必ず閉じてください。

警告：　カフから空気が抜けるのを防ぐため、臨床使用中はProSeal™の赤色プラグを必ず閉じてください。

8.3 挿入方法

　Classic™、ProSeal™、Flexible™およびUnique™は、患者の体位によって人差し指または拇指による標準的な挿入方法を使って挿入できます。

　ProSeal™はProSeal™イントロデューサを使用して挿入することもできます。サイズ1～2.5のProSeal™を使用するときは専用のイントロデューサを用いる方が拇指／人差し指を使用するよりも挿入しやすい場合があります。

　3種類の挿入方法はいずれも同じ原理に基づいています。LMA™を正しく留置し、カフの先端部分が喉頭蓋谷または声門裂に進入することのないようにしてください。また、カフの先端部分が喉頭蓋または披裂軟骨に接触して捕捉されないようにしてください。カフはくさび形になるように脱気し、後咽頭壁に押し当てながら挿入してください。挿入時にマスクが前方組織に接触するのを回避するために、挿入した指でエアウェイチューブを上向き(頭側方)に押し当てながら挿入してください。

人差し指を使った挿入方法

　カフとエアウェイチューブの接合部分に人差し指を置き、ペンを持つようにLMA™を持ちます。ProSeal™を使用するときは、指先をイントロデューサの挿入口に差し込んでください。

　直視下でカフの先端部分を硬口蓋に押し当て、カフをぴったりくっつけます。手と手首の位置に注意してください。高口蓋へはやや側方からのアプローチが必要になることがあります。口内を注意深く観察し、LMA™を押し進める前にカフの先端部分が口蓋に対してぴったり沿っていることを確認します。マスクの留置位置を確認しやすいようにさらに口を開けます。顎を中指で押し下げるか、補助者に一時的に下顎を下方に引き下げてもらいます。

　人差し指が口内を通過すると指の関節が伸展しはじめます。このとき、顎を大きく開けすぎないようにしてください。舌および喉頭蓋が下方に落ち込み、マスクを閉塞する可能性があります。

　人差し指を使い、もう片方の手に向かって押し当て、反対圧力をかけます。このとき、力をかけすぎないようにしてください。LMA™を下咽頭のはっきりと抵抗が感じられるところまで押し進めます。

　患者の体格によっては、抵抗が感じられるところに到達するまでに口腔内に指を最大限伸ばして挿入しなければならないこともあります。特にFlexible™はエアウェイチューブが柔軟であるために、挿入を成功させるには人差し指を最大限まで伸ばして挿入する処置法が重要です。指を引き抜く前に利き手ではない方の手を頭部から放し、この手でエアウェイチューブを抑えます。こうすると挿入した指を口内から引き抜くときにLMA™が指と一緒に引き上げられることがありません。また、人差し指のみでは挿入に成功しない場合でも、もう片方の手で補助することによって挿入が完了できます。この段階でLMA™は正しく留置されており、カフの先端部分はしっかりと上部食道括約筋に接触しているはずです。

拇指を使った挿入方法

　患者の後方からLMA™を挿入しにくい場合には拇指を使った挿入方法が有効です。人差し指を置くところ(カフとチューブの接合部またはイントロデューサの挿入口)に拇指を置いてLMA™を保持します。この挿入法は人差し指を使う方法とよく似ています。拇指を口内に挿入するにつれて、他の指を患者の顔面を覆うように前方に伸ばします。拇指は最大限伸ばして挿入します。拇指を硬口蓋に押し当てながら、上方に圧をかけて頭部を伸展します。

イントロデューサを使った挿入方法
(LMA ProSeal™のみ)

本書の後付に掲載している表5を参考にして、正しいサイズのイントロデューサを選択してください。イントロデューサの先端部分をカフの後方にあるイントロデューサ挿入口に入れます。チューブをブレードの凸面に沿わせて湾曲させ、エアウェイチューブの近位端をイントロデューサのチューブスロットにはめ込みます。

直視下でカフの先端部分を硬口蓋に押し当て、カフをぴったりくっつけます。挿入中はマスクの後面が硬口蓋に接触し、くぼみ部分が舌に面しています。マスクの位置を確認し、硬口蓋に押し当てながらマスクを滑らせます。顎を中指で押し下げるか、補助者に一時的に下顎を下方に引き下げてもらいます。

高口蓋へはやや側方からのアプローチが必要になることがあります。口内を注意深く観察し、カフの先端部分が折れ曲がっていないことを確認します。

イントロデューサのブレードを顎に引き寄せた状態のまま、スムーズに円を描くように器具を内側に挿入します。挿入時は硬性のイントロデューサのカーブに沿って器具を滑らせます。このとき、顎を大きく開けすぎないようにします。舌および喉頭蓋が下方に落ち込み、マスクを閉塞する可能性があります。ハンドルは力をかけて開口するためのレバーとして使用しないでください。LMA™を下咽頭のはっきりと抵抗が感じられるところまで押し進めます。

イントロデューサを抜去する前に利き手でない方の手を頭部から放し、この手でエアウェイチューブを保持します。こうすると、イントロデューサを口内から引き抜くときにProSeal™が指と一緒に引き上げられることがありません。また、片手でイントロデューサのみを使って挿入に成功しない場合でも、もう片方の手で補助することによって挿入が完了できます。この段階でProSeal™は正しく留置されており、カフの先端部分はしっかりと上部食道括約筋に接触しているはずです。

8.4 挿入時の問題

LMA™の挿入時に麻酔深度が浅いと咳および呼吸停止を惹き起こす可能性があります。このような症状が発生したときはただちに吸入薬または静脈注射薬を投与して麻酔深度を深め、用手換気を実施しなければなりません。患者の開口度が不十分でLMA™を挿入できない場合には、まず患者の麻酔深度を十分に深め、補助者に顎を下方に引き下げてもらいます。こうすると口内が目視しやすくなり、マスクの留置位置を確認しやすくなります。マスクが歯と歯の間を通過できた段階で下顎の引き下げを解除します。

LMA™の挿入中は口内に挿入する指でチューブを口蓋に押し当ててください。チューブを口蓋に押し当てずに挿入すると、マスクの先端部分の折れ曲がり、凹凸面へのマスクの衝突、咽頭後部の膨潤(扁桃肥大など)が起こる可能性があります。マスクを挿入するにつれてカフが口蓋にぴったり沿わなくなるかカールし始める場合は、マスクを抜去して再挿入する必要があります。扁桃肥大によって閉塞しているときには、斜め方向から挿入すると成功しやすくなります。

選択した挿入方法での器具の挿入がむずかしい場合には、以上に記載した方法のうちのいずれかを使用してください。

警告: *外傷を避けるため、LMA™の挿入時は力をかけないでください。*

8.5 カフへの空気注入

LMA™の挿入後は末端(ベンチレーター接続)方向のエアウェイチューブが口から出ている状態です。チューブは保持せずに、内部カフ圧がちょうど60 cm H₂Oに到達するところまでカフに空気を注入してください。本書の後付の表4に掲載しているLMA™のサイズに対する空気注入量はカフへの「最大」空気注入量であり、推奨する空気注入量ではありませんのでご注意ください。60 cm H₂Oの内部カフ圧およびシールを得るには大抵、最大空気注入量の50%程度を注入すれば十分です。内部カフ圧は60 cm H₂Oを超えないようにしてください。

警告: *過度の内部カフ圧によってLMA™の誤留置または咽頭痛、嚥下障害、神経損傷などの咽喉頭疾患が起こる可能性があります。*

患者、LMA™のサイズ、頭部の位置および麻酔深度によって初期のカフ容量は異なります。カフに空気を注入している間チューブは保持しないでください。マスクを正しい位置に留置できなくなる可能性があります。マスクが下咽頭に位置していると、チューブが外側に向かって若干突出することがあります。マスクが正しく留置されていることを示す目安として以下が挙げられます。1. カフに空気を注入するとエアウェイチューブが外側に若干突出する、2. 喉の甲状軟骨および輪状軟骨の周辺に滑らかな卵形の膨隆が認められる、3. 口腔内にカフが見えない状態である。

警告: *挿入後はカフに空気を注入しすぎないように注意してください。*

8.6 麻酔器への接続

LMA™がずれないように注意しながら麻酔回路に接続し、軽く用手換気して肺を拡張させます。このとき、空気漏れがないかどうかを確認します。聴診およびカプノグラフを使用して、十分にガス交換できているかどうかを確認してください。頸部の前外側を聴診し軽度の喉頭痙攣または麻酔深度が浅いことを示す異常音がないかどうかを確認してください。

8.7 マスクの固定

LMA ProSeal™には一体型バイトブロックがついていますが、ProSeal™以外のLMA™の場合は器具をテープで固定する前にバイトブロックを装着する必要があります。バイトブロックを作るには、3～4枚の約10×10 cm²のガーゼパッドをきつく巻き、円筒型にしてテープで固定します。経口ゲデルエアウェイはバイトブロックとして使用しないでください。ガーゼ製のバイトブロックは大人用で3 cm以上、小児用で2 cm以上の厚みが必要です。バイトブロックはエアウェイチューブと一緒に曲げ、粘着テープを使って所定の位置に固定します。器具を固定するときはエアウェイチューブの外端部分に軽く圧をかけ、マスクの先端部分が確実に上部食道括約筋に入り込むようにします。バイトブロックを使用し、テープで正しく固定することによってLMA™が安定し、チューブの閉塞を予防できます。バイトブロックはLMA™を抜去するまで留置しておいてください。

警告: *バイトブロックの使用によって気道閉塞またはチューブの破損のリスクを低減できます。LMA™の使用時には常にバイトブロックを併用し、LMA™を抜去するまで留置しておいてください。*

8.8 LMA ProSeal™の留置位置の診断

ProSeal™を挿入してカフに空気を注入するときは、頸部の前面を注意深く観察して輪状軟骨が前方に移動するかどうかを確認します。輪状軟骨の前方移動は、マスクの先端部分が輪状軟骨の後方に正しく位置しているということを表しています。マスクを正しく留置できると声門の手前で空気漏れのない気密性の高いシールが得られ、マスクの先端部分が上部食道括約筋に入り込んだ状態になります。このとき、バイトブロックは歯と歯の間に位置しているはずです。LMA™の挿入深度が浅くマスクが近位に位置していると、肺を拡張したときにドレーンチューブの近位端からガスが漏れます。この場合はマスクの位置を正して問題を解消してください。ドレーンチューブを塞いで空気漏れを解消しようとしないでください。

LMA™が正しく留置されているかどうかを診断する追加手法としてProSeal™ドレーンチューブを使用することもできます。マスクの留置位置を診断するには、少量の潤滑剤(1～2 mℓ)をドレーン

チューブの近位端に塗布します。マスクが適正な位置に留置されていると、潤滑剤のメニスカス（凸面）が若干上下に動きます。潤滑剤のメニスカスが動かない場合や潤滑剤の塊が排出される場合は、マスクが誤留置されている可能性があります。

マスクを十分に脱気しないで挿入したとき、マスクをうまく挿入できなかったときは、マスクが喉頭の前庭に入り込むことがあります。このような場合は何らかの換気障害が起こり、ドレーンチューブの近位端からガスが漏れる可能性があります。麻酔深度が十分であっても、マスクをさらに押し込むと換気障害が悪化します。この問題が発生したときにはマスクは抜去して再度挿入しなおします。

下手な挿入やカフの不十分な脱気によって下咽頭内でマスクの先端部分が折れ曲がり、ドレーンチューブが閉塞する可能性もあります。下咽頭内でマスクの先端部分が折れ曲がると潤滑剤のメニスカスが動かなくなる可能性があります。この問題をテストする簡単かつ非侵襲的な方法は胃管をマスクの先端部分まで通してドレーンチューブが開通していることを確認する方法です。胃管がドレーンチューブの遠位端に到達しない場合は、マスクの先端部分が折れ曲がっている可能性があります。この方法の他に、ファイバースコープを使用してドレーンチューブの開通性を確認することもできます。この問題が発生したときにはマスクを抜去して再度挿入しなおします。

マスクの留置位置が高すぎるかそれとも声門に入り込んでいるかを見分けるにはマスクをさらに内側に押し入れます。マスクを押し入れたとき、マスクの留置位置が高すぎる場合はリークが解消されますが、マスクの先端部分が声門に入り込んでいる場合は換気障害が悪化します。LMA™が正しく留置されていてもドレーンチューブから空気が漏れる場合は、器具が破損している（ドレーンチューブの破れや穴あきなどの）可能性があります。器具が破損している場合は破損の程度に関係なく使用しないでください。

警告： *ProSeal™が正しく留置されていないと換気障害が起こり、胃液や胃のガスがProSeal™のドレーンチューブを通過できない原因になるだけでなく、PPVの使用時に胃膨満の可能性が高くなります。挿入後は器具が正しい位置に留置されているかどうかを必ずチェックしてください。*

ProSeal™を正しい位置に留置するためのガイドは本書の付録に掲載しています。

9 麻酔の維持と回復

LMA™を使用する場合も他の気道管理方法と同じくパルスオキシメーターおよびカプノグラフを併用することを推奨します。LMA™は自発呼吸患者にも人工呼吸患者にもご使用いただけます。

9.1 自発換気

自発呼吸患者にLMA™を使用するとき、揮発性麻酔剤または静脈麻酔剤を用いた麻酔が外科的刺激を抑制するのに十分であり、カフに空気を入れすぎなければ患者の忍容性は良好です。

麻酔維持のための麻酔レベルが十分な深さに到達する前に麻酔導入剤が切れてくると、患者が咳をしたり、動いたり、患者の呼吸が停止することがあります。麻酔深度の判断を誤ると、患者が手術または体位変換などの外的刺激を受けた後でこうした症状が発生する可能性が高くなります。このような場合は患者の呼吸が回復するまで軽く換気補助をしてください。

9.2 陽圧換気（PPV）

いずれのLMA™もPPV下で使用することができますが、特にProSeal™はPPV下で使用するようにデザインされています（筋弛緩剤は使用しても使用しなくてもよい）。ProSeal™はClassic™よりもカフの素材が柔らかく、マスクのくぼみ部分が深く、特殊なカフの形状によって低粘膜圧で喉頭口を効果的にシールできるようになっています。

筋弛緩処置を選択した場合、筋弛緩剤は器具の挿入前または挿入後のいずれかのタイミングで投与します。術式または診断法に変更があり、筋弛緩処置に切り替えた場合にはタイミングを問わず筋弛緩剤を投与することができます。

PPV下でLMA™を使用するときは以下の点に注意してください。
- 1回換気量は8mℓ/kgを超えないようにしてください。また、最大吸気圧は最大気道シール圧を超えないように維持してください。最大気道シール圧は患者によって異なりますが、Classic™、Flexible™およびUnique™は平均で20cmH₂Oまで、ProSeal™は平均で30cmH₂Oまでです。
- PPV使用時に空気漏れが発生する場合には以下の原因が考えられます。
  - 麻酔深度が浅いと、ある程度声門閉鎖が起こる。
  - 神経遮断薬の投与量が不十分である。
  - 処置または患者因子が原因で肺コンプライアンスが低下する。
  - 頭部の向きを変えるか、頭部を引き上げたときにカフがずれ、移動する。
- PPV下でのLMA ProSeal™の使用時に麻酔深度が十分であるにもかかわらずドレーンチューブから空気漏れが観察される場合は、マスクが近位部に移動している可能性があります。テープの固定がずれていないことを確認し、必要に応じてチューブを下向きに押さえながらマスクの先端部分が上部食道括約筋内に入るように位置を再調節してください。

<u>カフの周辺に空気漏れが発生するときはカフに空気を追加しないでください。</u>空気を追加して必ずしもシール圧が向上するとは限りません。むしろ、柔らかなカフに余分な張力がかかって喉頭からカフが押し出され、空気漏れが悪化するおそれがあります。

9.3 挿入後に起こり得る問題

麻酔深度が浅い

挿入後に最もよくある問題は十分な麻酔深度を維持できないことです。この場合は、軽く換気補助しながら麻酔導入剤を追加投与するか、揮発麻酔剤の濃度を上げてください。

亜酸化窒素が拡散する

亜酸化窒素がシリコン製のカフに拡散すると内部カフ圧が上昇します。臨床試験によれば、リユースのLMA™の使用時に亜酸化窒素を用いるとカフ圧が1分間に1mmHg程度上昇することが示されています。LMA Unique™のPVC製のカフはシリコン製のカフよりも亜酸化窒素の拡散に対して耐性があります。

拡散速度と拡散の結果生じるピーク圧はカフへの初回空気注入量、カフを膨らませるのに使用するガスの種類、吸入混合剤に含まれる亜酸化窒素の割合および器具のサイズによって異なります。

過度の内部カフ圧がかかると術後咽頭痛の発生率が高まる可能性があります。咽頭痛または神経血管損傷のリスクを低減するには、カフ圧を定期的にチェックして内部カフ圧を60cmH₂Oに維持するか、「シールできる最も低い」シール圧を維持するためにガスを間欠的に吸引します。

カフ圧をチェックするにはいくつかの方法があります。第一の方法は、圧モニターまたは圧力トランスデューサーを使用する方法です。圧力計は数社から販売されています。第二の方法は、単純にパイロットバルーンの膨らみ具合を指で触ってチェックする方法です。内部カフ圧が60cmH₂Oのときはパイロットバルーンに弾性があります。パイロットバルーンが硬くオリーブ形であるときは、カフ内に過剰な圧力がかかっています。第三の方法は、カフから若干空気が漏れるくらいまでガスを抜き、その後で空気を1〜2mℓ追加する方法です。

警告： *過剰な内部カフ圧は誤留置および咽頭痛、嚥下障害、神経損傷などの咽喉頭疾患の原因になります。*

気道のシールが不十分/空気が漏れる

麻酔開始時または麻酔中にシール不十分または空気漏れの兆候が認められる場合には、次のいずれかひとつ以上の措置を取ってください。

- 麻酔深度が十分であるかどうかを確認し、必要に応じて麻酔深度を深くする。
- 特に亜酸化窒素を使用するときはカフ圧を麻酔開始時にチェックし、麻酔中も定期的にチェックする。
- 内部カフ圧が60 cm H₂Oを超えないようにする。十分なシールを維持しつつ、必要に応じて内部カフ圧を下げる。
- マスクが咽頭内の高すぎる位置に留置されている場合には、上部食道括約筋に入るところまでマスクをさらに深く挿入する。
- 器具をテープで固定するときは口蓋圧をかけながら正しく固定する。
- カフを留置する前にカフに問題がないかどうかを必ず確認する。

LMA™の誤留置

一般に、LMA™の誤留置はカプノグラフを使用するか1回換気量の変化(1回呼気換気量の低下など)を観察することによって確認できます。誤留置が疑われる場合、頸部の甲状軟骨下部に滑らかな卵型の膨隆が見られるかどうかをチェックします。膨隆が見えず、呼気相が異常に長いときにはマスクの先端部分が喉頭口に誤留置されている可能性があります。誤留置が疑われるときにはLMA™を抜去し、再挿入するのに十分な麻酔深度に到達した時点で挿入しなおしてください。

ProSeal™特有の誤留置に関する詳細はセクション8.8で説明しています。また、ProSeal™使用時はカフへの過剰な空気注入、カフの破れ、突発的な器具のずれによって使用中に器具が移動または回転することがあります。麻酔開始時および麻酔中にカフ圧を定期的にチェックして使用前にカフに問題がないかどうかを確認し、留置後はテープで正しく固定してください。挿入中にProSeal™が口から突出するときは、器具が正しい位置に留置されておらず、マスクの先端部分が咽頭内で折れ曲がっている可能性があります。この場合にはProSeal™を抜去して挿入しなおすか、マスクの先端部分の裏側に指を入れて折れ曲がりを正してください。

予想外の逆流の発生

絶食状態の患者でもさまざまな理由で(麻酔深度が浅くなってきたときなどに)逆流が発生し、LMA™のエアウェイチューブまたはProSeal™のドレーンチューブから液体が排出される可能性があります。検体を用いた試験では、マスクが正しく留置されていれば喉頭を汚染することなく液体がProSeal™のドレーンチューブを介して排出されることが示されています[9]。

逆流が発生した場合、酸素飽和度が許容レベル内にあればLMA™を抜去しないでください。すぐに患者の頭を下向きにし、一時的に麻酔回路を外して胃内容が肺に入らないようにします。麻酔深度が十分に深いことを確認し、必要に応じて静脈麻酔剤を投与して麻酔深度を深めてください。マスクの遠位端が上部食道括約筋内に必ず入るように器具の位置を再調節し、前述の固定方法を用いて器具を固定してください。

次に、エアウェイチューブを介して吸引してください。気道反射が十分に鈍化すると、エアウェイチューブを介して気管支ファイバースコープを使用して気管気管支樹を吸引することも可能です。

臨床上必要と判断されればただちに患者に気管挿管できるように準備を始めてください。誤嚥が起これば、患者の胸部X線を撮影し、臨床上適切と判断されれば抗生物質、理学療法および気管吸引などを用いて治療してください。胃内容が残留している疑いがある場合には胃管をLMA™の背部から挿入するか、ProSeal™のドレーンチューブを介して挿入して胃ドレナージを実施できます。

LMA ProSeal™使用時の気道閉塞

ProSeal™の使用時に気道閉塞が発生したという報告もあります[10, 11, 12]。

このうちのいくつかの報告は喘鳴および陰圧に起因するものであり、吸気時に空気が食道に引き込まれていました。別の医師はProSeal™の使用によって喘鳴の発生率が上昇したと報告しています。気道閉塞の機序として提唱されているものには、マスクの遠位端からの圧力によって声門裂が狭窄して声帯が機械的に閉鎖するというもの、カフが内側に折れ曲がって物理的に気道閉塞が生じるというものなどがあります。

患者に気道閉塞の兆候が認められる場合には、次のいずれかひとつ以上の措置を取ってください。

- 麻酔深度が十分であるかどうかを確認し、必要に応じて麻酔深度を深くする。
- 内部カフ圧が60 cm H₂Oを超えないようにする。十分なシールを維持しつつ、必要に応じて内部カフ圧を下げる。
- 自発呼吸患者の場合は、臨床的に安全なレベルまでPEEPを使用するかPPVを使用する。
- 患者の体位をできるだけ「sniffing position」にする。
- ファイバースコープ検査を用いてカフの留置位置ならびに声帯機能を確認することを検討する。
- あらゆる手を尽くしても気道閉塞が解決しない場合には器具を抜去して挿入しなおす。
- 小さいサイズのProSeal™が適切であると判断できれば、小さいサイズへの変更を検討する。

警告: *LMA™を使用して気道の問題が持続するか十分な換気が確立できないときはLMA™を抜去し、他の方法を用いて気道確保してください。*

9.4 麻酔からの覚醒とLMA™の抜去

適切だと判断できれば、手術または診断処置の終了時の麻酔が切れる前に神経遮断薬を拮抗するか神経遮断を徐々に弱めてください。この段階では軽く換気補助し、自発呼吸は開始しないでください。また、この時点で内部カフ圧をチェックすることをお勧めします。LMA™が正しく留置されており、なおかつ内部カフ圧を60 cm H₂O程度に維持できていれば、防御反射が回復するまで患者の忍容性は良好であるはずです。言い換えれば、患者が嚥下でき、効果的に咳ができるようになるまで気道の開通性を維持できるということです。LMA™の抜去は迅速な気管挿管のための吸引器具および場所が確保されているところで実施します。LMA™を抜去するときは以下の手順に従ってください。

- 回復期の間も患者をモニタリングしてください。また、麻酔回路またはTコネクターを通じて酸素投与を続けてください。口腔またはエアウェイチューブの下方を吸引する必要がある場合は、反射が回復する前に実施してください。
- 酸素投与時およびモニタリング処置時以外は反射が回復するまで患者をそっとしておいてください。逆流または嘔吐など急を要する理由がない限り、患者の体位を背臥位から側臥位に変えることは推奨しません。患者を側臥位で覚醒させる必要がある場合は、麻酔深度が深い状態にあるときに体位を変換してください。
- LMA™を留置した状態でエアウェイチューブを吸引しないでください。空気入りのカフによって喉頭は経口分泌物から保護されているため吸引する必要はないでしょう。麻酔が浅いと吸引や身体的刺激が喉頭痙攣を惹き起こすおそれがあります。
- 嚥下の兆候を注視してください。通常、嚥下が始まれば粘着テープを簡単かつ安全に外すことができます。ただし、嚥下開始から開口できるようになるまでの間隔は麻酔の種類および麻酔時間などによって異なるため、患者によってそのタイミングが異なります。
- 医師の指示に従い患者が開口できる場合にのみ、カフを脱気しながら器具を抜去してください。嚥下反射および咳反射の回復前にカフを脱気すると上咽頭に溜まった分泌物が喉頭に入り、咳または喉頭痙攣が起こる可能性があります。気道の開通性および呼吸深度を確認してください。この段階で必要に応じて経

口吸引を実施してください。

麻酔回復室(PACU)でLMA™を抜去する場合には、麻酔回復室のスタッフもLMA™全般に関するトレーニングを受けなければなりません。オペ室以外でLMA™を抜去する場合は、麻酔科医がすぐに対応できるように待機していなければなりません。

10 特定用途

10.1 小児への使用

成人と乳幼児の喉頭は大きさが異なるにもかかわらず、小児に小さなサイズのLMA™を使用すると効果的に機能することが証明されています。新生児および幼児にLMA™を使用するときは小児患者の扱いに慣れ、LMA™を使用した成人患者の麻酔を経験したことのある麻酔科医が実施することを推奨します。

サイズ選択に関する基本のガイドラインは表4に記載しています。体重の移行期にある小児の場合はサイズを変更する必要があるかもしれません。

小児にLMA™を挿入するときは、静脈麻酔剤またはガス麻酔剤にて麻酔を導入し、十分な麻酔深度に到達した段階で成人患者と同じ方法を使用して挿入します。気管挿管に適した麻酔深度に到達した段階でLMA™を挿入すれば成功するはずです。小児患者におけるLMA™使用時の気道傷害の発生率は成人患者と同じ傾向を示していますが、乳幼児および小児は酸素消費量が多いため、換気が不十分であれば麻酔の種類や気道管理の方法に関係なく酸素飽和度が急速に低下する可能性が高くなります[13]。

小児および乳幼児では、麻酔時にLMA™を使用する方がフェイスマスクやゲデルエアウェイを使用するよりも高い酸素飽和度を維持できるだけでなく[14]、覚醒時に咳をしたり泣いたりしやすくなります。LMA™は小児の短時間の外来手術、診断法およびフェイスマスクが使用できない頭頸部の手術および診断法などに適しています[14]。

10.2 LMA™を用いた胃ドレナージ

警告: 絶食状態にあるが胃内容が残留しているリスクのある患者にLMA™を使用するときは、胃内容排出の予防対策および適切な制酸薬治療を実施してください。絶食状態にあるが胃内容が残留しているリスクのある患者の例には、裂孔ヘルニア患者、中程度の肥満患者などが挙げられます。

10.2.1 LMA Classic™、LMA Unique™および LMA Flexible™

LMA™を使用しながら、胃管を介して胃ドレナージを実施することが可能です。胃ドレナージによって喉頭でのシールが損なわれることはありません。胃管はLMA™の挿入前に通しておくのが最適ですが、必要に応じてカフから若干空気を抜き、麻酔中に通すことも可能です。また、Magill鉗子を用いてマスク後方の先端部を押さえることもできます。ただし、胃管の挿入によって胃内容を完全に排出できる保証はありません。

警告: 胃管の留置によって逆流を解消することはできません。むしろ胃管を留置すると下部食道括約筋が機能できなくなり逆流が発生する可能性が高くなります。

10.2.2 LMA ProSeal™

ProSeal™のドレーンチューブは診断機能(セクション8.8を参照)を持つほかに、液体やガスを排出する導管または麻酔処置中に標準タイプの胃管(経鼻胃管または経口胃管)を挿入するときに導管として機能します。本書の後付の表5には各サイズのProSeal™に使用可能な胃管の最大サイズを記載しています。

警告: 食道損傷が認められるか疑われる場合にはドレーンチューブを介して胃管を挿入しないでください。

臨床上胃管を通す必要があるときは胃管が胃に到達するまで吸引しないでください。また、ドレーンチューブの先端部から直接吸引しないでください。ドレーンチューブが潰れ、上部食道括約筋が損傷するおそれがあります。

警告: 上部食道括約筋の損傷を予防するためにドレーンチューブの先端部から直接吸引しないでください。

胃管は潤滑剤を十分に塗布し、慎重にゆっくり入れてくださいProSeal™と胃管を併用するときは、硬化したチューブによる外傷を回避することが重要です。こうした理由から、冷却されて硬化した胃管は使用しないでください。胃管は必ず室ști室温よりも温度を高くした状態でご使用ください。胃管の先端部分が上部食道括約筋に押し当たるにつれて大抵何らかの抵抗を感じます。このときに力をかけないでください。適切なサイズの胃管を通すことができない場合は(表5)マスクがキンクしているかマスクが誤留置されている可能性があります。このような場合はマスクを抜去して挿入しなおしてください。胃管を無理に通そうとしないでください。

警告: 外傷を避けるためにProSeal™の使用時にドレーンチューブを介して胃管を挿入するときは力をかけないでください。

10.3 LMA Flexible™の使用

手術部位がLMA Flexible™の留置位置に近接している場合、執刀医はマスクがずれたり、破損しないように細心の注意を払わなければなりません。

10.3.1 LMA Flexible™を用いた換気

LMA Flexible™のエアウェイチューブは他のLMA™よりも内径が短く、チューブ長が長くなっています。このため、外科処置は施しやすいですが、麻酔科医はチューブの内径が短いため流量抵抗が高くなることを認識していなければなりません。

10.3.2 LMA Flexible™と咽頭パックの併用

LMA™を正しく留置できていればカフが障壁の役目を果たし、声門よりも上方の組織からの出血および分泌物による声門や気管の汚染を防止できるため、咽頭および鼻腔／副鼻腔の手術にLMA™を使用することが可能です[15, 16, 17]。ただし、LMA™のカフは嘔吐または逆流が発生した場合に誤嚥性肺炎を防止するものではありません。執刀医が直視下で咽頭を吸引できないときは、LMA Flexible™の挿入後に咽頭パックを挿入する方が賢明かもしれません。咽頭パックを挿入する場合には、必ず最初にLMA™のカフに推奨空気量(シールを確立できる最小量／カフ圧が60 cm H₂Oに到達する空気量)を注入してください。咽頭パックを挿入するとき、執刀医はLMA™のマスクがずれないように注意してください。咽頭パックの挿入後は気道の開通性をチェックしてください。気道が開通していないことが疑われる場合は、咽頭パックを抜去してLMA™の位置を再調整してください。

10.4 磁気共鳴映像法の使用(MRI)

LMCでは、MRI使用時にLMA™を併用できるかどうかを判断するための試験を実施しています。ユーザーはMRIでLMA™を使用する前に器具と器具を使用する実際の臨床環境の試験条件とを慎重に比較しなければなりません。MRI環境での器具の試験結果の詳細については本書の付録を参照してください。

10.5 内視鏡とファイバースコープを用いた挿管

LMA™の挿入後はエアウェイチューブの遠位端が喉頭口に向かい合うため、換気中にファイバースコープを用いて喉頭および気管を視認するときのガイドとしてLMA™を使用できます。

本書の後付の表1には「各種LMA™の内径およびエアウェイチューブの長さ」を記載しています。ProSeal™のエアウェイチューブの直径はClassic™の直径よりも若干短いですが、Flexible™の直径よりも長くなっています。このため、ProSeal™またはFlexible™

を使用するときはClassic™に推奨されている気管支鏡よりも直径の短いものを使用してください。

表6には「各種LMA™に適合する気管支ファイバースコープおよび気管内チューブの最大サイズ」を記載しています。Flexible™に気管内チューブを通すには、柔軟なエアウェイチューブは長すぎ、直径は短すぎますが、チューブエクスチェンジャーを介してFlexible™を抜去した後であれば気管内チューブを挿管することが可能です。

注意： *Flexible™挿入前に器具類が必要かどうかを慎重に検討してください。Flexible™に必要な器具を通すことができないと予想される場合には、他の種類のLMA™か他の気道管理の方法を検討してください。*

内視鏡の使用手順

1. 先端部分が前後に曲がるように、気管支ファイバースコープを正しい方向に向けます。
2. エアウェイチューブに気管支ファイバースコープの先端部分を通します。
3. 喉頭蓋は通常、開口部バー部分またはProSeal™のマスク内のドレーンチューブ部分に位置しています。喉頭蓋が下方に倒れ込んだときは、声帯が見えるまで気管支ファイバースコープの先端部分を喉頭蓋から操作してください。

ファイバースコープを用いた挿管

4. LMA™を介した挿管を予定している場合は、カフを十分に脱気して潤滑剤を塗布した気管内チューブを気管支ファイバースコープに沿って挿管することが可能です。

もうひとつの方法は、患者に気管内チューブを挿入する前に気管支ファイバースコープ用コネクターを装着した気管内チューブをLMA™にあらかじめ通しておく方法です。LMA™の開口部バーの間から先端部分がちょうど出るくらいまで気管内チューブを挿入します。

本書の後付の表6に「各種LMA™に適合する気管支ファイバースコープおよび気管内チューブの最大サイズ」を記載しています。気管内チューブの外径は製造メーカー、種類などによって異なるため、LMA™に挿入する前に気管内チューブとアダプターの適合性をテストする必要があります。

5. 挿管時は開始から終了まで酸素投与を続け、カプノグラフおよびパルスオキシメーターを用いて換気の適性をモニターしてください。
6. 声帯が視認できれば気管支ファイバースコープの先端部分を気管内に挿入します。
7. 気管支ファイバースコープに沿って気管内チューブを下方に挿入します。
8. 気管内チューブのカフに空気を注入して換気し、聴診およびカプノグラフを使用して正しく留置されているかどうかをチェックしてください。
9. カフから若干空気を抜き、そのままLMA™を留置しておきます。
10. 防御反射が回復した段階でLMA™を抜去します。防御反射が回復した段階でLMA™を抜去します。
11. 大きなサイズの気管内チューブが必要である場合はチューブチェンジャーに沿ってLMA™と気管内チューブを抜去し、大きいサイズの気管内チューブを挿入してください。

大きな体格の患者にLMA™を介してファイバースコープを用いた挿管を実施するときはやや長めの気管内チューブを使用するとよいでしょう。喉頭微細手術（マイクロラリンゴ）用気管内チューブ（Mallinckrodt、St. Louis、MO、Rüsch Inc.、Duluth、GA）や経鼻RAE®チューブ（Mallinckrodt）は長く、大きな体格の患者でも声帯の下方にカフを留置できます。

10.6 LMA™を介した盲目的気管挿管

一般に、盲目的挿管が予想される場合にはLMA Fastrach™の使用を推奨します。Classic™を使用した盲目的挿管の成功率には、医師の経験、技術レベル、試技回数、患者の組織構造、使用可能な器具の種類などによって大幅に開きがあります（20～100％）[5]。今のところProSeal™を使用した盲目的挿管に関する発表データはありません。マネキンを使用した救急救命士によるUnique™を用いた盲目的挿管に関する論文が発表されており、この試験での盲目的挿管の成功率は21％です[18]。

Classic™またはUnique™のエアウェイチューブに気管内チューブを挿入するときは、やや左側に回転させながら挿入すると先端の鋭角部分が右側の開口部バーに引っかかりません。また、頭部を屈曲させることによってチューブの先端部分が喉頭壁の前方に衝突するのを防止できます。チューブの下方を聴診するかカプノグラフを使用すると気管内チューブを気管まで誘導して挿入しやすくなります。気管内チューブが食道に進入した場合には、気管内チューブまたはLMA™を若干移動させることによって声門裂とLMA™の開口部の位置を正確に合わせやすくなります。

11 参考文献

1. Brain AIJ. The laryngeal mask — a new concept in airway management. Br J Anaesth 1983;55:801-804.
2. Brain AIJ, Verghese C, Strube PJ. The 'LMA ProSeal' — a laryngeal mask with an oesophageal vent. Br J Anaesth 2000;84:650-4.
3. Brimacombe J, Keller C. The ProSeal laryngeal mask airway. A randomized crossover study with the standard laryngeal mask airway in paralyzed, anesthetized patients. Anesthesiology 2000;93:104-109.
4. Keller C, Brimacombe J. Mucosal pressure and oropharyngeal leak pressure with the ProSeal versus the Classic laryngeal mask airway. Br J Anaesth 2000;85:262-6.
5. Brimacombe JR. Laryngeal mask anesthesia. Principles and practice. Saunders 2005.
6. ANSI/AAMI ST46-1993 and ST36-1992. In AAMI Standards and Recommended Practices. Association for the Advancement of Medical Instrumentation: Arlington, Virginia, 1995.
7. WHO Infection Control Guidelines for Transmissible Spongiform Encephalopathies, Report of a WHO Consultation: Geneva, Switzerland, 23-26, March 1999.
8. Weber D, Rutala W. Managing the risk of nosocomial transmission of prion disease. Current Opinion in Infectious Diseases 2002;15:421-425.
9. Keller C, Brimacombe J, Kleinsasser A, Loeckinger A. Does the ProSeal laryngeal mask prevent aspiration of regurgitated fluid? Anesth Analg 2000;91:1017-20.
10. Stix MS, Rodriguez – Sallaberry FE, Cameron EM, Teaque D, O' Connor CJ. Esophageal aspiration of air through the drain tube of the ProSeal™ laryngeal mask. Anesth Analg 2001;93:1354-7.
11. Brain AIJ. Esophageal breathing and upper airway obstruction with the ProSeal™ laryngeal mask. Anesth Analg 2002;94:1669.
12. Brimacombe J, Richardson C, Keller C, Donald S. Mechanical closure of the vocal cords with the laryngeal mask airway ProSeal™. Br J Anaesth 2002; 88:296-7.
13. Watcha MF, Garner FT, White PF, Lusk R. Laryngeal mask airway vs. face mask and Guedel airway during pediatric myringotomy. Archives of Otolaryngeal/Head and Neck Surgery 1994;120:877-880.
14. Mason DG, Bingham RM. The laryngeal mask airway in

15. John RE, Hill S, Hughes TJ. Airway protection by the laryngeal mask. A barrier to dye placed in the pharynx. Anaesthesia 1991;46:366-367.
16. Williams RJ, Bailey PM. Comparison of the reinforced laryngeal mask and tracheal intubation for adenotonsillectomy. Br J Anaesth 1993;70:30-33.
17. Ahmed MZ, Vohra A. The reinforced laryngeal mask airway (RLMA) protects the airway in patients undergoing nasal surgery – an observation study of 200 patients. Can J Anesth 2002;49:863-866.
18. Barnes DR, Reed DB, Weinstein G, Brown LH. Blind tracheal intubation by paramedics through the LMA-Unique. Prehospital Emergency Care 2003;7:470-473.

12 付録

磁気共鳴映像法（MRI）の使用手順（画像化、血管造影、機能画像化、分光など）に関する安全情報は、1.5Tesla以下の静磁場のシールド型MRシステム、20Tesla／秒以下の傾斜磁場、30分間画像化したときの全身の最大平均比吸収率（SAR）が1.1W／kgという条件に基づくものです。

警告： 現時点では上記レベルを超える条件でMRシステムを用いて実施したときのMRIの影響は不明です。

ProSeal™、Flexible™、Classic™およびUnique™はMRに対して安全であると判定されています。つまり、上記のLMA™を挿入した状態でMRIを撮影してもリスクが増すことはありませんが、使用するパルスシーケンスや画像化する部位によっては画質に影響が出ることがあります。Classic™及びUnique™のエアウェイチューブにはワイヤー入り強化チューブを使用しておらず、以下のリスクやアーチファクトが起こり得る可能性が低いため、MRI使用時にはできる限りProSeal™、LMA Flexible™ではなくLMA Classic™またはUnique™をご使用ください。

磁気共鳴映像法（MRI）を実施するときには必ず以下のガイドラインに従ってください。

静磁場：Classic™またはUnique™の使用時は磁場との相互作用が発生しません。ProSeal™またはFlexible™を使用している患者には、1.5Tesla以下の静磁場のMRシステムを使用すれば安全にMRIを実施できます。

警告： ProSeal™およびFlexible™が1.5Teslaのシールド型MRシステム（最大空間勾配450gauss／cm）に曝露している間は、並進力および回転力（トルク）に関する磁場の相互作用が生じます。ただし、上記のLMA™を正しく留置して粘着テープなどを用いて固定していれば、1.5Tesla以下の静磁場のシールド型MRシステムを使用したときにLMA™の移動やずれのリスクが増すことはありません。このため、MRIを使用するときには、LMA™エアウェイチューブが正しい留置位置に維持されていることを確認するために細心の注意を払い、患者を注意深くモニタリングしなければなりません。

傾斜磁場：ProSeal™またはFlexible™を使用している患者にMRIを実施するときにはパルスシーケンス（エコープラナー法、高速画像化法など）、特殊な傾斜磁場コイルまたは20Tesla／秒を超える傾斜磁場の手法を使用してはなりません。新種または標準外のMRI手法はLMA™との使用の可否を確認していないため、使用しないでください。

MRシステムの無線周波数電磁場：MRIの安全性試験は30分間画像化したときの全身の平均比吸収率（SAR）が1.1W／kg（つまり、ProSeal™またはFlexible™の使用時に温度が0.5℃以上上昇しない）という条件の下で実施しています。このため、ProSeal™またはFlexible™を使用してMRIを実施するときは30分間の画像化で全身の平均比吸収率（SAR）が1.1W／kgを超える無線周波数電磁場を使用しないでください。

注意： LMA™のアーチファクトに関しては、1.5TeslaのMRシステムとさまざまなパルスシーケンスを使用したときの特徴を記載しています。この情報によれば、撮影する部位がLMA ProSeal™またはLMA Flexible™の留置位置と重なる場合や比較的近接している場合、MRIの画質が損なわれる可能性があります。また、アーチファクトを避けるためにインフレーションチューブの先端部分にあるパイロットバルーンシステムは撮影部位から離して留置してください。

MRIのアーチファクト：MRIのアーチファクトの大きさは画像化に使用するパルスシーケンスの種類（グラジエント・エコー法では大きくなり、スピン・エコー法または高速スピン・エコー法では小さくなります）、周波数エンコード方向の方向（周波数エンコード方向が器具に対して垂直である場合は大きくなり、器具に対して平行である場合は小さくなります）および視野の大きさによって異なります。静磁場の強度の低いMRシステムを使用すると、静磁場の強度の強いMRシステムと同じ画像化のパラメーターを用いてもMR画像の位置誤差およびアーチファクトが小さくなります。高速スピン・エコー法のパルスシーケンスを使用すれば、他の画像化手法を使用するときと比べてLMA ProSeal™またはLMA Flexible™の使用に伴うアーチファクトの大きさを低減することができます。

MRIのアーチファクト情報の概要

	LMA ProSeal™				LMA Flexible™			
Signal Voidのサイズ(1)	2,811	11,981	14,638	21,841	1,492～1,702	3,631～4,008	2,218～4,365	4,484～6,917
静磁場(T)	1.5	1.5	1.5	1.5	1.5	1.5	1.5	1.5
パルスシーケンス	T1-SE	T1-SE	GRE	GRE	T1-SE	T1-SE	FMPSPGR	FMPSPGR
TR(ミリ秒)	500	500	100	100	300	300	50	50
TE(ミリ秒)	20	20	15	15	20	20	2.6	2.6
フリップ角	N／A	N／A	30°	30°	N／A	N／A	30°	30°
帯域幅	16kHz	16kHz	16kHz	16kHz	16kHz	16kHz	16kHz	16kHz
視野	24cm	24cm	24cm	24cm	24cm	24cm	24cm	24cm
マトリックスサイズ	256 x 256	256 x 256	256 x 256	256 x 256	256 x 128	256 x 128	256 x 128	256 x 128
断面の厚さ	5mm	5mm	5mm	5mm	10mm	10mm	10mm	10mm
最大読み出し勾配強度	6.3mT／m	6.3mT／m	6.3mT／m	6.3mT／m	6.3mT／m	6.3mT／m	6.3mT／m	6.3mT／m
磁場に対する器具の方向	平行	垂直	平行	垂直	平行	垂直	平行	垂直
MRIファントム	ゲル	ゲル	ゲル	ゲル	ゲル	ゲル	ゲル	ゲル

(T1-SE＝T1-加重スピン・エコー；FMPSPGR＝定常状態での高速スポイル型グラジェント・エコー(fast spoiled gradient recalled echo)；GRE＝グラジェント・エコー；N／A＝不適用；アーチファクトの大きさの数値はmm^2で表示しています。MRIファントムに使用するゲルのT1値およびT2値は骨格筋または臓器組織の近似値であることにご留意ください。)
(1)LMA Flexible™に関する上記の数値は、最大サイズおよび最小サイズのLMA Flexible™を使用して得られた結果を反映させたものです。上記項目の数値はLMA Flexible™のサイズによって異なります。

マスクを正しい位置に挿入する手順

1. 挿入後、カフに空気を注入する。このとき内部カフ圧が60cmH_2Oを超えないようにする。
2. 器具を麻酔回路に接続し、ドレーンチューブまたはエアウェイチューブから空気漏れがないかどうかをチェックする。
3. バイトブロックの位置を確認する。
4. ドレーンチューブの近位端に少量の潤滑剤を塗布し、バッグを軽く握って動きを確かめる。
5. 必要に応じてLMA™のマスクの先端部まで経口胃管を通し、ドレーンチューブが開通していることを確認する。
6. マスクが正しく留置されていれば、チューブに口蓋圧をかけながら器具をテープで固定する。

	✓ 正しい留置位置	X 不適切な留置位置	X 不適切な留置位置	X 不適切な留置位置
マスクの位置	先端部分が披裂軟骨と輪状軟骨の後方に位置する。	先端部分が咽頭の高すぎる部位に位置している。	先端部分が喉頭前庭に位置する。	先端部分が後方に折れ曲がっている。
ドレーンチューブからのガス漏れ	なし	あり	あり	あり
バイトブロック	歯と歯の中間あたりに位置している。	高すぎる。	歯と歯の中間あたりに位置している。	高すぎる。
潤滑剤を使ったバブルテスト	メニスカス(凸面)が若干移動する。	留置位置によってはメニスカスが移動する。	印のついた箇所が上下に移動する。潤滑剤が押し出される／自然にゼリーの泡ができる。	メニスカスが移動しない。
追加確認	マスクの先端部分まで経口胃管を通し、ドレーンチューブが開通していることを確認する。	器具をさらに深く押し入れると空気漏れが解消する。	器具をさらに深く押し入れると閉塞状態が悪化する。	経口胃管を通しにくい場合はドレーンチューブが閉塞している。

LMA ProSeal™ 挿入後の問題に対するトラブルシューティングのコツ

挿入後の問題	考えられる問題	可能な解決方法
シール不良／空気漏れ（リーク音の可聴、換気不良）	咽頭の高すぎる部位でのマスク留置	マスクをさらに深く挿入し、テープでエアウェイチューブを固定しなおす。
	麻酔深度が浅い。	麻酔深度を深くする。
	固定不良	口蓋圧を維持しながら適切な位置に固定する。
	カフへの過剰な空気注入	カフ圧を最初にチェックし、術中も定期的にチェックする。特に亜酸化窒素を使用している場合は60cmH_2O以下になるように注意する（必要に応じて調整する）。
	カフの破損（破れなど）	使用前にカフに問題がないことを確認する／オートクレーブ前にはカフを十分に脱気する。
PPV使用下／未使用下でのドレーンチューブからのガス漏れ	咽頭の高すぎる部位でのマスク留置	マスクをさらに深く挿入し、テープでエアウェイチューブを固定しなおす。
	喉頭前庭への誤留置	LMA™を抜去して挿入しなおす。
	上部食道括約筋の開口	モニターする。
気道閉塞（換気困難、発声、喘鳴）	喉頭前庭への誤留置	LMA™を抜去して挿入しなおす。
	マスクの先端部分が声門裂を圧迫して声帯が機械的に閉鎖する。	麻酔深度を十分に深くし、適正なカフ圧を使用する。患者の頭頸部をsniffing positionにする。PPVを試すかPEEPを追加する。
	カフの内側への折れ曲がり	1サイズ小さなLMA ProSeal™の挿入を検討する。適正なカフ圧を使用する。
胃膨満	マスク先端部の後方への折れ曲がり	LMA™を抜去して挿入しなおすか、マスクの先端部の裏側に指を入れて折れ曲がりを正す。
	咽頭の高すぎる部位でのマスク留置	マスクをさらに深く挿入し、テープでエアウェイチューブを固定しなおす。
マスクの移動・回転／口からのマスクの突出	カフへの過剰な空気注入	カフ圧を最初にチェックし、術中も定期的にチェックする。特に亜酸化窒素を使用している場合は60cmH_2O以下になるように注意する。
	カフの破損（破れなど）	使用前にカフに問題がないことを確認する。
	不慮の誤留置	適切な位置に固定する。
	マスク先端部の後方への折れ曲がり	LMA™を抜去して挿入しなおすか、マスクの先端部の裏側に指を入れて折れ曲がりを正す。
	固定不良	口蓋圧を維持しながら適切な位置に固定する。
経口胃管の挿入に対する抵抗	潤滑剤が不十分	潤滑剤を追加し、経口胃管の挿入しなおす。
	マスク先端部の後方への折れ曲がり	LMA™を抜去して挿入しなおすか、マスクの先端部の裏側に指を入れて折れ曲がりを正す。
	咽頭の高すぎる部位でのマスク留置	マスクをさらに深く挿入し、テープでエアウェイチューブを固定しなおす。
	喉頭前庭への誤留置	LMA™を抜去して挿入しなおす。
	カフへの過剰な空気注入	カフ圧を最初にチェックし、術中も定期的にチェックする。特に亜酸化窒素を使用している場合は60cmH_2O以下になるように注意する。

表1：エアウェイチューブの最大内径および最大長(mm)

LMA™のサイズ	LMA Classic™ LMA Unique™ ID	長さ	LMA ProSeal™ ID	長さ	LMA Flexible™ ID	長さ
1	5.3	115	NA	NA	NA	NA
1.5	6.1	135	6.4	135	NA	NA
2	7.0	155	6.4	135	5.1	215
2.5	8.4	175	8.0	160	6.1	230
3	10.0	220	9.0	170	7.6	255
4	10.0	220	9.0	170	7.6	255
5	11.5	235	10.0	170	8.7	285

ID = 内径
＊LMA Classic™にのみ適用可能。

表4：LMA™選択のガイドライン

LMA™のサイズ	患者の体重	カフへの最大注入量(空気＊)
1	体重5kg以下の新生児／乳幼児	4mℓ
1.5	5～10kgの乳幼児	7mℓ
2	10～20kgの乳幼児／小児	10mℓ
2.5	20～30kgの小児	14mℓ
3	30～50kgの小児	20mℓ
4	50～70kgの大人	30mℓ
5	70～100kgの大人	40mℓ

＊上記は超過してはならない最大カフ容量の数値です。内部カフ圧が60cmH$_2$Oに到達するまでカフに空気を注入することを推奨しています。

表5：LMA ProSeal™アクセサリーのガイドライン

LMA ProSeal™のサイズ	イントロデューサのサイズ	経口胃管の最大サイズ	Salem Sumpチューブの最大サイズ
1.5	#1.5～2.5	10Fr	8Fr
2	#1.5～2.5	10Fr	8Fr
2.5	#1.5～2.5	14Fr	12Fr
3	#3～5	16Fr	14Fr
4	#3～5	16 Fr	14Fr
5	#3～5	18Fr	16Fr

表6：気管支ファイバースコープおよび気管内チューブの最大サイズ(mm)

LMA™のサイズ	LMA Classic™ LMA Unique™ ETT	FOB	LMA ProSeal™ ETT	FOB	LMA Flexible™ ETT	FOB
1	3.5	2.7	NA	NA	NA	NA
1.5	4.0	3.0	4.5カフなし	3.5	NA	NA
2	4.5	3.5	4.5カフなし	3.5	NA	2.7
2.5	5.0	4.0	4.5カフなし	3.5	NA	3.0
3	6.0カフつき	5.0	5.0カフなし	4.0	NA	3.5
4	6.0カフつき	5.0	5.0カフなし	4.0	NA	3.5
5	7.0カフつき	5.5	6.0カフ付	5.0	NA	4.0

FOB=気管支ファイバースコープ、ETT=気管内チューブ
＊LMA Classic™にのみ適用可能。

| LMA Classic™ | LMA Flexible™ | LMA ProSeal™ |
| LMA Unique™ SINGLE USE | LMA Flexible™ SINGLE USE | |

取扱説明書
2005年改訂版

著作者

LMA™

The Laryngeal Mask Company Limited

発行者

株式会社　インターメド ジャパン

http://www.intermedjpco.jp

〒541-0057　大阪市中央区北久宝寺町1丁目4番15号 SC堺筋本町ビル9階

TEL：(06) 6262-2481

FAX：(06) 6260-7556

©October 2007 Intermed Japan, Inc. All rights reserved

LMA™ 取扱説明書

2006年改訂版

LMA Fastrach™
REUSABLE

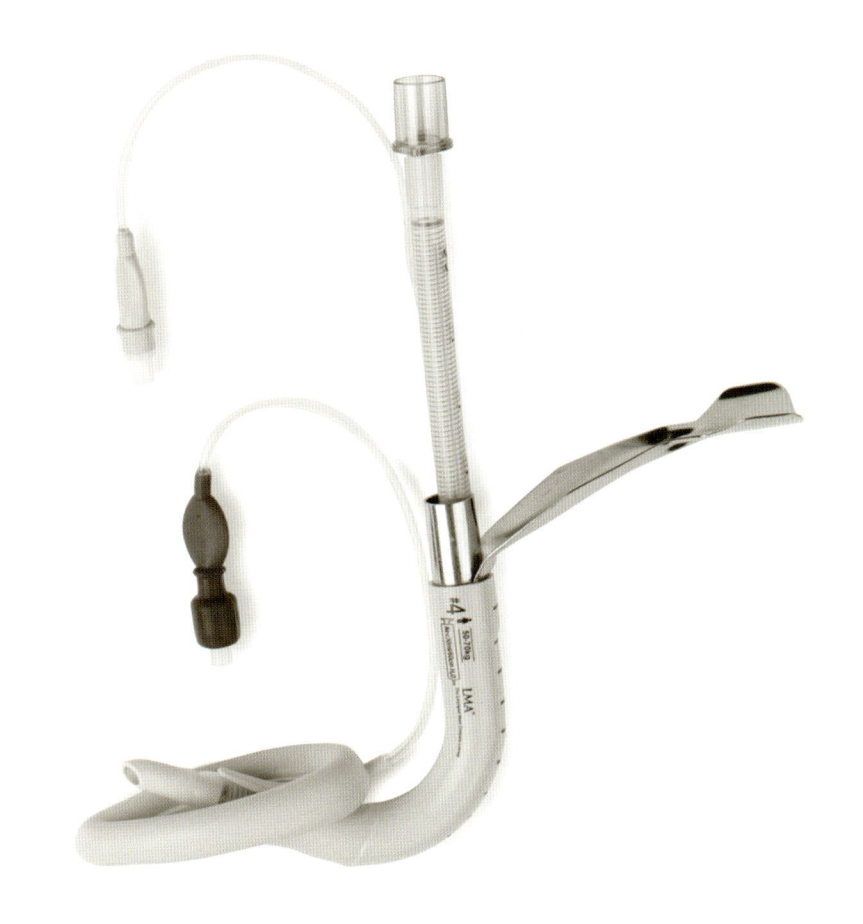

目次

1 製品説明 ... 173
2 適応 ... 173
3 禁忌 ... 174
4 警告 ... 174
5 使用上の注意 ... 174
6 副作用 ... 175
7 使用前の準備 ... 175
   7.1 LMA Fastrach™の洗浄 ... 175
   7.2 LMA Fastrach™の滅菌 ... 175
   7.3 性能試験 ... 176
8 挿入 ... 177
   8.1 挿入前の準備 ... 177
   8.2 挿入 ... 177
9 LMA Fastrach™を用いた挿管 ... 178
   9.1 ファイバースコープガイドなしでの挿管（盲目的挿管） ... 178
   9.2 ファイバースコープガイド下での挿管 ... 178
   9.3 気管内チューブ抜管前のLMA Fastrach™の抜去 ... 179
10 挿管に失敗した場合のトラブルシューティング ... 179
   10.1 喉頭蓋の倒れ込みとチューブの衝突 ... 179
   10.2 LMA Fastrach™が小さすぎる ... 179
   10.3 LMA Fastrach™が大きすぎる ... 179
   10.4 麻酔深度／筋弛緩度が浅い ... 180
11 挿管補助のアルゴリズム ... 180
12 参考文献 ... 181

製造元の保証について

The Laryngeal Mask Company LimitedはリユースのLMA Fastrach™の再使用に関して最多で40回を推奨しています。40回を超えて再使用した場合、製品の性能に問題が生じる可能性があります。The Laryngeal Mask Company Limitedは本取扱説明書に記載された手順に従ってLMA Fastrach™を使用するという条件の下で、40回の再使用または納入日から1年間のいずれか早く到来する期日まで製品の材質や製造に欠陥がないことを保証いたします。製造不良品については不良品の検査のため、使用記録を記入したLMA™のレコードカードとご使用のLMA Fastrach™とを併せてご返送ください。なお、製品の保証は公認代理店を通じて製品を購入した場合にのみ適用されます。

The Laryngeal Mask Company LimitedはリユースのLMA Fastrach™用挿管チューブの再使用に関して最多で10回を推奨しています。10回を超えて再使用した場合、製品の性能に問題が生じる可能性があります。The Laryngeal Mask Company Limitedは本取扱説明書に記載された手順に従ってLMA Fastrach™用挿管チューブを使用するという条件の下で、10回の再使用または納入日から1年間のいずれか早く到来する期日まで製品の材質や製造に欠陥がないこと保証いたします。製造不良の検査をご希望される場合はLMA Fastrach™用挿管チューブをご返送ください。なお、製品の保証は公認代理店を通じて製品を購入した場合にのみ適用されます。

<u>The Laryngeal Mask Company Limitedは上記に明言された保証内容以外の市販性、特定目的との適合性などの点を含むがこれらに限定されない明示的または黙示的な保証は一切行いません。</u>

本書のいかなる部分も事前に出版元の許諾を得ることなく電気的または機械的、写真複写、録音、その他いかなる形においても無断で複製、情報検索システムへの保存または送信することを禁じます。LMAおよびLMA FastrachはThe Laryngeal Mask Company Limitedの商標です。
©February 2006 The Laryngeal Mask Company Limited. All rights reserved.

本取扱説明書はIntermed Japan, Inc. がThe Laryngeal Mask Company Limited (以下LMC) から許諾を得て、LMCが作成しLMA North America, Inc.が発行した「INSTRUCTION MANUAL Reusable LMA Fastrach™ / Single LMA Fastrach™」(2006年改訂版：P/N：3000346-1-02106)を日本語に翻訳して出版したものです。なお、本書の記載内容には、LMCの了承を得て日本市場にあわせて若干改筆している部分があります。本書に掲載のイラスト、文章等の無断転載を禁じます。日本語版に関するすべての著作権はIntermed Japan, Inc.に帰属します。
© October 2007 Intermed Japan, Inc. All rights reserved.

1 製品説明

LMA Fastrach™は気管挿管を補助する目的でデザインされた改良型LMA™であり、中立位から頭頸部を動かすことなく患者の口内に指を挿入しないであらゆる方向から片手で挿入できる器具です。Fastrach™は単体でも気道確保器具として使用でき、挿管試技の間も換気調節および酸素化できるため、酸素飽和度が低下するリスクが低減します。

Fastrach™はリユースタイプの商品です。シリコン製カフとステンレス製のエアウェイチューブで構成されており、ラテックスフリーです。Fastrach™には以下の機能が備わっています（図1）

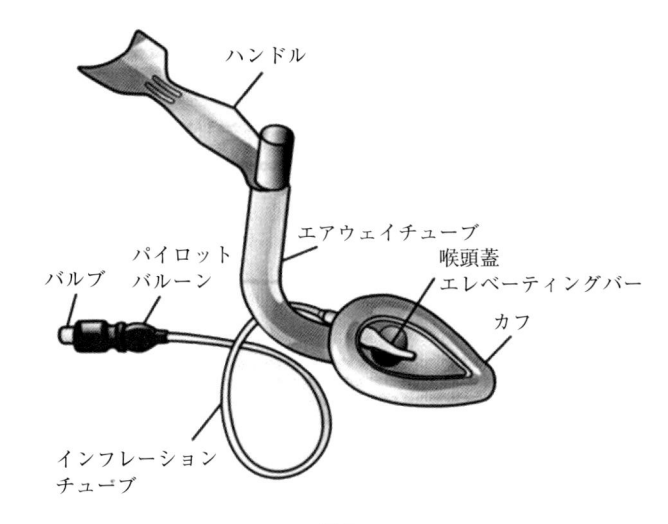

図1

- 解剖学構造に合わせてカーブしている硬性エアウェイチューブ。標準型15mm径コネクター。エアウェイチューブは8mmのカフ付き気管内チューブを挿入するのに十分な大きさであり、気管内チューブのカフが確実に声帯を越えられるように長さが短くなっています。さらにチューブには硬性のハンドルが装着されており、片手で容易に挿入、抜去および位置調節ができるようになっています。
- カフおよびチューブとカフの接合部分を指で挟んで強く圧迫すれば、上歯と下歯のわずか20～25mmの間に通すことが可能です。
- マスクの開口部に取り付けられている喉頭蓋エレベーティングバーの尾端は固定されておらず、気管内チューブが開口部分を通過するときに喉頭蓋が持ち上がるようになっています。

LMA Fastrach™用挿管チューブ

Fastrach™用挿管チューブはFastrach™に適合するようにデザインされた気管内チューブです。Fastrach™用挿管チューブはストレートタイプのカフ付きスパイラルチューブであり、マーフィーアイと標準型15mm径コネクターがついています。各サイズのFastrach™用挿管チューブはそれぞれのサイズのFastrach™に対応するようにデザインされています。

Fastrach™用挿管チューブの先端部分は声帯を通過するときに外傷を来すことのないように独自の形に成形されています。この先端部分によって、ファイバースコープガイド下で挿管するときには斜角の先端部分を持つ標準型気管内チューブよりもFastrach™用挿管チューブの方が挿管しやすいことが示されています。

気管内チューブには挿管するときの目安として、先端部分までの長さを示すデプスマーク（単位はcm）が印字されています。スパイラル気管内チューブの場合、ワイヤー部分の終端からチューブの末端までの長さは約2cmです。Fastrach™用挿管チューブは全長がX線不透過性になっています。ルアー型逆止弁つきのパイロットバルーンの大きさとインフレーションチューブの位置はFastrach™を通しやすいようにデザインされています。

Fastrach™用挿管チューブは、リユースタイプです。主にシリコンでできています。強化ワイヤーが装着されており、ラテックスフリーです。

Fastrach™用挿管チューブのカフは低容量、高シール圧を特徴としています。「ちょうどシールできる圧力」または「気道を閉鎖できる最も低いカフ容量」でシールすれば、粘膜圧が安全限界を超えることはありません。

2 適応

LMA Fastrach™

Fastrach™は気管挿管の補助具としての使用に適応しています。また、通常および緊急の医療現場でフェイスマスクの代替として既

知または予想外の気道確保困難患者などの気道確保および気道維持に使用するのに適応しています。ただし、Fastrach™は気管内チューブの代替として使用しないでください。

さらに、Fastrach™は舌咽反射および喉頭反射が消失している意識不明の患者の気道を開通する方法として適応できます。

LMA Fastrach™用挿管チューブ

Fastrach™用挿管チューブは経口の気管挿管による気道管理に適応しています。挿管後に頭頸部を例外的なポジションに置くときはキンクのリスクを低減するためにスパイラルタイプの気管内チューブを使用するとよいでしょう。

3 禁忌

LMA Fastrach™

Fastrach™を単体で使用する場合は逆流や誤嚥から気道を保護することはできません。

Fastrach™の常用は以下の患者には禁忌です。

- 絶食状態にない患者（絶食状態が確認できない者も含む）。
- 病的肥満、妊娠14週以降、多発損傷、重度の損傷、急性腹部損傷、急性胸部損傷、胃排出遅延関連症状または絶食前にオピエート剤を使用した患者
- 肺線維症患者などの肺コンプライアンスが低下している患者（Fastrach™は喉頭周囲を低圧でシールするため）
- 最大吸気圧が20cmH₂Oを上回ると予想される患者
- 指示が理解できない成人患者または病歴に関する質問に的確に答えられない成人患者はFastrach™の使用が禁忌となる可能性があります。
- 術中に頭部を側方に回転させる必要のある患者
- 腹臥位の患者

救急蘇生現場で無反応な患者（いわゆる「挿管不能、換気不能」患者）にFastrach™を使用するときには、逆流および誤嚥のリスクよりも気道確保のメリットの方が勝るでしょう。ただし、意識障害の深度が軽く、Fastrach™の挿入に耐えられないと思われる患者にはFastrach™を使用しないでください。

食道病変または咽頭病変が認められる患者にはFastrach™を介して挿管しないでください。

リユースのFastrach™には金属製のチューブおよびハンドルが装着されているため、磁気共鳴映像法との併用には適しません。

LMA Fastrach™用挿管チューブ

レーザー光線または電気外科用の活性電極を使用する手技において、こうした装置の近接部位でのFastrach™用挿管チューブの使用は禁忌です。

4 警告

LMA Fastrach™

- Fastrach™のエアウェイチューブまたはカフが破損しているときは破損状態に関係なく、その器具の使用を中止してください。
- ユーザーはFastrach™の使用前に本書の内容をよく理解し、記載事項を順守してご使用ください。Fastrach™を初めてご使用になるときは気道確保困難でない待機手術の患者に使用して、経験を積まれることを推奨します。また、挿管用マネキンを使用して練習されることを推奨します。
- 器具が正しく挿入されていないと、器具が不安定になることや閉塞することがあります。
- 開口部の閉塞および潤滑剤の誤嚥を防止するために、潤滑剤はFastrach™の背面にのみ塗布してください。
- ハンドルは挿入時に器具を上方に持ち上げるレバーとして使用しないでください。マスクによって舌が圧迫されます。
- 器具の使用時はどのような場合でも力をかけないでください。
- カフに空気を注入するときは推奨最大空気注入量を超えないようにしてください。
- 検体を用いた試験および臨床試験に基づくデータでは、Fastrach™の挿入によって頸椎がわずかに動くことが示されています。ただ、こうした頸椎のわずかな動きが臨床上重要であるかどうかは不明です。これまでにFastrach™を使用して100例以上の頸椎不安定症患者への挿入に成功していますが[1]、頸椎を動かさない方がよい患者の場合、医師は理論上のリスクとFastrach™を用いた気道確立のメリットとを比較検討しなければなりません。
- 硬性のエアウェイチューブに起因する咽頭浮腫[2]および粘膜圧の増加[3]に関する報告があるため、挿管終了後はFastrach™を抜去することを推奨します。ただし臨床判断により、挿管後にFastrach™を留置したままにしておく場合は、カフ圧が20～30cmH₂Oになるまで脱気し、Fastrach™のエアウェイチューブが不必要に動くことや頭頸部が中立位からずれることのないように注意してください。現時点ではFastrach™を最長何時間まで留置可能かという点に関する臨床データはありません。
- 標準タイプのカーブつきPVC製気管内チューブの使用は喉頭外傷の原因となる可能性があるため推奨しません。
- Fastrach™を単体で使用するときは器具が不必要に動かないようにカフ圧をモニターし、チューブを中立位に維持することが重要です。

LMA Fastrach™用挿管チューブ

- Fastrach™用挿管チューブのエアウェイチューブまたはカフが破損しているときは破損状態に関係なく、その器具の使用を中止してください。ユーザーはFastrach™用挿管チューブをカットしないでください。
- スタイレットを使用して挿管するときは、患者側のチューブ端または挿管チューブのマーフィーアイからスタイレットが出ないようにしてください。
- 亜酸化窒素、酸素または空気が拡散するとカフ容量が増加／減少する可能性があります。ガスの拡散を低減するためにカフの外表面に接触する混合気体と同じものをカフに注入することを推奨します。
- カフに空気を過剰に注入しないでください。カフの破裂、破裂による収縮または変形が生じ、気道閉塞および外傷の原因になるおそれがあります。
- 麻酔深度または筋弛緩度が浅いと声門が閉鎖し、挿管チューブを喉頭に挿入できなくなる可能性があります。
- 挿管チューブの位置を調節しなおすときは再調節する前にカフを脱気してください。カフに空気を注入した状態でチューブを動かすと外傷およびカフの破損の原因になります。
- Fastrach™用挿管チューブの最長何時間まで留置可能かという点に関する臨床データがきわめて少ないため、臨床判断に基づき各患者の症状に応じて挿管チューブをご使用ください。いずれの症状においても「シールできる最も低いカフ圧」に到達する空気量を注入するように注意してください。
- 器具の使用時はどのような場合でも力をかけないでください。
- Fastrach™を抜去した直後や挿管後に患者の体位を変換した直後は、挿管チューブが正しく留置されているかどうかを確認し患者を酸素化できているかどうかを確認することが重要です。
- Fastrach™を適切に抜去しないと、気管支挿管、食道挿管、突発的な抜管、その他の誤留置の原因になります。誤留置が発生したときは、患者の酸素化が遅滞しないようにただちにFastrach™のカフを適切に脱気して再挿入してください。

5 使用上の注意

器具の取扱いにはご注意ください。LMA Fastrach™および挿管チューブの部品の中には破れるものや穴があくものがあります。鋭利なもの、先の尖ったものには接触させないようにしてください。

無菌包装／無菌パウチが開いているか破損している場合は使用しないでください。

Fastrach™および挿管チューブの汚染を最小限に抑えるため、器

具の準備時および挿入時には手袋を着用してください。

挿管チューブからFastrach™を抜き出す前にロッドの抜去に失敗すると、挿管チューブのパイロットバルーンまたはインフレーションチューブの破損の原因になります。

気管支ファイバースコープを挿入するときは、挿管チューブによってFastrach™の開口部分が保護されていない限り、ファイバースコープを開口部分に通さないでください。気管支ファイバースコープの先端部分が喉頭蓋エレベーティングバーに接触して破損するおそれがあります。

6 副作用

LMA Fastrach™

既刊文献ではLMA™の使用後に生じる軽度の副作用（咽頭痛など）および重度の副作用（誤嚥など）が報告されていますが[1]、文献を再検討すればLMA™の使用による誤嚥の発生率は低く（0.012％）、誤嚥の主な原因はLMA™が不適応の患者へ使用したこと、麻酔深度が浅い状態で挿入したことであると示されています[1]。LMA™の使用に起因する誤嚥の症例報告を再検討したところ、Fastrach™の使用による誤嚥の発生は1件でした[4]。

Fastrach™を介した挿管後に発生した食道穿孔に関する報告書が1件ありますが[5]、当該患者には先在の食道病変があることを示す放射線学的証拠が認められています。また、Fastrach™の使用後、軽度の咽頭痛や嗄声のほかに血痕、口腔外傷[1]、咽頭浮腫[2]および喉頭蓋浮腫[6]が発生したという報告もあります。

LMA™使用後の咽頭痛の発生率は約13％です。通常、その症状は軽度であり短期間で回復しますが[1]、適切に洗浄・滅菌されていない器具を使用した患者では重度または長期の咽頭痛（嚥下障害および組織熱傷を伴うこともある）が生じることがあるとも報告されています。

発生頻度は低いがLMA™の使用によって発生したと報告されている神経血管障害には、舌下神経損傷、舌神経損傷に伴う舌の痺れ、舌のチアノーゼ、巨大舌、反回神経損傷、声帯麻痺などがあります。このような合併症はLMA™の誤留置または過剰な内部カフ圧による神経または血管の圧迫によって発生する可能性が高いです。カフの誤留置または過剰なカフ圧は不適切なサイズのマスクの使用、長時間にわたる手術および亜酸化窒素の使用によって悪化する可能性があります。

LMA™の使用によって発生したと報告されている有害事象には以下が挙げられます。気道閉塞、披裂軟骨脱臼、誤嚥、出血、呼吸停止、気管支痙攣、咳、歯牙損傷／義歯損傷、口渇／喉の渇き、構音障害、嚥下障害、発生困難、不整脈、耳痛、嘔吐反射、胃拡張／胃膨満／胃破裂、声門閉鎖、頭頸部浮腫、聴覚障害、しゃっくり、嗄声、過流涎、舌下神経麻痺、低酸素症、喉頭血腫、喉頭痙攣、舌神経麻痺、口内炎、心筋虚血、悪心、耳下腺膨張、咽頭感覚異常、咽頭潰瘍、肺水腫、反回神経損傷、逆流、吐気、喉痛、口痛、咽頭痛、喘鳴、顎下腺膨張、下顎脱臼、組織の外傷（喉頭蓋、喉頭、口唇、口、後咽頭壁、軟口蓋、口蓋垂、扁桃）舌のチアノーゼ、巨大舌、声帯麻痺および嘔吐。

LMA Fastrach™用挿管チューブ

挿管チューブの使用に伴う有害事象の報告は多く、事象の内容もさまざまです。特定の情報に関しては標準的なテキストを参照してください。

7 使用前の準備

このセクションに記載されている情報は、LMA Fastrach™の使用に問題がないことを確認するのにきわめて重要です。

7.1 LMA Fastrach™の洗浄

7.1.1

希釈した重炭酸ナトリウム水溶液（8～10％v/v）を使い、目に見える異物が取り除かれるまで温水で器具を十分に洗い流します。10％の重炭酸ナトリウム水溶液は10カップの水に1カップのベーキングソーダを混ぜて作成できます。また、製造メーカーの使用説明書に指定されている適正な希釈濃度に従って中性洗剤もご使用いただけます。洗剤は皮膚や粘膜への刺激物が含まれていないものを使用してください。LMA™に最適な専用洗剤はEndozime®（Ruhof, Valley Stream, NY）です。

警告： *Fastrach™は未滅菌の状態で納品されるため、初回使用および再使用の前には器具を必ず洗浄し、滅菌してください。なお、パッケージはオートクレーブの高温には耐性がないため、滅菌前に廃棄してください。*

警告： *LMA™を洗浄、滅菌するのに殺菌剤、消毒剤または化学薬剤（グルタルアルデヒド（Cidex®）、エチレン・オキサイド（EO）、フェノール基材の洗剤、ヨウ素含有洗剤または第4アンモニウム化合物など）を使用しないでください。Fastrach™が上記の物質を吸収して患者に重度の組織の熱傷をもたらし、器具を劣化させる可能性があります。上記の物質にさらされたFastrach™は使用しないでください。*

警告： *ほかのリユース機器と同じく、Fastrach™の部品も経時的に劣化するため使用回数に制限があります。Fastrach™を適正に洗浄し、滅菌して取り扱いすれば40回までご使用いただけます。40回以上のご使用は、部品の劣化が生じて器具が正常に機能しなくなることや突然故障することがあるため、推奨しません。*

注意： *Fastrach™のバルブ（青色のパイロットバルーンから突出している白色のプラスチック製の挿入口）は洗浄液にさらさないでください。バルブの初期故障の原因となるおそれがあります。内部バルブが洗浄液にさらされたときは水道から温水を流して十分に濯ぎ、余分な水分を取り除いて乾かしてください。*

7.1.2

Fastrach™は直径約1.25～2cmの小さめの毛ブラシを使って洗います。毛ブラシは喉頭蓋エレベーティングバーからバーを破損しないように注意しながらそっと差し込み、エアウェイチューブ内に挿入します。金属製チューブの内部全体を十分に洗浄してください。

7.1.3

水道から温水を流してFastrach™を十分に濯ぎ、洗剤の残留物を取り除いてください。洗い終わった後は目に見える異物が完全に取り除かれているかどうかを注意深く点検してください。必要に応じて上記の手順を繰り返してください。

警告： *適切な洗浄、濯ぎ、乾燥ができていない器具には有害物質が残留している可能性があり、こうした器具は適切に滅菌できない可能性があります。*

7.2 LMA Fastrach™の滅菌

滅菌の推奨方法は「オートクレーブ」のみです。EOG（エチレンオキサイド）滅菌は使用しないでください。

Fastrach™を破損することなく滅菌するには、以下の方法を順守することが重要です。

7.2.1

オートクレーブの直前にシリンジを後方に引いてFastrach™のカフを十分に脱気します。このとき、カフの脱気に使用するFastrach™のバルブとシリンジが乾いた状態であることを確認してください。

注意： *高温かつ低圧のオートクレーブを実施したときにカフ内に空気または水分が残留しているとカフが膨張し、カフまたは青色のパイロットバルーンに修復不可能な破損が生じます。シリンジをバルブポートに入れるときには過剰な力を*

かけないようにしてください。バルブを破損しないように、オートクレーブの前にはバルブポートからシリンジを抜いてください。

カフを脱気してシリンジを抜いた直後にカフが少しでも自然に膨らむ場合には、その器具をオートクレーブまたは再使用しないでください。この現象は器具に欠陥があることを示しています。ただし、シリコンはガス透過性であるため、数時間にわたって徐々にカフが膨らむのは正常な現象です。

7.2.2 オートクレーブの設定

Fastrach™をオートクレーブ滅菌するときの温度および時間の設定は、オートクレーブ製造メーカーの推奨、オートクレーブを実施する施設またはオートクレーブ業者のガイドラインに従ってください。オートクレーブの最高温度を135℃以下に設定すれば、多孔性製品に一般に使用されているオートクレーブサイクルはいずれもFastrach™の滅菌にご使用いただけます（表1）。

注意： オートクレーブの温度が135℃を超えるとFastrach™の材質に悪影響を及ぼすおそれがあります。

表1　最短滅菌時間

オートクレーブ	包装	無包装（フラッシュ）
重力置換式	10〜15分	10分*
プレバキューム式	3〜4分	4分*

オートクレーブサイクルの温度設定：132°〜135℃
＊多孔性および無孔性の物品が混合しているもの

出典：AAMI Standards and Recommended Practices[7]

オートクレーブのデザインや性能・特徴は機種によって異なります。この為、ご使用のオートクレーブの機種および滅菌する物品に基づき、オートクレーブの製造業者の取扱説明書でオートクレーブ・サイクルの条件を必ず確認してください。

医療施設のスタッフは従事する施設で指定され、認証された滅菌手順を順守し、滅菌処置を管理しなければなりません。こうした規定を順守しない場合は、施設での滅菌処置が許可されなくなる可能性があります。

オートクレーブ終了後は、Fastrach™を室温まで冷却してから使用してください。

7.3 性能試験

以下に記載する性能試験（非臨床試験）はFastrach™の使用前に必ず実施してください。性能試験は認可された医療現場と同等の場所と方法を使用して実施しなければなりません。このような条件で性能試験を実施することによって挿入前のLMA™の汚染を極力低減できます。

警告： 器具またはアクセサリーが破損していれば破損状態に関係なく、その器具の使用を中止してください。性能試験のうちのひとつでも不合格であれば器具の有効期限が過ぎているということです。

注意： Fastrach™の汚染を極力低減するため、器具の準備時および挿入時には手袋を着用してください。

性能試験1：目視検査

Fastrach™の表面に切れ目、裂け目、擦り傷などの破損がないかどうかを点検します。

Fastrach™の内腔を点検し、閉塞していないこと、剥離物がないことを確認します。チューブ内にある粒子（埃や塵）は除去してください。器具の挿入後に患者がこのような物質を吸入するおそれがあります。

警告： エアウェイチューブ内から目に見える異物を取り除くことができない場合は使用しないでください。

エアウェイチューブのストレートの部分とカフが取り付けられている前方面を点検します。ストレート部分と前方部分との間の角度は90度よりも少し小さい角度であるはずです。この角度が90度を超えてはなりません。

マスクの開口部分を点検します。マスクの開口部分を横断している柔軟な喉頭蓋エレベーティングバーを破損しないように注意深く点検します。エレベーティングバーの尾端は固定されておらず、マスクの底面に接触していなければなりません。エレベーティングバーがこのような状態でない場合、喉頭蓋を正しく保持することができなくなります。破損または故障したエレベーティングバーを修復して使用しないでください。また、エレベーティングバーは取り外さないでください。

警告： 喉頭蓋エレベーティングバーが破損または故障している場合、開口部を横断するバーの尾端がマスクの底面に接触していない場合にはFastrach™を使用しないでください。

性能試験2：カフの空気注入と脱気

シリンジをバルブポートに慎重に挿入し、カフの上部と下部がぴったりくっついて平らになるまで十分に脱気してください。バルブポートからシリンジを抜き、カフの上部と下部がぴったりくっついて平らな状態であるかどうかを点検します。カフが脱気直後に自然に膨らむ場合には、マスクまたはバルブに欠陥があることを示しています。

警告： カフが脱気直後に少しでも自然に膨らむ場合は器具を使用しないでください。

カフテストのため、十分に脱気したマスクに以下の超過空気量を注入します。

表2　カフテスト時の超過注入空気量

Fastrach™のサイズ	空気容量*
3	30㎖
4	45㎖
5	60㎖

＊上記の空気容量は試験の目的のみにカフを使用してください。

空気を注入してから2分以内にカフから明らかに空気が抜けるようであれば空気漏れしている可能性があります。空気を注入した状態でのカフの左右対称性を点検します。カフの両端または左右の部分に凹凸や膨隆がないことを確認します。

警告： カフから空気漏れする場合またはカフに凸凹の膨隆部がある場合には器具を使用しないでください。

カフに超過空気量を入れたままの状態で、ルアーシリンジポートおよびバルブに接続されているパイロットバルーンを点検します。適正なバルーンの形は球形ではなく楕円形であり、膨隆していません。

警告： パイロットバルーンが球形または凸凹である場合は器具を使用しないでください。

LMA Fastrach™用挿管チューブ

LMA Fastrach™用挿管チューブのカフ、パイロットバルーンおよびバルブは使用前にカフに空気を注入、脱気して点検してください。カフが破損している場合、空気注入後にカフが左右対称にならない場合、パイロットバルーンに劣化や異常の兆候が認められる場

合またはバルブの操作時に不具合の兆候が認められる場合には器具を使用しないでください。
- ***警告：*** *Fastrach™用挿管チューブのエアウェイチューブが破損しているときは破損状態に関係なく、その器具の使用を中止してください。*

8 挿入

8.1 挿入前の準備

　器具を挿入する前に、カフから空気を抜き、平らなウエッジの形に整えます。カフの表面にシワがなく、マスクの周縁は開口部と反対側に向いた状態にします。カフをこのような状態にするには、マスクの開口部を下向きにして清潔で平坦な平面に開口部のある面を向けて置き、マスクの少し手前の部分を指で押し当てて下さい。脱気中はカフを正しい形にするためにインフレーションチューブを易しく後方に引いてください。カフが十分脱気されており、カフの先端部分がスムーズであれば挿入しやすく、喉頭蓋の倒れ込みや先端部分の声門内への侵入を回避することができるだけでなく、マスクを正しい位置に留置しやすくなります。

　潤滑剤は乾燥しないように挿入直前に少量をカフの後端に塗布してください。潤滑剤はK-Y® ジェリーなどの水溶性のものをご使用ください。シリコン基材の潤滑剤はFastrach™の部品を劣化させるため使用しないでください。リドカイン含有の潤滑剤の使用は防御反射の回復を遅らせ、アレルギー反応を誘発し、声帯を含む周辺組織に影響を及ぼすおそれがあるため推奨しません。

- ***警告：*** *開口部の閉塞や潤滑剤の誤嚥を回避するため、潤滑剤はマスクの後面にのみ塗布してください。*

8.2 挿入

- ***警告：*** *ユーザーはFastrach™の使用前に本書の内容をよく理解し、記載事項を順守してご使用ください。Fastrach™を初めてご使用になるときは気道確保困難でない待機手術の患者に使用して経験を積まれることを推奨します。また、挿管用マネキンを使用して練習されることを推奨します。*
- ***警告：*** *検体を用いた試験および臨床試験に基づくデータでは、Fastrach™の挿入によって頸椎がわずかに動くことが示されています。ただ、こうした頸椎のわずかな動きが臨床上重要であるかどうかは不明です。これまでにFastrach™を使用して100例以上の頸椎不安定症患者への挿入に成功していますが[1]、頸椎を動かさない方がよい患者の場合、医師は理論上のリスクとFastrach™を用いた気道確立のメリットとを比較検討しなければなりません。*
- ***警告：*** *器具が正しく挿入されていないと、器具が不安定になることや閉塞することがあります。*
- ***警告：*** *器具の使用時はどのような場合でも力をかけないでください。*

　使用中に力をかけないようにするため、適正な方法でマスクを口腔内に挿入すること、麻酔深度が十分であること（患者が意識を消失した状態であること）に注意してください。

8.2.1

　Fastrach™のサイズが患者に適しているかどうかを確認してください（表3）。この表に記載している患者の体重は大体の目安です。臨床判断によって適切なサイズを選択してください。

表3　Fastrach™選択のガイドライン

Fastrach™のサイズ	患者の体重
3	30〜50 kgの小児
4	50〜70 kgの小児
5	70〜100 kgの小児

＊喉頭に到達するまでの長さと患者の体格または体重と直接の関係はありません。

8.2.2

　カフはインフレーションチューブを後方にそっと引っ張りながら、脱気用シリンジをしっかり引いて必ず十分に脱気してください。

8.2.3

　前述のように、カフの形が適正であること、正しく潤滑剤が塗布されていることを確認してください。

8.2.4

　予備のFastrach™をすぐに使えるように準備しておきます。

8.2.5

　患者を前酸素化し、標準的な方法でモニタリングします。

8.2.6

　Fastrach™の挿入前に麻酔深度が十分であること、患者が意識消失状態であることを確認してください。また、喉頭の局所麻酔が十分な患者にはFastrach™を挿入することも可能です。

8.2.7

　頭部の位置を調整します。患者の頭部に対してあらゆる方向からFastrach™を挿入することが可能です。中立位にする場合は、できれば患者の頭の下に枕を置くとよいでしょう。患者の頭部を中立位にできれば、頭頸部を動かす必要はありません。頭部は伸展しないでください。

8.2.8

　Fastrach™を挿入します。患者の胸部と平行になるようにハンドルを持ち、Fastrach™を保持します。マスクの先端部を口腔内に慎重に挿入し、前歯の裏側の硬口蓋に（折れ曲がらないように）ぴったり押し当てます。マスクが突発的に折れ曲がらないように口蓋に押し当てながら先端部分を口蓋の前後に滑らせ潤滑剤を広げます。硬性のエアウェイチューブのカーブに沿ってマスクを後方に滑らせます。口腔内にマスクのもっとも広い部分が入るように一時的に開口しなければならないことがあります。

　ハンドルは力をかけて開口するためのレバーとして使用しないでください。エアウェイチューブのカーブ部分は患者の顎に到達するところまで回転させずに挿入し、顎に押し当てながら内側に回転させてください。エアウェイチューブのストレートの部分が患者の顎に接触するまで回転させないでください。

　頭頸部を中立位にすると、チューブの湾曲が口蓋および後咽頭壁組織の湾曲に密着します。マスク先端部の接触が外れて突発的に折れ曲がることがないように、マスクをしっかり軟口蓋および後咽頭壁に押し当てながら挿入してください。

- ***警告：*** *挿入中はハンドルで器具を上方に持ち上げないでください。マスクによって舌が圧迫され、挿入しにくくなります。*

　挿入後、チューブは上顎切歯の内側とほぼ平行に位置し、口から尾方向に若干突出しています。続いて、シールできる最も低い空気量をカフ（約60 cm H_2O の内部カフ圧に相当）に注入します。60 cm H_2O の内部カフ圧およびシールを得るには大抵、最大空気注入量の50％程度を注入すれば十分です。

警告: カフに空気を注入するときは推奨最大空気注入量を超えないようにしてください(表4)。

表4 推奨最大空気注入量

Fastrach™のサイズ	空気量
3	20 mℓ
4	30 mℓ
5	40 mℓ

8.2.9

Fastrach™を麻酔器に接続します。Fastrach™がずれないように注意しながら麻酔回路に接続し、軽く用手換気して酸素化し、気道内圧を20 cm H₂O未満、1回換気量を8 mℓ/kg以下に維持します。このとき、カプノグラフを使用して、十分にガス交換できているかどうかを確認してください。カフ圧が60 cm H₂Oのときに空気漏れが認められる場合には以下の理由が考えられます。1. 力をかけすぎている、2. 1回換気量が多すぎる、3. Fastrach™が小さすぎる、4. Fastrach™の挿入深度が浅いまたは5. 麻酔深度が浅い。

8.2.10

Fastrach™を固定します。Fastrach™を留置しておく場合は(Fastrach™の単体使用時または挿管後)、Fastrach™の両側にバイトブロックを噛ませるなどして器具を中立位に固定しておくように注意してください。頭頸部が動くと所定の位置から器具がずれる可能性があります。ただし、挿管する前にはFastrach™の位置を調節できるようにバイトブロックを取り外してください。

警告: Fastrach™を単体で使用するときはカフ圧をモニターし、チューブを中立位に固定して器具が不用意に動くことのないように注意してください。

9 LMA Fastrach™ を用いた挿管

挿管を成功させるには、Fastrach™用挿管チューブをご使用になることを強く推奨します。Fastrach™用挿管チューブにはカフつきのストレートタイプのスパイラルチューブを採用しています。チューブの内径は8.0 mm以下であり、パイロットバルーンとバルブがついており、Fastrach™に通すことが可能です。

警告: 標準タイプのカーブつきPVC製気管内チューブのご使用は、喉頭外傷を来す可能性が高くなるため推奨しません。

ユーザーは気管内チューブをご使用になる当該製造メーカーの取扱説明書の内容をよく理解しておいてください。挿管後は、使用している気管内チューブからコネクターを取り外しできない限り、Fastrach™を抜去することはできません。

以下の取扱い説明はストレートタイプのスパイラルチューブを採用しているFastrach™用挿管チューブを使用することを前提にしています。

9.1 ファイバースコープガイドなしでの挿管(盲目的挿管)

9.1.1

患者を事前に酸素化し、標準の手順に従いモニターしてください。挿管前に十分な筋弛緩状態を確立してください。

9.1.2

挿管チューブのカフに潤滑剤を塗布する前に、Fastrach™用挿管チューブの端部にコネクターを接続します。十分に換気できるように、コネクターはしっかり固定してください。ただし、挿管後にFastrach™を取り外しにくくなるまできつく固定しないように注意してください。

9.1.3

少量の水溶性潤滑剤を挿管チューブに塗布し、Fastrach™に通した後は挿管チューブを自由に動かせるようになるまでシャフト内で回転させたり前後に動かしたりして潤滑剤を広げます。Fastrach™をまだ患者に挿入していない場合には、Fastrach™の挿入前にこの作業を実施する方がよいでしょう。

9.1.4

チューブに印字されている黒色の縦ラインをFastrach™のハンドル側に向け、挿管チューブを挿管します。このとき、挿管チューブを15 cm以上またはデプスマーク(斜角の先端部分がFastrach™のマスクの開口部からちょうど出る長さ)を超えて挿入しないようにしてください。

9.1.5

ハンドルをしっかり握ります。ここでFastrach™を使って喉頭を前方に数ミリメートル持ち上げてください。この操作は「持ち上げる操作」であり、「てこの操作」ではありません。この「Chandyの操作法」により、シール圧が増し、気管と挿管チューブの軸を最適な位置に調節できるようになります。また、この操作法によってマスクが正しい位置に留置されていない場合に起こりがちなマスクの屈曲を補正することができます。マスクが曲がっていると開口部から挿管チューブが正しい角度で突出しないため、食道挿管の可能性が高くなります。

9.1.6

15 cmのデプスマークを1.5 cm程度超えるところまで挿管チューブをゆっくり通します。Fastrach™のハンドルは押し下げないようにしてください。このとき抵抗が感じられなければ、意図したとおり喉頭蓋エレベーティングバーによって喉頭蓋が上方に持ち上がり、挿管チューブを気管に容易に通すことができます。そのまま挿管チューブを押し進め、適切な位置まで挿管できたと臨床判断した時点で挿管を終了してください。

9.1.7

挿管チューブのカフに空気を注入し、標準の方法を用いて挿管を確認します。

挿管に失敗した場合、次のいずれかの理由が考えられます。この内容の詳細はセクション10、概要はセクション11で解説しています。
- 喉頭蓋の倒れ込みおよびチューブの前庭壁への衝突
- Fastrach™のサイズが小さすぎる
- Fastrach™のサイズが大きすぎる
- 麻酔深度／筋弛緩度が浅い

9.2 ファイバースコープガイド下での挿管

挿管前または挿管後はできるだけ気管支ファイバースコープを使用して喉頭の位置を確認してください。

注意: 気管支ファイバースコープを挿入するときは、挿管チューブによってFastrach™の開口部分が保護されていない限りファイバースコープを開口部分に通さないでください。気管支ファイバースコープの先端部が喉頭蓋エレベーティングバーに接触して破損するおそれがあります。

9.2.1

継続的な換気を維持するため、セルフシールタイプのサイドアームつきコネクター(気管支ファイバースコープ用コネクター)および挿管チューブに通すことのできる適正な直径の気管支ファイバースコープを使用してください。たとえば、換気を維持しながら8.0 mm径の挿管チューブに5.0 mm径の気管支ファイバースコープを通すことが可能です。15 cmの深さまで挿入すると、気管支ファイバースコープの視野には喉頭蓋エレベーティングバーの先にある声門が視認で

きます。次の手順に進む前に効率よく換気できているかどうかを必ず確認してください。

9.2.2
16.5cmの深さまで挿入すると、気管支ファイバースコープの視野に声門が確認できます。この状態のときに直視下で引き続き挿管チューブを押し進めて気管内に挿管できます。気管支ファイバースコープで喉頭蓋エレベーティングバーを押さないようにしてください。

9.3 気管内チューブ抜管前のLMA Fastrach™の抜去

警告： 硬性のエアウェイチューブに起因する咽頭浮腫[2]および粘膜圧の増加[3]に関する報告があるため、挿管終了後はFastrach™を抜去することを推奨します。ただし臨床判断により、挿管後にFastrach™を留置したままにしておく場合は、カフ圧が20～30cmH₂Oになるまで脱気し、Fastrach™のエアウェイチューブが不必要に動くことや頭頸部が中立位からずれることのないように注意してください。現時点ではFastrach™を最長何時間程度まで留置可能かどうかという点に関する臨床データはありません。

警告： Fastrach™を適切に抜去しないと、気管支挿管、食道挿管、突発的な抜管、その他の誤留置の原因になります。誤留置が発生したときは、患者の酸素化が遅滞しないようただちにFastrach™のカフを適切に脱気して再挿入してください。

以下は挿管チューブを留置した状態でFastrach™を抜去する手順です。

9.3.1
LMA™用ロッドを使用して挿管チューブの近位端から患者の門歯までの長さを測ります。

9.3.2
患者を十分に酸素化できた段階で挿管チューブのコネクターを取り外し、近位端を麻酔回路にしっかりと接続します。このとき、誤接続して挿管チューブを接続しなおすことのないように注意してください。

9.3.3
Fastrach™のカフを十分に脱気します。ただし、挿管チューブのカフは空気を注入したままの状態を維持し、脱気しないでください。

9.3.4
挿管チューブの近位端を所定の位置に固定させるために反対圧力をかけながら、顎のあたりでハンドルを尾方に軽くトントンたたくか、軽く動かしてFastrach™をゆっくり抜き出してください。このとき、Fastrach™のエアウェイチューブのカーブに沿って、カフを咽頭から口腔内に抜き出してください。

9.3.5
挿管チューブの近位端と金属製チューブの近位端の高さをそろえ、LMA™用ロッドを挿入して挿管チューブを所定の位置に維持します。Fastrach™をロッドに沿わせて滑らせながら口内から完全に取り出します。

9.3.6
Fastrach™のカフを口内から取り出せた時点でロッドを外します。挿管チューブが突発的にずれないようにしっかり押さえてください。

注意： 挿管チューブからFastrach™を抜き出す前にロッドの抜去に失敗すると、挿管チューブのパイロットバルーンまたはインフレーションチューブの破損の原因になります。

9.3.7
挿管チューブをしっかり保持しながらFastrach™のエアウェイチューブを完全に抜き取り、次にFastrach™のエアチューブから挿管チューブのインフレーションチューブおよびパイロットバルーンを取り出します。

9.3.8
挿管チューブのコネクターを入れ替え、患者を換気します。ロッドを使い、挿管チューブの突出部分の長さがFastrach™を抜き取る前と同じ長さになるように調節します。

10 挿管に失敗した場合のトラブルシューティング

10.1 喉頭蓋の倒れ込みとチューブの衝突

挿管チューブの横ライン（15cmのデプスマーク）を約2cm超えるあたりで抵抗が感じられる場合は、喉頭蓋が大幅に倒れこんでいるか、挿管チューブの先端部分が前庭壁に衝突している可能性があります。気管支ファイバースコープを使用すれば抵抗が発生した具体的な原因を特定しやすくなります。挿管チューブの斜角の先端部分を回転させると挿管チューブの先端部分の衝突を解消できることがあります。喉頭蓋の倒れ込みを解消するには挿管チューブを完全に抜去して以下の処置を実施してください。

10.1.1
患者の十分な酸素飽和度を維持してください。患者の換気状態が最適であるときに、マスクのカフを脱気しないでFastrach™を外側に約6cm引き出して再挿入します。Fastrach™のエアウェイチューブの「cm」の印字マークを目安にしてこの「上下」操作を実施してください。Fastrach™のカフは空気が入った状態を維持し、器具は6cm以上引き上げないように注意してください。

10.1.2
再度挿管します。再挿管して失敗する場合は不適切なサイズのFastrach™を使用している可能性があります。

10.2 LMA Fastrach™が小さすぎる

Fastrach™のサイズが小さすぎると、挿管チューブのデプスマーク（横ライン）を約3cm超えるあたりで抵抗が感じられることがあります。この場合は喉頭蓋が喉頭蓋エレベーティングバーに到達していない可能性があります。1サイズ上のFastrach™を使用してください。ただし、Fastrach™の挿入時に喉頭が尾方に押し下げられている場合も同じような現象が起こることにご留意ください。この問題は麻酔深度が浅い状態での挿入または間違った挿入方法の使用によって生じる可能性があります。

喉頭隆起を指で押し上げて喉頭の位置を調節しなおすこともできます。また、Fastrach™の挿入前に喉頭隆起の位置に皮膚用マーカーで印をつけて喉頭の尾方への不慮のずれを測定することも可能です。喉頭隆起の位置は披裂軟骨の位置とほぼ同じです。挿管を成功させるには、喉頭蓋エレベーティングバーの遊離端が喉頭隆起の近位に位置していなければなりません。

10.3 LMA Fastrach™が大きすぎる

頸部が普通サイズまたは小さめのサイズの患者に対してFastrach™が大きすぎると、デプスマークまで挿入したあたりかFastrach™のチューブをほんの数ミリメートル挿入したあたりで抵抗が感じられることがあります。この場合は喉頭蓋エレベーティングバーが披裂軟骨の後方に捕捉されている可能性があります。Fastrach™がこの位置にあるときに無理に挿管しようとすると挿管チューブが食道に挿管され、喉頭蓋が喉頭前庭に押し込まれる可能性が高くなります。Fastrach™を挿入するときは力をかけないでください。

頸部が短く、太い患者に対してFastrach™が大きすぎると、デプスマークを4〜5cm超えたあたりで抵抗が感じられることがあります。この場合は挿管チューブがマスクの先端部と輪状軟骨の間に挟まれている可能性があります。喉頭蓋は視認できないが、ファイバースコープの視野の中央または上半分に披裂軟骨が視認できる場合は1サイズ小さいFastrach™を使用する必要があります。正しいサイズのFastrach™を使用すると良好な視野が得られます。小さいサイズのFastrach™が使用できないときは、前述の「Fastrach™が小さすぎる」場合の処置と反対の処置を取ります。手動で喉頭を尾側方向に滑らせて輪状軟骨を喉頭蓋エレベーティングバーの先端部から圧排し、喉頭蓋エレベーティングバーを喉頭前庭に外転させます。

小さいサイズのFastrach™を使用できないときは、喉頭に指で外圧をかけて喉頭蓋を喉頭蓋エレベーティングバーに対して正しい位置に移動させることも可能です。ファイバースコープが使用できないときには、挿入しているFastrach™と同じサイズのFastrach™を平行に置いて問題なく挿管できるかどうかを予測することもできます。平行に置いたFastrach™の喉頭蓋エレベーティングバーの位置を披裂軟骨の位置(前述のように測定可能な位置)と比較します。最後に、声門がはっきり視認できるが挿管チューブを通せないときは、挿管チューブをゆっくり回転させながら入れると挿管しやすくなります。Fastrach™用挿管チューブは回転させやすく、声門への挿管成功率を最大限高めるデザインになっています。

10.4 麻酔深度／筋弛緩度が浅い

麻酔深度または筋弛緩度が浅いと声門が閉鎖し、挿管チューブを喉頭蓋に挿入できなくなる可能性があります。このような場合は患者の状態に応じて処置してください。

11 挿管補助のアルゴリズム

気管支ファイバースコープを使用しない場合のLMA Fastrach™を用いた挿管補助のアルゴリズム。

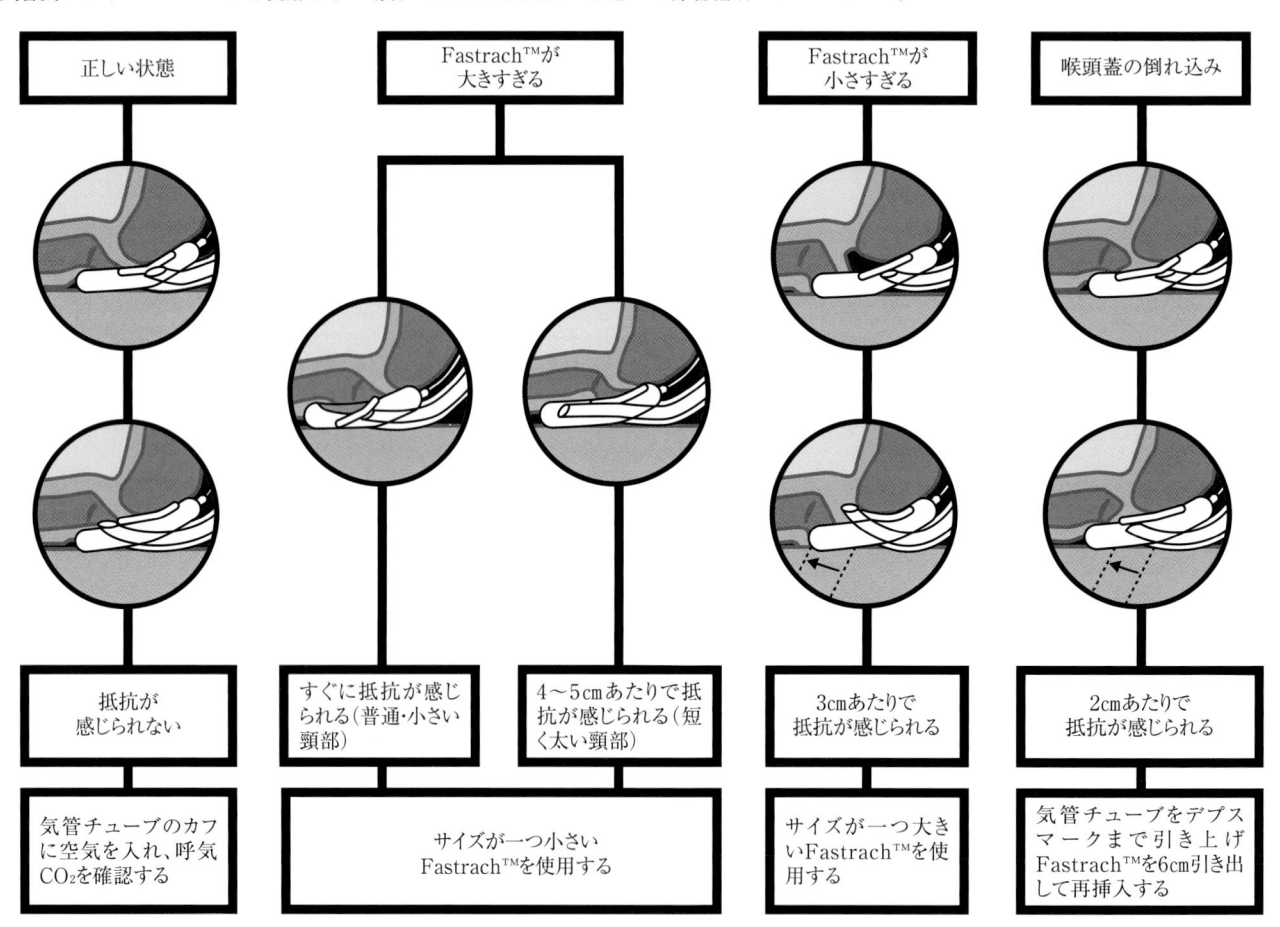

正しい状態	Fastrach™が大きすぎる	Fastrach™が小さすぎる	喉頭蓋の倒れ込み
抵抗が感じられない	すぐに抵抗が感じられる(普通・小さい頸部) / 4〜5cmあたりで抵抗が感じられる(短く太い頸部)	3cmあたりで抵抗が感じられる	2cmあたりで抵抗が感じられる
気管チューブのカフに空気を入れ、呼気CO_2を確認する	サイズが一つ小さいFastrach™を使用する	サイズが一つ大きいFastrach™を使用する	気管チューブをデプスマークまで引き上げFastrach™を6cm引き出して再挿入する

12 参考文献

1. Laryngeal Mask Anesthesia Principles and Practice, Second Edition, Joseph Brimacombe
2. Nakazawa K, Tanaka N, Ishikawa S et al. Using the intubating laryngeal mask airway (LMA Fastrach™) for blind endotracheal intubation in patients undergoing cervical spine operation. Anesth Analg 1999;89:1319-21.
3. Keller C, Brimacombe J, Pharyngeal mucosal pressures, airway sealing pressures, and fiberoptic position with the intubating versus the standard laryngeal mask airway. Anesthesiology 1999;90:1001-6
4. Keller C, Brimacombe J, Bittersohl J, Lirk P, von Goedecke A. Aspiration and the laryngeal mask airway: three cases and a review of the literature. Br J Anaesth 2004;93:579-82.
5. Branthwaite MA. An unexpected complication of the intubating laryngeal mask. Anaesthesia 1999;54:166-171.
6. Takenaka I, Aoyama K, Nagaoka E, Seto A, Niijima K, Kadoya T. Malposition of the epiglottis after tracheal intubation via the intubating laryngeal mask. Br J Anaesth 1999;83:962-3.
7. ANSI/AAMI ST46-1993 and ST36-1992. In AAMI Standards and Recommended Practices. Association for the Advancement of Medical Instrumentation: Arlington, Virginia, 1995.

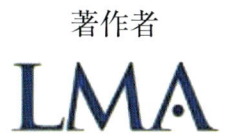

著作者

LMA

The Laryngeal Mask Company Limited

発行者

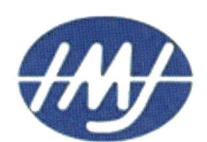

株式会社　インターメド ジャパン

http://www.intermedjpco.jp

〒541-0057　大阪市中央区北久宝寺町1丁目4番15号 SC堺筋本町ビル9階

TEL：(06) 6262-2481

FAX：(06) 6260-7556

©October 2007 Intermed Japan, Inc. All rights reserved

索 引

A～Z

C-Trach™	18, 119
Classic™	14
Fastrach™	17, 108
Fastrach™用気管チューブ	111
Flexible™	17, 34
LMA™サイズ	20
MRI検査	37
ProSeal™	15
ProSeal™イントロデューサ	16
ProSeal™用デフレーター	47
Supreme™	19
Unique™	19

ア行

胃管	83
息ごらえ	77
意識下ファイバー挿管	125
位置	23
位置異常	69
位置の確認	73
胃内容物逆流	89
胃膨満	90
咽頭	22
咽頭痛	96
イントロデューサ	61
インフレーションチューブ	15
エアウェイチューブ	14
エアウェイチューブ内径	21
エアウェイチューブの長さ	20
オートクレーブ滅菌	100
嘔吐	132

カ行

開口障害	29, 76
開口部バー	14
下咽頭	4, 22, 142
下顎挙上	25, 27, 55, 142
覚醒下挿管	125
覚醒時の合併症	93
カフの性能確認	40
カフ注入量	64
カフ内圧の確認	86
ガムエラスティックブジー	62
換気困難	76
換気の確認	73

気管支ファイバースコープ	104
気管切開術	124
気管挿管	104
気管チューブ交換	123
気道確保困難	33, 126
気道内圧	29, 185
気道閉塞	87, 91, 128, 131, 144
吸気ガス漏れ	29, 88, 129
救急救命士	35
禁忌	31
クロイツフェルト・ヤコブ病	38
頸椎可動域制限	76, 108
欠点	28
研究	9
口腔	22
口腔内エアウェイ	25
口腔内手術	34
構造	14
喉頭	23
喉頭蓋	26, 71, 141
喉頭蓋持ち上げ弁	18, 109
喉頭痙攣	29, 91, 130
喉頭部咽頭	4, 22
誤嚥	28, 31, 89, 132
ゴールドマンマスク	2
固定法	81

サ行

サイズ	20
サイズの選択	51
嗄声	96
歯科手術	34
自発呼吸	85
術後合併症	96
潤滑剤	49
準備	46
上気道閉塞	2, 25
使用前チェック	40, 128
上達ドリル	145
小児麻酔	33
咳き	130
シングルユース	19
神経麻痺	96, 134
新生児	36
心肺蘇生	35
スチーム滅菌	100
スニッフィング位	57, 144

索 引 183

性能試験	40
声門上器具	4
舌根沈下	25
舌根扁桃肥大	78
セボフルレン	56
洗浄	97
挿入困難	76
挿入の秘訣	135
挿入法	54, 57, 135
素材	21

タ行

調節換気	85
適応	31
適正サイズ	51
ドレーンチューブ	15, 83

ナ行

ナン教授	5
軟口蓋	25

ハ行

肺水腫	133
バイトブロック	80
パイロットバルーン	15
バッキング	91
抜去	91

バブル法	74
バルブポート	15
鼻腔エアウェイ	25
鼻腔手術	34
披裂軟骨	71
腹腔鏡手術	36
ブジー	62
プリオン感染	38
ブレイン医師	2, 6
プロポフォール	54
扁桃摘出術	34
扁桃肥大	77

マ行

麻酔深度	85
麻酔導入	54
マスク位置	23
滅菌	97

ヤ行

有効期限	40

ラ行

利点	27
輪状軟骨部の圧迫	77
レーザー手術	37

◎監修者略歴

安本　和正 *Kazumasa Yasumoto*
昭和大学医学部麻酔科学講座　主任教授

1972年	昭和大学医学部卒業
1972年	昭和大学医学部麻酔学教室入局
1979年	昭和大学医学部麻酔学教室　講師
1983年	Karolinska Fellowship for Respiratory Care and AnesthesiaにてKarolinska Institute留学
1986年	昭和大学医学部麻酔学教室　助教授
1989年	昭和大学集中治療部部長併任
2002年	昭和大学医学部麻酔科学講座　主任教授
2008年	昭和大学医学部附属看護学校校長

【書籍】
編集・執筆（分担編集・分担執筆含む）
- 麻酔科学スタンダード—Ⅳ 関連領域—、克誠堂出版、2003
- 入門呼吸療法（改訂第2版）、克誠堂出版、2004
- 呼吸療法テキスト（改訂第2版）、克誠堂出版、2005
- 最新ラリンジアルマスク、克誠堂出版、2005
- 呼吸管理の最新戦略、克誠堂出版、2005
- どこまでできるかラリンジアルマスク、克誠堂出版、2007
- 人工呼吸療法における30の謎、克誠堂出版、2008

◎著者略歴

浅井　隆 *Takashi Asai*
関西医科大学麻酔科学講座　講師

1987年	関西医科大学卒業
1987年	関西医科大学付属病院　研修医
1990年	関西医科大学麻酔科学講座　助手
1997年	英国ウェールズ大学院卒業（PhD取得）
2001年	関西医科大学麻酔科学講座　講師
2003年	獨協医科大学越谷病院麻酔科　非常勤講師（兼任）

【書籍】
編集・執筆（分担編集・分担執筆含む）
- Essence of Anesthesia Practice, W.B. Saunders Company Ltd, 1997
- Difficulties in Tracheal Intubation, 2nd edition, W.B. Saunders Company Ltd, 1997
- Essence of Anesthesia Practice, 2nd edition, W.B. Saunders Company Ltd, 2002
- The Year in Anaesthesia and Critical Care, Clinical Publishing, 2005
- 日帰り麻酔の安全のための基準ガイドブック、克誠堂出版、2001
- 麻酔科学スタンダード—臨床総論—、克誠堂出版、2003
- 最新ラリンジアルマスク、克誠堂出版、2005
- どこまでできるかラリンジアルマスク、克誠堂出版、2007

これでわかった！　図解ラリンジアルマスク
発　行　2009年3月15日　第1版第1刷発行
定　価　本体4700円＋税
監　修　安本和正
著　者　浅井　隆
発行者　今井　良
発行所　克誠堂出版株式会社
　　　　〒113-0033 東京都文京区本郷3-23-5-202
　　　　電話(03) 3811-0995
　　　　振替00180-0-196804
　　　　URL　http：//www.kokuseido.co.jp

デザイン・組版　　株式会社北の丸インスティチュート
印刷・製本　　　　株式会社シナノパブリッシングプレス

ISBN 978-4-7719-0351-7-C3047 ￥4700E
Printed in Japan © Kazumasa Yasumoto, Takashi Asai, 2009
本書の複製権・上映権・譲渡権・公衆送信権(送信可能化権を含む)は克誠堂出版株式会社が保有します。

JCLS〈㈱日本著作出版権管理システム委託出版物〉
本書の無断複写は著作権法上での例外を除き禁じられています。
複写される場合は，そのつど事前に㈱日本著作出版権管理システム
(電話03-3817-5670, FAX 03-3815-8199)の許諾を得てください。